心律失常心电图图谱

《心脏电生理：从细胞到临床》姊妹卷

ELECTROCARDIOGRAPHY OF ARRHYTHMIAS
A COMPREHENSIVE REVIEW

A COMPANION TO CARDIAC ELECTROPHYSIOLOGY: FROM CELL TO BEDSIDE

（第 2 版）

北京协和医学院"双一流"临床医学学科建设子项目

心律失常心电图图谱

《心脏电生理：从细胞到临床》姊妹卷

ELECTROCARDIOGRAPHY OF ARRHYTHMIAS
A COMPREHENSIVE REVIEW

A COMPANION TO CARDIAC ELECTROPHYSIOLOGY: FROM CELL TO BEDSIDE

（第 2 版）

原　著　MITHILESH K. DAS, MD
　　　　DOUGLAS P. ZIPES, MD

主　译　牛国栋　郭　涛　范　洁

北京大学医学出版社

XINLÜ SHICHANG XINDIANTU TUPU——《XINZANG DIANSHENGLI：CONG XIBAO DAO LINCHUANG》ZIMEIJUAN（DI 2 BAN）

图书在版编目（CIP）数据

心律失常心电图图谱：《心脏电生理：从细胞到临床》姊妹卷：第 2 版 /（美）米斯拉斯·达斯（Mithilesh K. Das），（美）道格拉斯·宰普斯（Douglas P. Zipes）原著；牛国栋，郭涛，范洁主译. —北京：北京大学医学出版社，2022.11

书名原文：Electrocardiography of Arrhythmias: A Comprehensive Review, 2nd edition

ISBN 978-7-5659-2778-2

Ⅰ. ①心…　Ⅱ. ①米…②道…③牛…④郭…⑤范…　Ⅲ. ①心律失常－心电图－图谱　Ⅳ. ① R541.704-64

中国版本图书馆 CIP 数据核字（2022）第 218791 号

北京市版权局著作权合同登记号：图字：01-2022-5817

Elsevier (Singapore) Pte Ltd.
3 Killiney Road, #08-01 Winsland House I, Singapore 239519
Tel: (65) 6349-0200; Fax: (65) 6733-1817

注　意

心律失常心电图图谱——《心脏电生理：从细胞到临床》姊妹卷（第 2 版）

主　　译：牛国栋　郭　涛　范　洁
出版发行：北京大学医学出版社
地　　址：（100191）北京市海淀区学院路 38 号　北京大学医学部院内
电　　话：发行部 010-82802230；图书邮购 010-82802495
网　　址：http://www.pumpress.com.cn
E-mail：booksale@bjmu.edu.cn
印　　刷：北京信彩瑞禾印刷厂
经　　销：新华书店
责任编辑：高　瑾　　责任校对：靳新强　　责任印制：李　啸
开　　本：889 mm×1194 mm　1/16　印张：28.75　字数：850 千字
版　　次：2022 年 11 月第 1 版　2022 年 11 月第 1 次印刷
书　　号：ISBN 978-7-5659-2778-2
定　　价：280.00 元
版权所有，违者必究
（凡属质量问题请与本社发行部联系退换）

译者名单

主　译　牛国栋（中国医学科学院阜外医院）
　　　　　郭　涛（云南省阜外心血管病医院）
　　　　　范　洁（云南省第一人民医院）

副主译　乔　宇（云南省阜外心血管病医院）
　　　　　华宝桐（昆明医科大学第一附属医院）
　　　　　孙　奇（中国医学科学院阜外医院）
　　　　　吴灵敏（中国医学科学院阜外医院）

译　者（按姓氏汉语拼音排序）
　　　　　蔡　翔（云南省阜外心血管病医院）
　　　　　陈旭华（中国医学科学院阜外医院）
　　　　　范　洁（云南省第一人民医院）
　　　　　范一蓉（云南省阜外心血管病医院）
　　　　　郭秋哲（云南省阜外心血管病医院）
　　　　　郭　涛（云南省阜外心血管病医院）
　　　　　郭　怡（云南省阜外心血管病医院）
　　　　　华宝桐（昆明医科大学第一附属医院）
　　　　　雷　敏（云南省阜外心血管病医院）
　　　　　李　庆（云南省阜外心血管病医院）
　　　　　刘振兰（云南省阜外心血管病医院）
　　　　　牛国栋（中国医学科学院阜外医院）
　　　　　乔　宇（云南省阜外心血管病医院）
　　　　　孙　奇（中国医学科学院阜外医院）
　　　　　王　静（昆明医科大学第一附属医院）
　　　　　魏飞宇（云南省第一人民医院）
　　　　　吴灵敏（中国医学科学院阜外医院）
　　　　　向　虹（云南省第一人民医院）

《心脏电生理学：从细胞到临床》是一部心血管病学领域的煌煌巨著，自 1990 年由享誉业界的 Zipes 教授及 Jalife 教授联袂出版以来，长盛不衰，目前已发行至第八版。该书自诞生之初，即被国外心脏电生理同行引为教科书式的著作，电生理团队（EP fellow）几乎人手一册。该书最大的特色就是致力于打破临床心电生理学的藩篱，追本溯源，打通基础医学与临床医学之间的壁垒，为年轻学者呈现一幅宏大的、系统的、广阔的心律失常画卷，从而为深刻理解心律失常现象，以及进一步展开基础与临床相关研究，提供一个坚实的理论知识框架。

心电图技术自 1906 年诞生迄今已历百年，1924 年 Willem Einthoven 爵士为此荣获诺贝尔奖。一个世纪来，心电图作为重要的基本工具造福了数以亿计的患者，一份心电图的准确解读往往可以为临床提供重要的——甚至是决定性的——线索与证据。随着近几年可植入设备，尤其是可穿戴健康监测设备的普及性使用，心电图信息更是受到空前的关注。近期数据表明，心房颤动作为最常见的快速性心律失常，其终身罹患率高达人群的三分之一。心律失常已经日益成为一个关系民生的重大问题。

对于心电图的解读，广大医生不仅要知其然，更要知其所以然。通过学习，充分了解心电生理知识，包括与心律失常相关的离子通道、分子遗传知识，以及产生心律失常的复杂电生理机制，必将有助于对于心电图的准确判断。有鉴于此，《心律失常心电图图谱》作为《心脏电生理：从细胞到临床》的姊妹卷，起到了重要的桥梁作用。通读之下，该书具有以下几个特点：1. 立足临床，病例导向。书中提供了大量丰富的心电图，涵盖心律失常方方面面。2. 立足现代，观点新颖。全书病例多从临床电生理角度进行解读，机制阐述清晰、明确。3. 深入浅出，图文并茂。紧密结合解剖知识，借助现代影像学手段，包括 CT、MRI、超声等，对于心律失常机制进行三维立体的解读，帮助读者加深理解。综上所述，该书不仅对心律失常领域的年轻学子有益，必将惠及各层级的内科医生、研究生以及对心电图感兴趣的医务工作者。

我国心电图学在黄宛、陈新、孙瑞龙等老一辈医学工作者的不懈努力下，取得了长足进展与丰硕的成果，造福了国内一代又一代心血管病学工作者，如何继续汲取与借鉴国外同行的先进经验，持续提升国内医疗水平，值得我们深入探讨。牛国栋教授作为阜外医院的中青年专家，在心律失常领域深耕多年，卓有建树，本次翻译工作集中了京昆两地一批优秀学者，朝乾夕惕，在短时间内能确保本书高质量的面世，实属不易。相信本译著在国内的出版，会对国内心电图知识的进一步普及与更新有很大帮助！故乐为之序！

胡盛寿

2022 年 11 月

译者前言

心电图技术自 1906 年由 Einthoven 教授发明以来，经过几代医学工作者的不懈努力，早已成为一名医生不可或缺的基础诊断技能，对各类心脏疾患，尤其是心律失常的机制与定位，发挥了不可替代的重要作用。

尽管心电图学的理论与临床价值根植于百年沉淀的海量经验性数据，但不可否认，由于其理论与实践上的先天固有缺陷，单纯基于心电图的诊断往往具有一定推测性质，对同样的心电图现象可能存在多种合理解释，在一定程度上限制其诊断价值。在心律失常领域，1976 年成功实现在体标测希氏束电位奠定了现代临床心电生理学的基石，经过近半个世纪的发展，心电图学逐步与心内电生理学水乳交融，借鉴心内电生理学的进展大大丰富了心电图的理论基础与临床实践。从而能够对心电图背后的电生理机制进行更为准确的阐释，心电图又为具体的心律失常机制提供了宏观的视图。

作为长期致力于心律失常领域的医务工作者，我们深知一部翔实、准确的心电图教材对于处在成长阶段的青年医生何等的重要。抚今追昔，笔者年轻时在阜外医院图书馆捧起《黄宛心电图学》时的那份激动的心情仍历历在目。因此，我们精心选择并且乐于推荐这部由 Mithilesh K. Das 教授及享誉国际的著名心电生理专家 Douglas P. Zipes 共同编写的《心律失常心电图图谱》第 2 版，作为被业界视为"圣经"的《心脏电生理：从细胞到临床》的姊妹卷，该书充分吸收了心电图和心电生理学的进展，从心电生理的角度对心电图背后的机制和逻辑进行现代的、全面的阐释，尤其是借助深入浅出的精美图示，广大读者会对晦涩的心电图理论和现象有更为直观、深刻的理解。

我们有幸承担本书的翻译工作，由于译者多数为临床一线工作的年轻医师，他（她）们在承担繁重的临床工作之余，夜以继日，几易其稿，在此，谨对所有参与本书译校工作的人员致以衷心的感谢！

同时，鉴于心电图学与心电生理学的专业性，我们在翻译与校对过程中力求保持最高水准，但仍可能存在部分疏漏甚至谬误，也恳请广大读者能够不吝指正，使本书得以不断修订和完善。

最后，尤其要感谢北京大学医学出版社高瑾编辑及玲珑医学的大力支持和帮助，没有他们的努力，本书不可能如期呈现给各位亲爱的读者！

牛国栋　郭涛　范洁
2022 年 10 月

致敬我们的妻子和家人，
没有他们的支持我们不能获得如今的成就。

致敬我的父母，Ganpati Lal Das 和 Bimla Das；我的妻子，Rekha；
和我的孩子，Awaneesh，Ruchi，Mohineesh，Kriti，Avyukt

—MKD

致敬我的妻子，Joan；和我的孩子，Debra，Jeffrey，David

—DPZ

原著前言

临床心脏电生理学在护理各个年龄段的患者中一直发挥着至关重要的作用。准确解释心电图（ECG）对患者的病情评估和治疗意义重大。随着普遍寿命的延长，越来越多的人进入老年，心律失常已成为一个对患者的健康和幸福影响日益增加的组成部分。我们已经彻底地修改和更新了本书第2版，有助于读者学习心律失常的基础部分。与第1版相似，我们为所有层次的培训学习者设计了这本书，包括对心脏病学感兴趣的内科医生，心脏病学和电生理学的研究者，以及经验丰富的心脏病专家。本书也继续作为，快更新到第8版的著名教科书《心脏电生理：从细胞到临床》的配套学习用书。我们希望您发现本书能够帮助提升您的心电图解读技能。

Mithilesh K. Das，MD
Douglas P. Zipes，MD

目　录

基本概念

乔宇 译 牛国栋 审校

正常的 12 导联心电图包括 P 波、QRS 波和 T 波，有时还会出现 U 波。P 波由心房激动产生，PR 段代表房室交界的传导，QRS 波由双侧心室激动产生，ST 段及 T 波代表心室复极。表 1.1 中列出了心电图中不同间期和波形时限的正常值。正常值范围的个体差异很大，受到不同年龄、性别、体型、心脏转位情况、生理状态的影响。此外，在不同时间做心电图检查，心电图波形也可能会出现较大的差异，可能是由于技术问题（如电极位置）或体位、体温、自主神经张力、饮食习惯的影响，这些因素可能会影响心电图诊断（如房室肥大）。

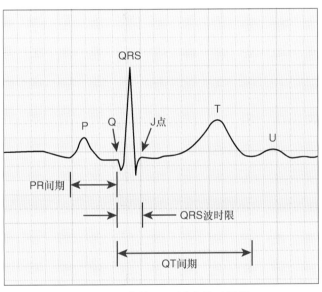

图 1.1 正常的 QRS 波和基础间期

表 1.1 正常心电图波形时限或间期

心电图波形时限或间期	正常值
P 波时限	< 110 ms
PR 间期	120 ~ 200 ms
QRS 波时限	< 100 ms
QTc 间期 [a]	男性 ≤ 460 ms，女性 ≤ 470 ms
U 波 [b]	N/A

N/A 不适用

[a] QTc 校正的 QT 间期，通常以 ms 为单位，因校正公式的不同而异。Bazett 公式：$QTc = QT/\sqrt{RR}$。Fridericia 公式：$QTc = QT/\sqrt[3]{RR}$

[b] U 波偶见于胸前导联，其正常振幅和时限尚无统一标准

P 波

正常的 P 波（时限 < 110 ms、振幅 < 0.25 mV）由窦房结产生，并由右房向左房、由上向下的方向进行除极。胸前导联的 P 波形态与水平面上的心房激动顺序一致。P 波前半部分反映了右房的除极，而后半部分反映了左房的除极。P 波在 I 导联及下壁导联为正向，在右胸导联（V_1，有时也包括 V_2 导联），P 波通常为正向或正负双向（先正后负），而在侧壁导联，P 波通常为正向，这是由于心房的激动顺序是由右向左。P 波的形态通常会因房间传导顺序的不同而异。

P 波时限延长反映了心房传导异常，通常见于心房扩张或心房心肌病，易合并折返性房性心动过速（图 1.2 和表 1.2）。I 导联中 P 波负向见于左右手反接或右位心（图 1.3），孤立性右位心通常不会导致心律失常，但右位心合并其他的先天性心脏病，可能会由于心房心肌病或心脏手术瘢痕导致心律失常。P 波电轴异常提示房性异位节律，P 波形态由窦性间歇变为非窦性则提示心房游走节律（图 1.4）。频发性房性期前收缩（早搏）可能诱发房性快速性心律失常（房性心动过速、心房颤动或心房扑动），阵发性心房颤动常由起源于肺静脉肌袖的早搏所诱发，而使肺静脉达到电学隔离能够有效预防心房颤动（房颤）再发（图 1.5）。在左房或右房肥大或扩张时，P 波振幅也会增大。在房颤迷宫术后窦性 P 波时限延长而振幅减低（图 1.6）。

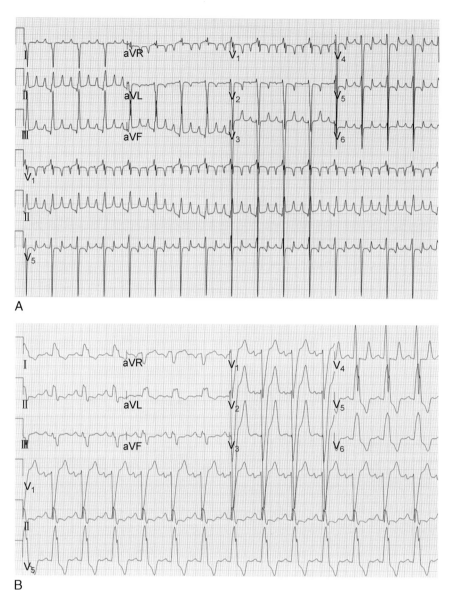

图 1.2　32 岁复杂先天性心脏病（肺动脉闭锁、双入口心室合并多处分流）患者的心电图：房性心动过速合并双房扩大，Ⅱ 导联 P 波振幅＞ 0.25 mV、V₁ 导联 P 波深倒（**A**）；（**B**）非缺血性扩张型心肌病合并严重左室收缩功能减低患者的心电图：双房扩大合并左束支传导阻滞

表 1.2　左房及右房扩大	
左房病变	右房病变
Ⅱ 导联 P 波时限＞ 120 ms	Ⅱ 导联 P 波振幅＞ 0.25 mV（肺型 P 波）
Ⅱ 导联 P 波切迹，时限 0.40 ms（二尖瓣型 P 波）	V₁ 或 V₂ 导联 P 波初始正向波振幅＞ 0.15 mV
Ⅱ 导联 P 波时限与 PR 段时限比值＞ 1.6	V₁ 导联 P 波初始正向波面积＞ 0.06 mm·s
V₁ 导联 P 波终末电势（Ptf）＞ 0.04 mm·s	P 波电轴右偏＞＋75°
P 波电轴左偏在−30° 至−45° 之间	

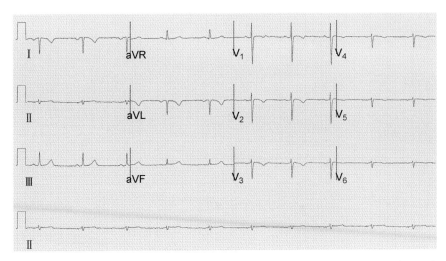

图 1.3　右位心患者心电图： I 导联 P 波及 QRS 波倒置伴有胸前导联 R 波递增不良。左右手反接也可出现 I 导联 P 波和 QRS 波相似的改变，但对胸前导联 QRS 波递增无影响

PR 间期和 PR 段

PR 段是指从 P 波终末到 QRS 波起始的等电位线；而 PR 间期是指从 P 波起始到 QRS 波起始的时限，反映了心房开始除极到心室开始除极的过程，代表了窦性激动由心房、房室结、希氏束、左右束支下传至心室所需的时间。PR 间期延长通常是由房室结或希氏束病变引起的，偶尔也可见于心房心肌病导致的房内或房间传导延迟。单纯的希 - 浦系统病变常导致束支传导阻滞（BBB），而房室结或严重希 - 浦系统病变所致 PR 间期延长（＞ 200 ms）通常是各种类型传导阻滞的潜在原因（见第 3 章）。PR 间期缩短（＜ 120 ms）常见于房室结传导增强（图 1.7）、心室预激（图 1.8）或心房节律。等律性房室分离也可能引起假性 PR 间期缩短（图 1.9）。

QRS 波

QRS 波代表双侧心室的除极，其正常时限为 60 ～ 120 ms（从 Q 波起始至 S 波终末的时限）。心室除极从室间隔左侧近房室交界处开始，沿室间隔从左向右激动，随后激动同时沿左、右束支扩布至双侧心室的内膜面，最终由心内膜向心外膜激动。正常情况下，Q 波是 QRS 波的第一个负向波，之前没有任何正向波（R 波），代表了室间隔的除极，R 波是第一个正向波，而此后再次出现的正向波（R′

波）常见于束支传导延缓或阻滞。QS 波是指完全负向、无任何正向成分的 QRS 波。QRS 波中振幅较大的成分通常用大写字母表示（如 QS 波、R 波、S 波），而振幅小于较大波形（R 波、S 波）1/2 的成分通常用小写字母表示（如 q 波、r 波、s 波），在 R 波、S 波或 QS 波中出现的切迹可以用 qR 波、Rs 波、RSR 波、QrS 波或 rS 波来表示。在某个特定导联中的 QRS 波形态取决于心室除极向量与该导联正方向的关系。通常情况下，QRS 波在肢体导联及加压肢体导联中均为正向的 R 波（除 aVR 导联外）；在 V_1 ～ V_2 导联中可出现 QS 波，而 V_3 导联出现 Q 波则代表心肌瘢痕形成，常见于间隔心肌梗死，胸前导联 QRS 波的移行区（R 波振幅开始大于 S 波）常位于 V_3 ～ V_4 导联，而 V_5 ～ V_6 导联的 QRS 波常为正向的 R 波，这是由于心室除极的方向与侧壁导联的正方向一致。胸前导联 R 波递增不良往往预示着严重的心肌病变，常见于严重非缺血性或缺血性心肌病伴有左室收缩功能下降的情况。

Q 波

正常的 Q 波时限小于 40 ms、振幅小于同导联 R 波振幅的 1/4。有心悸症状的患者中，其基线心电图如出现 Q 波则提示可能是折返性室性心动过速，Q 波时限＞ 40 ms 常见于心肌梗死产生的心肌瘢痕，非梗死 Q 波（假性梗死样改变）也可见于心室肥厚、

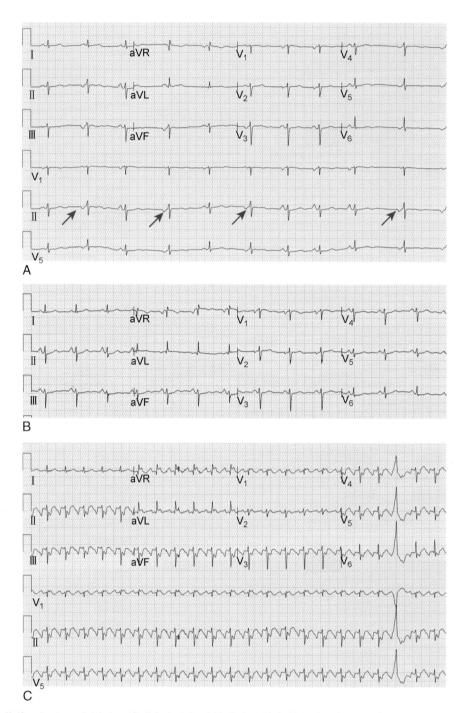

图 1.4　心房游走节律。（**A**）心电图示 P 波形态发生间歇性改变，从窦性 P 波到低位心房节律（Ⅱ导联 P 波倒置，箭头）。（**B**）心电图示窦性心律时的 P 波形态和电轴。心房游走节律通常不合并心房病变，但该患者随后出现心房扑动伴 2：1 下传（**C**）

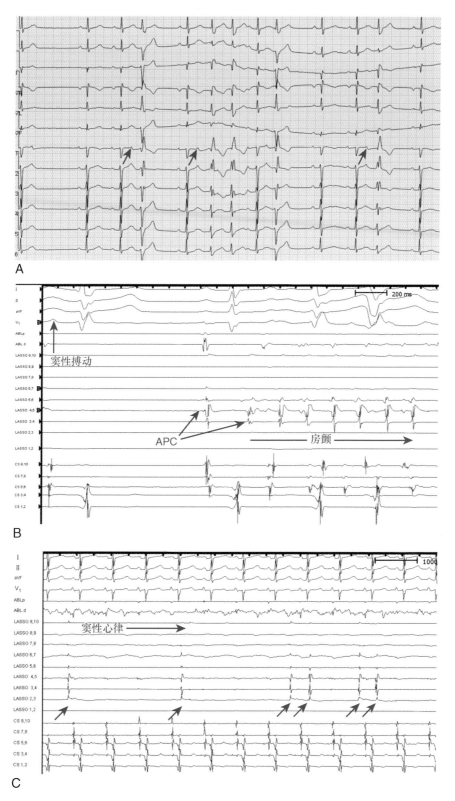

图 1.5　40 岁男性患者心电图示频发房性早搏（APC）诱发房颤发作，大多起源于肺静脉的频发 APC 可诱发房颤发作。（ A ）心电图示频发单形性 APC 伴右束支传导阻滞型室内差异性传导诱发短阵房性心动过速。（ B ）右上肺静脉起源的 APC 诱发房颤发作，环状电极（ LASSO 1,2 到 LASSO 9,10 ）放置于右上肺静脉内对 APC 进行标测，消融导管（ ABL d 和 ABL p ）位于肺静脉口部。（ C ）右上肺静脉内可见快速局灶激动但无法传出，左房内仍为窦性心律（ CS 1,2 到 CS 9,10 ），提示右上肺静脉已实现电隔离，从而防止房颤再发。箭头所指为房性早搏

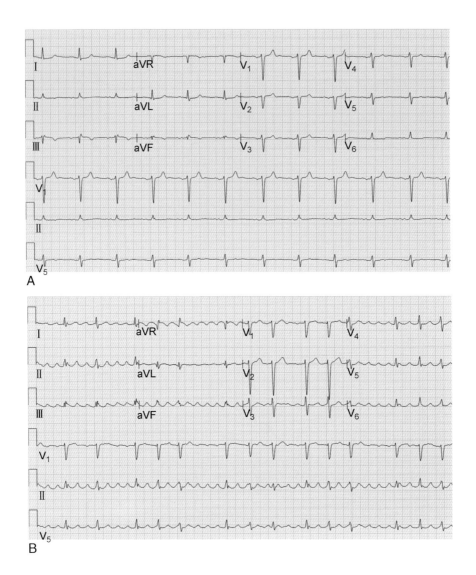

图 1.6　迷宫术后患者心电图示 P 波振幅降低、时限延长（**A**）。（**B**）术后 2 年该患者出现心房扑动，扑动波在下壁导联为正向，aVR 及 aVL 导联为负向，V_1 导联可见等电位线及稍负扑动波。后续电生理检查证实该心房扑动的折返环位于右上肺静脉口部

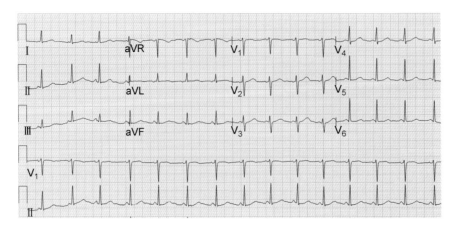

图 1.7　心电图示短 PR 间期而无预激表现，这种现象称为房室结传导增强，心房激动由房室结及希-浦系统下传至心室的时间为正常下限，该现象本身与心律失常无关，但若合并房性快速性心律失常，则可导致快速心室率

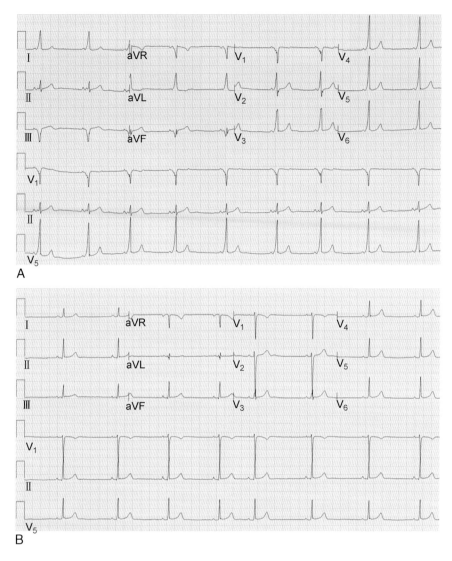

图 1.8　19 岁女性患者心电图示预激伴短 PR 间期（**A**），图中可见预激波形（V$_1$ 导联和下壁导联为负向 delta 波，Ⅰ、aVL 导联为正向 delta 波）且 PR 间期为 80 ms，后续电生理检查提示右后间隔旁路，射频消融治疗成功。（**B**）在消融成功后 PR 间期恢复正常

分支阻滞、心室预激、心肌病、气胸、肺栓塞、心肌淀粉样变性、心脏原发或继发性肿瘤、心脏外伤、颅内出血、高钾血症、心包炎、早复极、结节病等。

室内传导异常

　　QRS 波时限延长（＞ 120 ms，宽 QRS 波）常见于右束支传导阻滞（RBBB）或左束支传导阻滞（LBBB），当 QRS 波时限延长且形态不符合束支传导阻滞标准时，称之为室内传导阻滞（IVCD）。IVCD 常见于心肌病变（如冠心病或心肌病）、电解质失衡（如低钾血症）或抗心律失常药物的作用（如Ⅰ类抗心律失常药物，即钠通道阻滞剂，可减慢心肌传导速度）（图 1.10），IVCD 可导致室性心律失常。其他导致宽 QRS 波的原因包括室性早搏、心室预激、心室起搏。

碎裂 QRS 波

　　碎裂 QRS 波是指在相邻两个导联的 R 波或 S 波出现一个或以上的切迹，碎裂宽 QRS 波是指碎裂 QRS 波合并 QRS 波时限＞ 120 ms。碎裂 QRS 波和 Q 波往往提示心肌梗死后瘢痕形成，是折返性室性心律失常的形成基质（图 1.11 至图 1.14）。

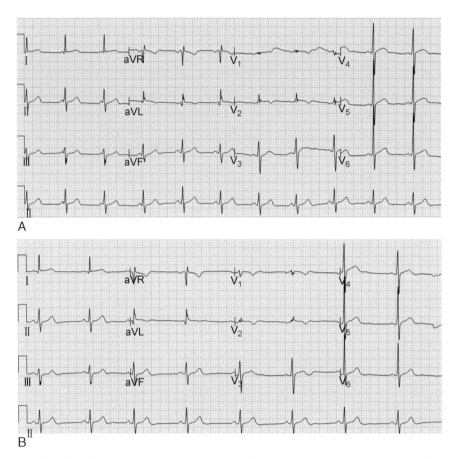

图 1.9   心电图示短 PR 间期，前三跳可见 P 波与 QRS 波起始相融合（**A**），该现象称为等律性房室分离。（**B**）同一患者正常窦性心律时心电图示 PR 间期为 164 ms

束支传导阻滞和分支阻滞

　　一侧束支传导延缓或阻滞会使同侧心室除极由对侧束支下传完成（表 1.3）。RBBB 在 V₁ ～ V₂ 导联出现 rSR′ 波，而 LBBB 在 V₆ 和 I 导联出现 rSR′ 波（图 1.15 至图 1.16）。QRS 波时限在 100 ～ 120 ms 之间称为不完全性束支传导阻滞（BBB），而 QRS 波时限 > 120 ms 称为完全性 BBB。在心率较慢时呈现窄 QRS 波而在心率增快时由于生理性传导延迟导致 BBB 称为室内差异性传导（见第 6 章）。宽 QRS 波心动过速最常见于室性心动过速，也可见于室上性心动过速伴 BBB 或室内差异性传导。

多分支阻滞

　　双分支阻滞是指两个分支传导延迟，三分支阻滞是指全部三个分支均传导延迟（表 1.4），双束支阻滞是指左、右束支均出现传导异常，三分支阻滞是指右束支传导延迟合并左束支主干或左前及左后分支传导延迟。

　　频率依赖性传导阻滞或室内差异性传导、BBB、分支阻滞及 IVCD 均可随心率变化而改变。

　　1. Ashman 现象：束支的不应期会随周长的变化而改变，如果基础周长较长，则其不应期也较长，如果周长突然缩短，则有可能在短周长后的第一跳出现室内差异性传导（长短周期），即 Ashman 现象。RBBB 型室内差异性传导比 LBBB 型常见，这是由于在较慢的心率时，右束支的不应期比左束支长（图 1.17）。

　　2. 快频率依赖性阻滞或传导延迟：当心率超过某一临界值时可出现，可表现为 RBBB 或 LBBB 型。这是由于心率增快时，下传的激动遭遇右束支或左束支的不应期（通常位于动作电位的 3 期），从而导致传导延缓或阻滞（图 1.19 至图 1.22）。

　　3. 慢频率依赖性阻滞或传导延迟：当心率慢于某一临界值时可出现，该现象是由于心肌动作电位 4

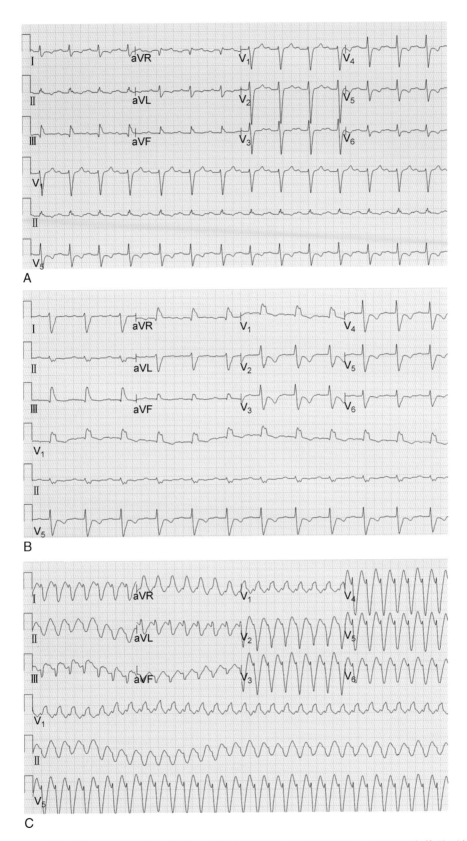

图 1.10　（**A**）59 岁男性、缺血性心肌病患者心电图：窦性心律伴长 PR 间期（270 ms）及室内传导延缓（QRS 波时限为 156 ms）。（**B**）同一患者 3 个月后心电图：PR 间期延长伴左束支传导阻滞及电轴右偏，提示多分支阻滞。（**C**）宽 QRS 波心动过速：房性心动过速合并左束支传导阻滞，可见 QRS 波进一步增宽

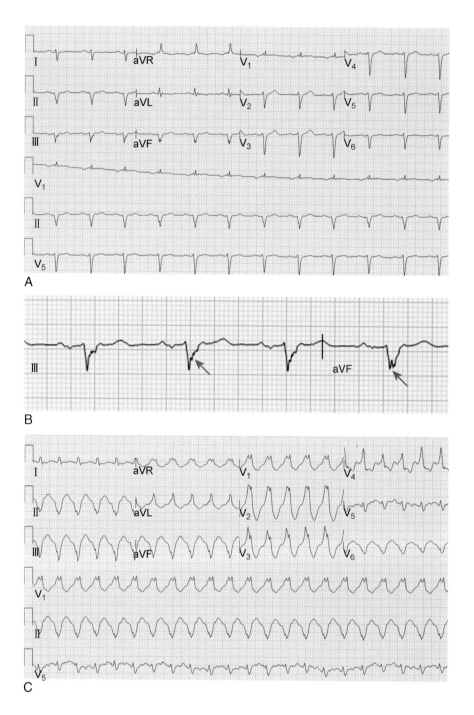

图 1.11 （**A**）碎裂 QRS 波（fQRS）伴下壁瘢痕，fQRS 是心肌梗死的征象之一。（**B**）Ⅲ、aVF 导联 fQRS（箭头）提示下壁心肌瘢痕形成。（**C**）同一患者的宽 QRS 波心动过速心电图：左室下后壁起源室性心动过速

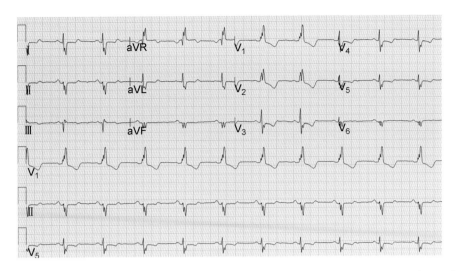

图 1.12 窦性心律伴右束支传导阻滞心电图，V₁、V₂ 导联可见 3 个切迹，因此称为碎裂性右束支传导阻滞。该患者有下壁心肌瘢痕，此后出现近二尖瓣环的瘢痕相关室性心动过速

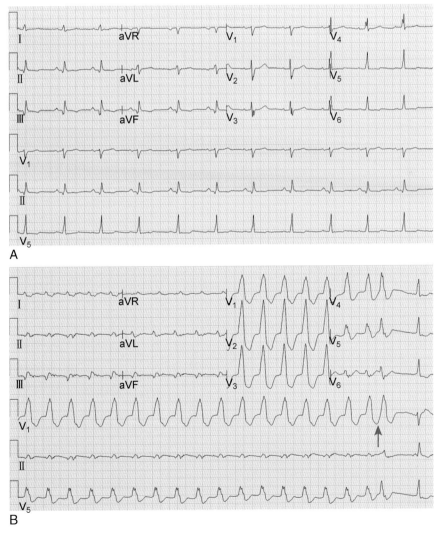

图 1.13 64 岁男性患者心电图：窦性心律伴下壁导联 Q 波及 V₂ ~ V₄ 导联碎裂 QRS 波，提示前间隔及后间隔瘢痕形成（A）。该患者发作室性心动过速（B），一跳自发性室早（箭头）终止室性心动过速发作

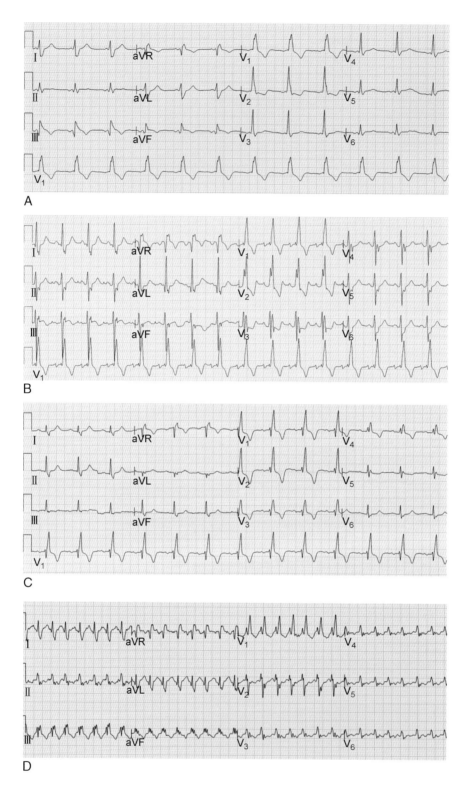

图 1.14　典型右束支传导阻滞心电图，V$_1$ 导联 QRS 波形态分别为 RsR′（**A**）、rsR′（**B**）、rSR′（**C**）、rsR′（**D**），V$_5$ 导联可见宽 QRS 波伴 S 波顿挫

表 1.3 束支传导阻滞和分支阻滞的心电图诊断标准

类型	心电图表现
完全性 RBBB	QRS 波时限≥ 120 ms
	V_1、V_2 导联 R 波增宽伴切迹（rsr、rsR、rSR 形态）
	V_5、V_6 导联 S 波增宽且加深（qRS 形态）
	右胸导联 R 波达峰时间延迟（> 50 ms）
完全性 LBBB	QRS 波时限≥ 120 ms
	V_5、V_6、Ⅰ、aVL 导联单相 R 波增宽伴切迹
	V_1、V_2 导联 r 波消失或振幅减低，S 波加深（rS 或 QS 形态）
	Ⅰ、V_5、V_6 导联 q 波消失
	V_5、V_6 导联 R 波达峰时间延迟（> 60 ms）
	ST-T 与 QRS 波主波方向相反
LAFB	QRS 电轴在−45°至−90°之间
	Ⅱ、Ⅲ、aVL 导联为 rS 形态（Ⅲ导联 S 波深于Ⅱ导联）
	aVL 导联为 qR 形态
	aVL 导联 R 波达峰时间延迟
	QRS 波时限< 120 ms
LPFB	QRS 电轴≥ 100°
	Ⅰ、aVL 导联为 rS 形态，Ⅱ、Ⅲ、aVF 导联为 qR 形态（S1-Q3 现象）
	QRS 波时限< 110 ms
	除外其他引起电轴右偏的情况（右室负荷增加、侧壁心肌梗死）
	aVF 导联 R 波达峰时间延迟

LAFB，左前分支阻滞；LBBB，左束支传导阻滞；LPFB，左后分支阻滞；RBBB，右束支传导阻滞

期发生异常，静息膜电位出现超极化，激动下传时出现传导延缓或阻滞（图 1.23）。

分支阻滞

分支阻滞是指左前或左后分支出现的异常传导延迟或阻滞，这种现象使心室激动顺序发生变化，因而 QRS 波形态也随之改变，孤立性分支阻滞（不合并 BBB）时 QRS 波时限无明显延长。左前分支阻滞时 aVL 导联表现为 qR 形态，R 波达峰时间≥ 45 ms，QRS 波电轴在− 45°到− 90°之间；左后分支阻滞时在Ⅲ和 aVF 导联表现为 qR 形态，Ⅰ、aVL 导联表现为 rS 形态，QRS 波电轴在＋90°到＋180°之间。此外，右室肥大、侧壁心肌梗死也可使 QRS 波表现为类似左后分支阻滞的形态。

J 点和 J 波

J 点是指 QRS 波终末与 ST 段起始处的交接点，J 波是指 J 点抬高后出现的圆顶样或穹隆样改变。正常情况下，J 点和 ST 段的振幅会随种族、性别、自主神经张力、年龄等因素发生变异，V_2、V_3 导联的 J 点抬高的上限在 40 岁以上男性为 0.2 mV，40 岁以下男性为 0.25 mV、女性为 0.15 mV，其他导联的上限为 0.1 mV。

J 波也可见于心电图早复极改变（图 1.24 和图 1.25），但在猝死生还者中，下侧壁导联早复极改变的发生率明显升高，此外，在低体温（Osborn 波）、Brugada 综合征、冠心病、电解质紊乱、迷走神经刺激等情况下也可出现 J 波，其可能的机制是心外膜动作电位 1 期出现明显切迹，而心内膜动作电位正

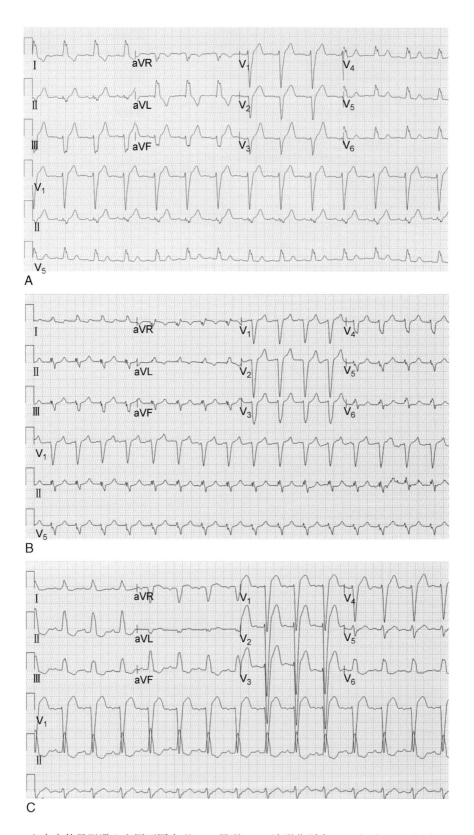

图 1.15　左束支传导阻滞心电图不同表现：V_6 导联 QRS 波形分别为 RsR（**A**）、rsR（**B**）、RsR（**C**）

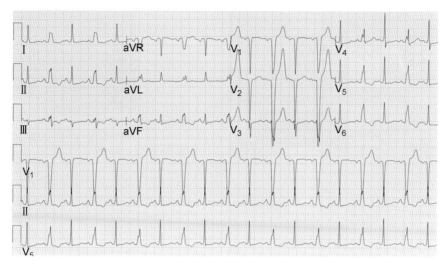

图 1.16　窦性心律伴左束支传导阻滞，可见 QRS 波交替现象

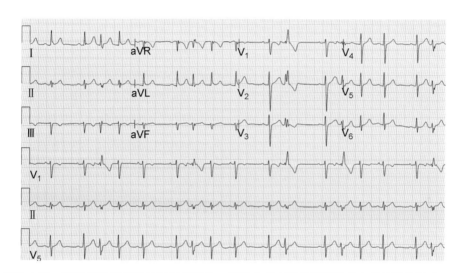

图 1.17　窦性心律、频发房性早搏伴长短周期现象，导致右束支传导阻滞样室内差异性传导（Ashman 现象）

表 1.4　多分支阻滞的心电图表现		
阻滞类型	**病因**	**心电图表现**
双分支阻滞	RBBB ＋ LAFB	RBBB 伴电轴左偏＞－45°
	RBBB ＋ LPFB	RBBB 伴电轴右偏＞＋120°
	LAFB ＋ LPFB	某些孤立性 LBBB 可能为左前分支、左后分支同时传导延迟的表现 [a]
三分支阻滞	RBBB ＋ LAFB ＋ LPFB	PR 间期＞ 200 ms ＋ RBBB ＋电轴左偏
	RBBB ＋ LBBB	交替性 RBBB 和 LBBB

LAFB，左前分支阻滞；LBBB，左束支传导阻滞；LPFB，左后分支阻滞；RBBB，右束支传导阻滞
[a] 该类型 LBBB 的定义尚不完善，原因如下：①目前心电学术语的命名系统尚不完善，没有将其作为单独的概念提出；②心电图中将左束支的
　分支定义为左前分支和左后分支，而事实上其分支系统更为复杂

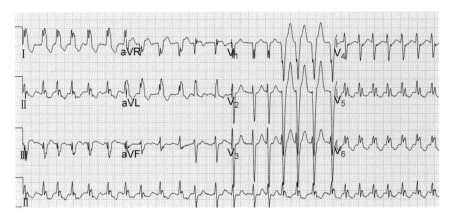

图 1.18   房颤伴间歇性左束支传导阻滞样室内差异性传导

常（图 1.26，图 1.27）。

U 波

在某些情况下，T 波后会出现一个振幅较低的波形，即 U 波，其振幅一般不超过 0.1 mV，其方向与 T 波的方向一致，在前壁导联、心率较慢时较为明显。其电生理机制尚不明确，可能是由于浦肯野纤维的延迟复极、心肌中层的动作电位时程延长或最晚舒张区域心室的延迟复极。显著 U 波常见于低钾血症（见下文），U 波倒置常见于心肌缺血。

ST–T 波

正常情况下，ST 段与 PR 段及 TP 段位于相同等电位线，ST 段抬高从形态上可分为弓背向上、弓背向下和下斜形。ST 段水平或弓背向上型抬高见于急性心肌梗死、冠状动脉痉挛及左室室壁瘤（框 1.1）；ST 段弓背向下型抬高见于急性心包炎；ST 段呈马鞍型抬高并伴有 RBBB 称为 Brugada 样心电图改变。胸前导联持续性幼年型 T 波倒置见于 1% ～ 3% 的成年人。

仅有心电图的 ST 段和（或）T 波改变而无心脏病变或异常生理状态，则称之为非特异性 ST-T 改变，包括轻度 ST 段压低或 T 波低平、倒置。

QT 间期

QT 间期是指从 QRS 波起始至 T 波终末的时限，涵盖了心室除极和复极的全过程，心室除极和复极不是同步发生的，因此 QT 间期在电生理学上包括了双侧心室总的动作电位时程。在正常心电图中，不同导联测量的 QT 间期也不尽相同，差异可达 50 ～ 60 ms，最长与最短 QT 间期之差称为 QT 间期离散度。要想精确测量 QT 间期并不容易，这是因为：要精确辨认 QRS 波起始和 T 波终末部分；要明确测量 QT 间期的心电导联；要通过校正基础心率、QRS 波时限、性别等的影响；此外，U 波的出现也会影响 QT 间期的测量。应该在 QT 间期最长且无明显 U 波的导联上测量 QT 间期，而在自动测量的心电图机中，QT 间期的测量值是在综合了所有导联信息的基础上得出的，是指所有导联中最早的 QRS 波起始至最晚的 T 波终末之间的间期。

QT 间期会随心率的变化而改变，心率越快 QT 间期越短，反之亦然。因此，临床上有不同的公式来校正心率对 QT 间期的影响，其中最常用的是 Bazett 公式，校正的 QT 间期（QTc）等于 QT 间期（以秒为单位）与 RR 间期（以秒为单位）平方根的比值 $[QTc（ms）= QT（s）/ \sqrt{RR（s）}]$（图 1.28）。由于 Bazett 校正公式在心率较快时会过度校正而在心率较慢时会校正不足，因此可用 Fridericia 公式进行校正，该公式用 RR 间期的三次方根替代 Bazett 公式中的平方根 $[QTc（ms）= QT（s）/ \sqrt[3]{RR（s）}]$。

心室肥厚

左心室肥厚（LVH）在心电图中主要表现为 QRS 波振幅增高，侧壁导联的 R 波及右胸导联的 S 波振幅均增大，而 ST-T 改变不尽相同，通常表现为 J 点下移、ST 段下斜形压低伴有非对称性 T 波倒置。

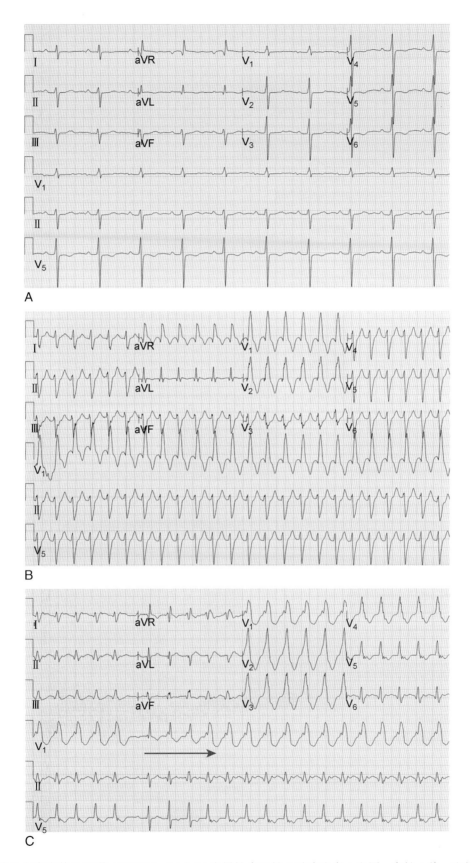

图 1.19　频率依赖性右束支传导阻滞（RBBB）。（**A**）34 岁男性先天性心脏病患者心电图：窦性心律、电轴右偏、胸前导联 R 波递增不良。（**B**）房性心动过速伴 RBBB 样室内差异性传导、电轴右偏。（**C**）房性心动过速伴 RBBB 样室内差异性传导，QRS 波逐渐增宽（箭头），此后为持续性宽 QRS 波心动过速（室性心动过速，由于胺碘酮治疗，QRS 波宽度更宽）

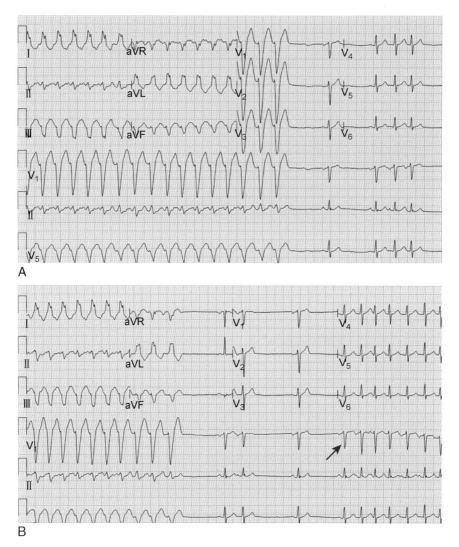

图 1.20 （**A**）房性心动过速伴左束支传导阻滞样室内差异性传导，房性心动过速节律轻度不齐，自行终止后出现两跳窦性节律及两跳房性节律无室内差异性传导。（**B**）房性心动过速伴类似的室内差异性传导，自行终止后又再发（箭头），此后无室内差异性传导，注意两阵房性心动过速的周长相似

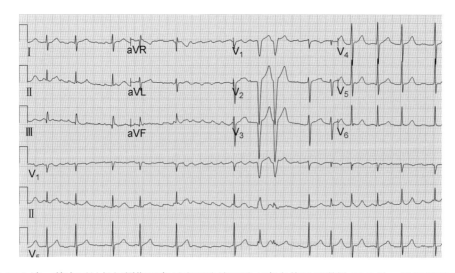

图 1.21 房颤伴窄 QRS 波，其中可见长短周期现象后出现连续两跳左束支传导阻滞样 QRS 波，推测其最可能机制为室内差异性传导，但需与成对室性早搏相鉴别

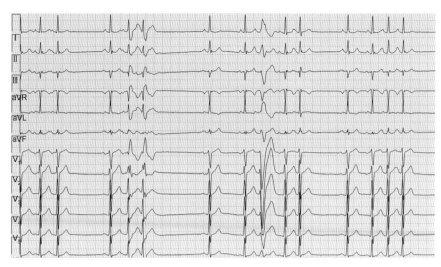

图 1.22　窦性心律伴频发房性早搏，图中可见三种 QRS 波形态：窄 QRS 波（与窦性心律时 QRS 波形相似）、右束支传导阻滞样室内差异性传导及左束支传导阻滞样室内差异性传导

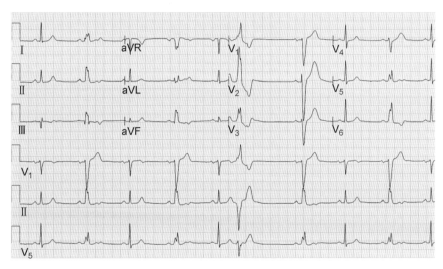

图 1.23　慢频率依赖性左束支传导阻滞（LBBB）样室内差异性传导伴碎裂 QRS 波，室性早搏亦可见碎裂 QRS 波。图中可见窦性心律伴交替性 LBBB 样 QRS 波，出现室内差异性传导的 RR 间期明显长于窄 QRS 波的 RR 间期；此外，室性早搏后的代偿间歇明显长于正常窦性心律的 RR 间期，因此在室性早搏后的 QRS 波亦出现 LBBB 样室内差异性传导。上图见于慢频率依赖的 BBB（即 4 相阻滞）。注意，Ⅰ、aVL 导联在 LBBB 时及室性早搏时均出现碎裂 QRS 波（＞2 个切迹、相邻 2 个切迹＞40 ms）

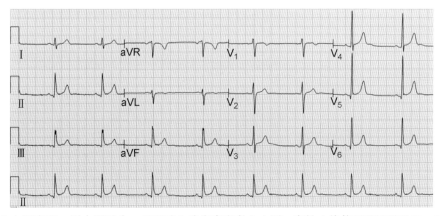

图 1.24　早复极心电图表现，图中所示为一无基础心脏疾病患者心电图：窦性心律伴下壁导联及 V$_5$、V$_6$ 导联 JT 段抬高

图 1.25　（**A**）32 岁男性，美沙酮过量、严重酸中毒（动脉血气 pH = 7.1），心电图示：窦性心律伴 J 点抬高（J 波）。（**B**）酸中毒纠正后心电图恢复正常

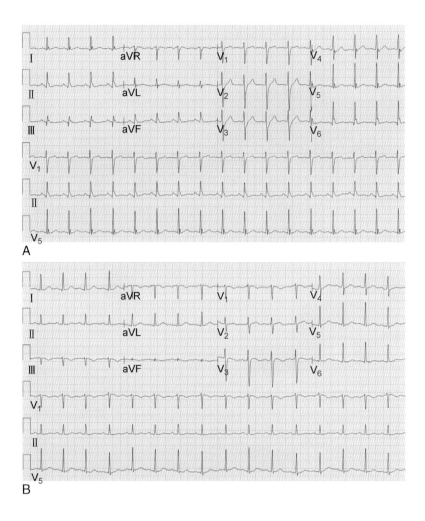

图 1.26　（**A**）低体温患者心电图：下侧壁导联及 $V_2 \sim V_4$ 导联可见显著 J 波（Osborn 波）。（**B**）体温恢复后心电图，Osborn 波消失

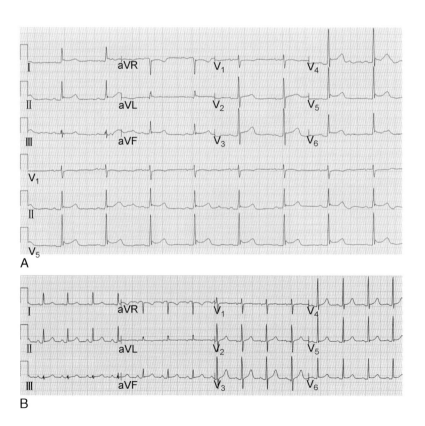

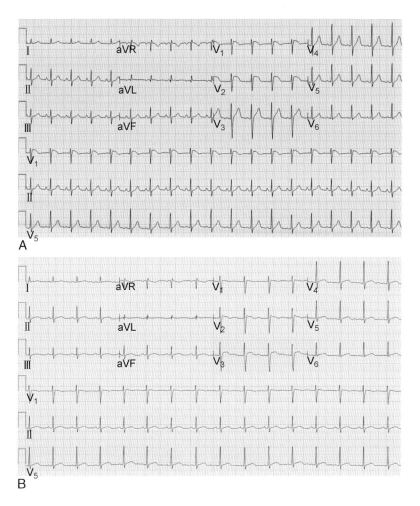

图 1.27 （**A**）不完全性右束支传导阻滞伴 J 点抬高及 ST 段穹隆样抬高（V_1、V_2 导联），即 Brugada 样心电图改变，ST-T 形态可随时发生变化，可能是由于自主神经张力变化所致（迷走兴奋可加重 J 点抬高），有时也可恢复正常。（**B**）同一患者心电图：无右束支传导阻滞，但有 J 点抬高及 ST 段轻度马鞍型抬高（V_2 导联）

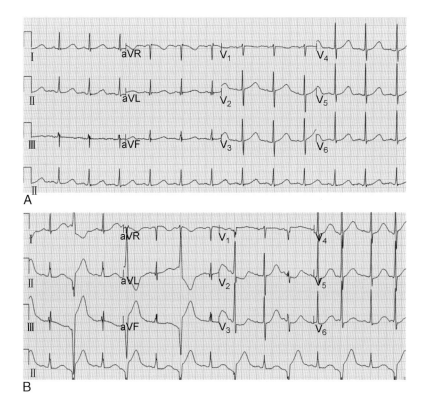

图 1.28 （**A**）55 岁男性，I 型长 QT 综合征心电图：心率 80 次 / 分，QT 间期为 525 ms，Bazett 公式校正 QT 间期为 581 ms。（**B**）同一患者心电图：室性早搏二联律，联律间期更短的室早可能会落在 T 波升支并触发尖端扭转型室性心动过速

除 QRS 波形态改变外，心室肥厚还可伴有心房异常（表 1.5 和框 1.2）。

右胸导联的放置

在疑诊右位心或右室梗死时需要加做右胸导联心电图，在急性右室梗死时，V_{4R} 表现为 ST 段抬高。

在 I 导联出现负向 P 波时需考虑右位心或左右手反接，右位心会伴有胸前导联 QRS 波递增不良，而左右手反接时不会出现。对于右位心患者，心电图检查时可将左右手反接，将 $V_1 \sim V_6$ 导联分别放置于 V_2、V_1、$V_{3R} \sim V_{6R}$ 的位置，这样可使心电图恢复正常。对于疑诊 Brugada 综合征患者，常规心电图出现典型穹隆样 ST 段抬高而 J 点抬高 < 2 mm 时，可将 V_1 和

框 1.1　ST 段水平或穹隆样抬高见于

心肌缺血或心肌梗死	心肌损伤
非梗死，透壁性心肌缺血（如变异型心绞痛、应激性心肌病）	心肌炎（可能为心肌坏死或心包炎）
心肌梗死后（室壁瘤形成）	左室肿瘤浸润
急性心包炎	直流电复律后
正常变异（早复极样改变）	颅内出血
左室肥厚、左束支传导阻滞（$V_1 \sim V_2$ 或 V_3 导联）	高钾血症
其他（少见）	Brugada 样改变（右胸导联右束支传导阻滞伴 ST 段抬高）
急性肺栓塞（右胸导联）	I C 类抗心律失常药物
低体温（J 波、Osborn 波）	高钙血症

Modified from Goldberger AL. Clinical Electrocardiography：A Simplified Approach. 7th ed. St. Louis，MO：Mosby；2017.

表 1.5　左室肥厚

方法	标准
Sokolow-Lyon 标准	$S_{V_1} + R_{V_5} > 3.5$ mV 或
	$R_{aVL} > 1.1$ mV
Romhilt-Estes 评分系统	任何肢体导联 R 波或 S 波 > 2.0 mV（3 分）
	S_{V_1} 或 $S_{V_2} \geqslant 3.0$ mV（3 分）
	R_{V_5} 或 $R_{V_6} \geqslant 3.0$ mV（3 分）
	ST-T 改变，未接受洋地黄类药物（3 分）
	ST-T 改变，接受洋地黄类药物（1 分）
	左房病变（3 分）
	电轴左偏 > − 30°（2 分）
	QRS 波时限 ≥ 90 ms（1 分）
	V_5 或 V_6 导联 R 波达峰时间 ≥ 50 ms（1 分）
Cornell 标准	$S_{V_3} + R_{aVL} \geqslant 2.8$ mV（男性）
	$S_{V_3} + R_{aVL} \geqslant 2.0$ mV（女性）

框 1.2　右室肥厚

V_1 导联 R 波 ≥ 0.7 mV	V_5 或 V_6 导联 R 波 ≥ 0.4 mV 且 V_1 导联 S 波 ≤ 0.2 mV
V_1 导联 QR 波	电轴右偏 > 90°
V_1 导联 R/S > 1 且 R 波 > 0.5 mV	S1Q3 形态
V_5 或 V_6 导联 R/S < 1	S1S2S3 形态
V_5 或 V_6 导联 S 波 > 0.7 mV	肺型 P 波

V_2 导联放置于第 3 或第 2 肋间隙，此时心电图可表现为典型 Brugada 样改变，同时 J 点抬高 ≥ 2 mm，必要时可应用 I 类抗心律失常药物做药物激发试验。

广泛导联低电压

广泛导联低电压是指 QRS 波振幅在所有胸前导联 < 1 mV、所有肢体导联 < 0.5 mV，常见于肥胖、心包积液、慢性阻塞性肺疾病、严重心肌病变（如心脏淀粉样变性）等情况，心脏淀粉样变性易合并传导阻滞或室性心律失常。

冠心病

冠心病是传导系统病变第二常见病因，是室性心律失常最常见病因，心电图对诊断急性和慢性冠脉综合征具有非常重要的价值，其心电图改变的电生理基础是除极和（或）复极异常。急性 ST 段抬高型心肌梗死（STEMI）在心电图中有如下动态改变：一过性超急期 T 波高尖、≥ 2 个相邻导联的 ST 段抬高、≥ 2 个相邻导联的异常 Q 波；而非 ST 段抬高型心肌梗死（NSTEMI）的诊断更为困难，更加依赖于心脏损伤标志物水平的升高，NSTEMI 的心电图表现包括 T 波倒置、ST 段压低、≥ 2 个相邻导联的 QRS 波碎裂。此外，房性心律失常（如房颤）在急性心肌梗死中也较为常见。前壁心肌梗死合并双分支阻滞甚至完全性房室传导阻滞时，预后更差，因为这意味着梗死面积大、希 - 浦系统广泛受累；而下壁心肌梗死合并房室传导阻滞往往是由于迷走神经张力增高或房室结动脉受累，通常预后较好（图 1.29）。急性心肌梗死也可表现为多形性室性心动过速或心室颤动（图 1.30），单形性室性自主节律常在心肌梗死的再灌注期出现（图 1.31）。窦房结功能障碍或房室传导阻滞可在急性心肌梗死的数月内出现，而陈旧性心肌梗死患者则更可能出现瘢痕相关性单形性、多形性室性心动过速或心室颤动（图 1.32A）。图 1.32B 中所示为下壁导联碎裂 QRS 波，预示心肌瘢痕形成。

QRS 波电交替和 T 波电交替

QRS 波或 T 波振幅逐跳变化称为 QRS 波或 T 波电交替，QRS 波电交替可见于心脏压塞、严重心肌病变、室上性心动过速或室性心动过速（图 1.33 和图 1.34）。肉眼可辨的 T 波电交替较少见，常见于长 QT 综合征出现尖端扭转型室性心动过速前。

电解质紊乱

电解质紊乱（如低钾血症、高钾血症、低钙血症、高钙血症）可导致多种心电图改变，孤立性高钠血症或低钠血症并不引起显著的心电图改变，代谢性酸中毒或碱中毒通常合并高钾血症或低钾血症，会产生多种类型的心律失常，严重高镁血症可导致房室和室内传导阻滞（如完全性房室传导阻滞），低镁血症通常合并低钙血症或低钾血症，低镁血症和低钾血症会加重洋地黄中毒所致心律失常，电解质紊乱引起的心电图表现可能与电解质紊乱的严重程度不符。

低钾血症

低钾血症的心电图表现包括 ST 段压低、T 波低平伴显著 U 波（图 1.35），U 波振幅甚至会超过 T 波，导致难以辨别 T 波和 U 波；低钾血症会延长复极时间，产生获得性长 QT（U）综合征，易导致尖端扭转型室性心动过速。

高钾血症

轻度高钾血症常表现为 T 波高尖、变窄（图 1.36）；血钾继续升高可能会出现 P 波低平、QRS 波增宽，甚至房室传导阻滞；随着血钾进一步升高，会出现窦性停搏、P 波消失、交界区逸搏心律、窦室传导。窦室传导目前尚无确证依据，属于推测性心电图诊断，窦性激动存在并经房室结下传，但无明显 P 波（或 P 波振幅非常低、几乎无法辨认）。中重度高钾血症也可能会引起右胸导联（V_1 和 V_2 导联）的 ST 段抬高，类似于心肌缺血或 Brugada 样改变。极重度高钾血症会导致室扑样改变（正弦波），最终发生心脏停搏。

低钙血症和高钙血症

血清钙浓度的变化主要影响心肌动作电位时程，高钙血症通过缩短 2 相平台期而缩短动作电位时程，因而导致 ST 段及 QT 间期缩短；而与此相反，低钙

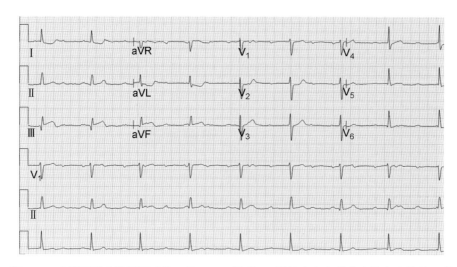

图 1.29　急性下壁心肌梗死（Ⅱ、Ⅲ、aVF 导联 ST 段抬高）合并完全性房室传导阻滞

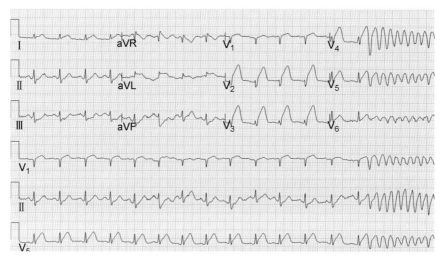

图 1.30　急性前壁心肌梗死（V₁～V₅ 导联 ST 段抬高）合并心室颤动

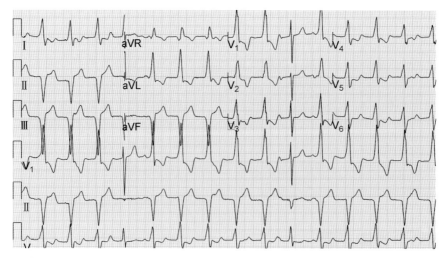

图 1.31　急性非 ST 段抬高型心肌梗死患者冠状动脉介入治疗后心电图：窦性心律合并室性自主心律，该表现为再灌注性心律失常

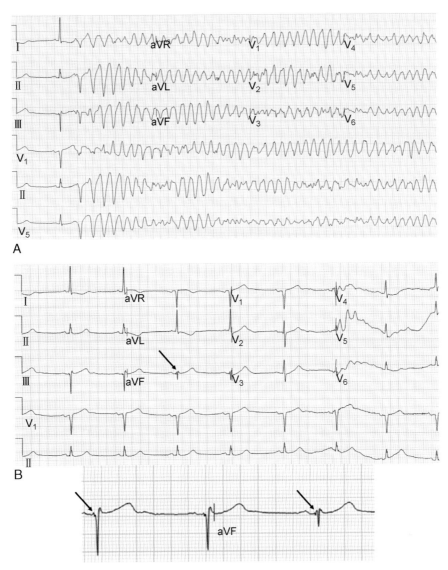

图 1.32　陈旧性心肌梗死合并心室颤动。（A）R on T 现象触发多形性室性心动过速，后蜕变为心室颤动。（B）下壁导联可见碎裂 QRS 波（箭头）而无 Q 波，PET-CT 证实存在下壁心肌瘢痕

血症延长 2 相平台期，延长了 ST 段及 QT 间期（图 1.37，图 1.38）。

裂隙现象

裂隙现象是指联律间期较长的房性早搏无法激动束支或心室，而联律间期更短（RP' 间期更短）的房性早搏却能够正常下传的心电现象（图 1.39），这种现象的生理学基础是传导系统远段的不应期较长而近段的不应期较短，因此裂隙现象首先表现为传导系统的远段发生传导阻滞，而随着联律间期的进一步缩短，传导系统的近段发生传导延缓，使此前

发生阻滞的远段有足够的时间脱离不应期、恢复兴奋性，从而使激动能够顺利下传，因此近段传导延缓是远段脱离不应期的基础。

并行心律

并行心律是由于存在低位起搏点（图 1.40 至图 1.42）能够不断发放冲动，以自身的固有频率激动周围的心肌组织，同时该起搏点还存在保护性传入阻滞，可以阻止其他激动的传入。其诊断标准包括：①异位搏动的联律间期不等；②异位搏动之间存在倍数关系；③伴有融合波。室性并行心律可分为持

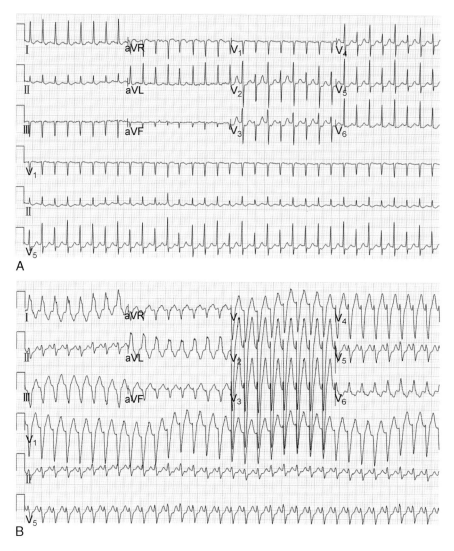

图1.33 （**A**）长 RP′ 窄 QRS 波心动过速伴 QRS 波电交替。（**B**）同一患者相同频率下心动过速表现为宽 QRS 波，心电图提示房性心动过速伴左束支传导阻滞样室内差异性传导

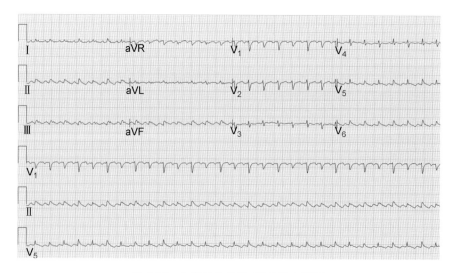

图1.34　心房扑动合并 QRS 波电交替

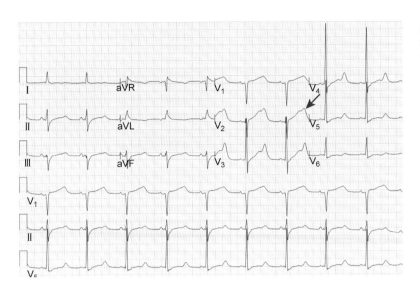

图 1.35　56 岁女性，低钾血症心电图：窦性心律（心率 57 次 / 分），QT-U 间期显著延长（638 ms），下壁导联及 $V_2 \sim V_5$ 导联可见显著 U 波（箭头）

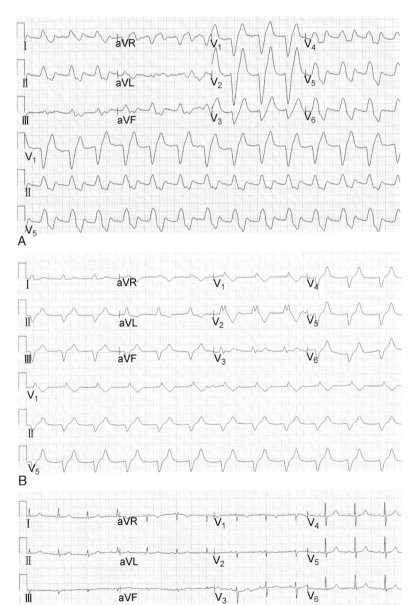

图 1.36　（A）和（B）58 岁男性患者，肾衰竭合并高钾血症（血钾 8.1 mmol/L）心电图：P 波消失、QRS 波增宽。（C）同一患者在纠正高钾血症后心电图恢复正常

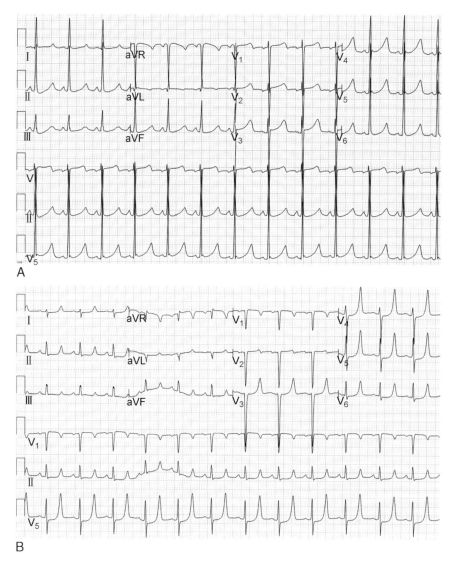

图 1.37　58 岁女性，慢性肾衰竭患者心电图：窦性心律、$V_3 \sim V_5$ 导联 T 波高尖（高钾血症表现）、QTc 间期 516 ms，QT 间期延长是由于低钙血症所致 JT 段延长。（**B**）另一患者心电图：T 波高尖（高钾血症表现）、QT 间期延长（低钙血症表现）、左室肥厚（高血压表现），提示慢性肾衰竭

续性不伴传出阻滞、持续性伴有传出阻滞、间歇性三大类型。此外，并行心律伴重整也较为常见，是指正常的 QRS 波能够重整并行心律的自身节律。

隐匿性传导

　　隐匿性传导是指上游冲动能够正常激动（包括前传或逆传）心脏传导系统（如房室结或希-浦系统），但由于这种激动是不完全穿透性激动，因而激动无法抵达下游的心肌组织。这种激动本身在心电图中无法识别，但这种现象能够干扰下一个室上性或室性激动的形成或传导，因而能够通过下一跳间

期或周长的改变而间接证实其存在。

房室结隐匿性传导

　　最常见的隐匿性传导现象发生于房室结。在房颤节律时，心房激动反复在房室结出现不同程度的隐匿性传导，导致 RR 长间歇的出现，这是房室结发生前向隐匿性传导的表现。此外，房室结的逆向隐匿性传导也不少见，例如，室性早搏或希氏束起源的早搏使房室结发生逆向隐匿性传导会使下一跳窦性激动出现 PR 间期延长甚至房室传导阻滞，这是由于室性早搏或希氏束起源的早搏逆向激动房室结并在其内发生不完全性穿透（因为无逆向 P′ 波），使

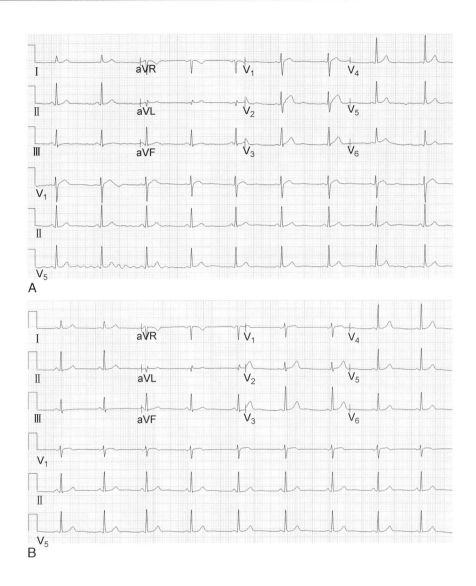

图 1.38 （A）58 岁女性，甲状旁腺功能亢进合并高钙血症（血钙 6.6 mmol/L），窦性心律（心率 54 次 / 分），QTc 间期为 358 ms。（B）同一患者行甲状旁腺切除术、血钙降至 4.7 mmol/L 后 QTc 间期恢复至 400 ms

房室结产生新的不应期，从而使下一跳窦性激动传导至房室结时遭遇逆向隐匿性传导产生的相对或有效不应期，最终出现 PR 间期延长或房室传导阻滞，这种情况常见于插入性室性早搏伴房室结逆向隐匿性传导（图 1.43 至图 1.45，见第 4 章）。

希-浦系统隐匿性传导

希-浦系统隐匿性传导最常见于室上性心动过速伴持续性室内差异性传导（功能性 BBB），该现象是由于激动在阻滞侧束支发生的持续性逆向隐匿性传导形成的。通常情况下，心室率的突然增快导致

一侧束支出现功能性阻滞（即室内差异性传导），而在心室率减慢至低于功能性 BBB 的临界频率时，功能性 BBB 仍然持续存在（即滞后现象），这是由于激动沿一侧束支正常下传后通过室间隔使对侧束支发生持续性逆向隐匿性传导导致的。除此之外，室性早搏也可以导致上述现象的发生。例如，在室上性心动过速发作时，突然出现的左室室性早搏能够提前激动左束支，并通过室间隔逆向激动右束支，在下一跳室上性激动下传时，左束支已经脱离不应期而右束支仍处于不应期，导致激动沿左束支下传（出现 RBBB 型室内差异性传导），并且继续通过室间隔激动右束支远端（此时右束支刚好脱离不应期）

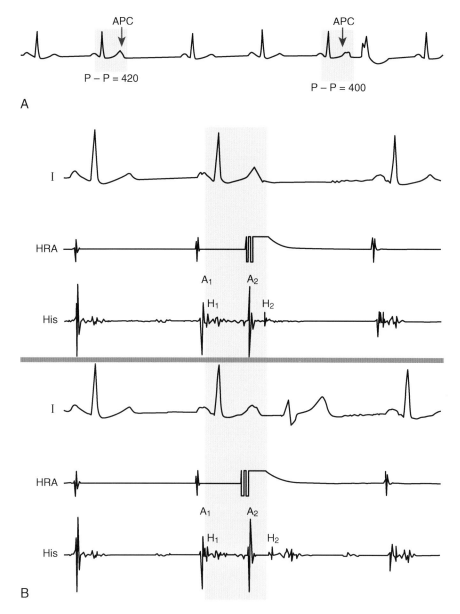

图 1.39　房室结裂隙现象。（**A**）窦性心律伴房性早搏（房早），第一跳房早未下传，第二跳房早的联律间期比第一跳短却能够下传。（**B**）电生理检查证实房室结前传裂隙现象，上图：心房期前刺激（A_2）在希氏束下发生阻滞而无法下传至心室；下图：联律间期更短的心房期前刺激导致房室结传导延缓（表现为 A_2-H_2 间期及 H_1-H_2 间期延长），而 H_1-H_2 间期超过希氏束不应期，因而能够沿希-浦系统下传，但由于左束支仍处于不应期，因而产生左束支传导阻滞样 QRS 波形且 HV 间期延长（From Issa ZF，Miller JM，Zipes DP，eds. Clinical Arrhythmology and Electrophysiology：A Companion to Braunwald's Heart Disease. 1st ed. Philadelphia，PA：WB Saunders；2019.）

并使之发生逆向隐匿性传导，从而使右束支产生新的不应期，而再下一跳的室上性激动只能继续沿左束支下传，如此周而复始，产生持续性 RBBB 型室内差异性传导，直到另一适时出现的室性早搏提前激动右束支时（或使其不应期缩短或整体提前），下一跳的室上性激动传导至右束支时恰好脱离不应期，因而能够沿右束支下传，最终室内差异性传导现象消失（图 1.46）。

易化传导

当早搏沿传导系统前传（或逆传）时，能够改善传导系统的传导功能，使之前存在的房室传导阻滞或 BBB 出现一过性正常化，这种现象称为易化传导。例如，室性早搏逆传至房室结或束支系统并使之发生隐匿性传导，从而使前传的束支传导阻滞出现假性正常化。

连续记录

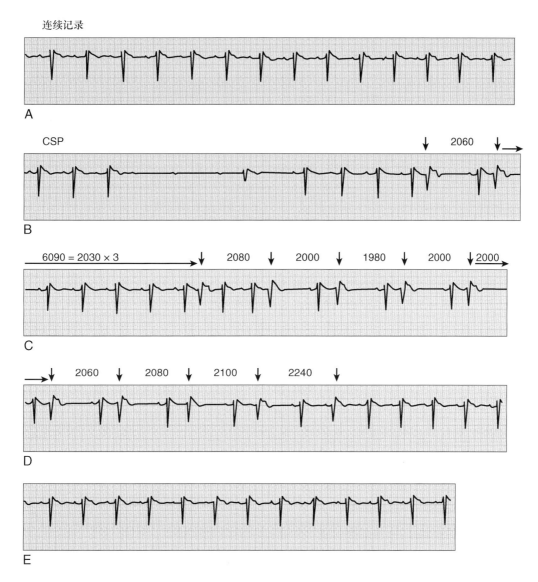

图 1.40 间歇室性并行心律。（A）窦性心律。（B）颈动脉窦按摩（CSP）导致停搏，紧接着出现室性逸搏，而此后出现室性并行心律的间期（2060 ms）明显短于室性逸搏间期。（C）室性并行心律间期逐渐"温醒"至 1980 ms 后又逐渐"冷却"至 2240 ms（D）并最终消失（E）。在 Holter 监测中，上述室性并行心律的变异最为常见（From Zipes DP，Jalife J，eds. Cardiac Electrophysiology：From Cell to Bedside. 5th ed. St. Louis，MO：WB Saunders；2018.）

超常传导

超常传导是指在本应存在传导延缓或阻滞的情况下出现非预期的传导改善现象。房室结超常传导多见于高度房室传导阻滞时合并间歇性房室下传；希-浦系统超常传导多见于 RR 间期短于 BBB 的临界 RR 间期时，QRS 波形出现假性正常化，例如：在基础窦性心律下存在 BBB，房性早搏时却表现为窄 QRS 波，或在快频率依赖性 BBB 中，更短的 RR 间期时却表现为 QRS 波的假性正常化（图 1.47）。

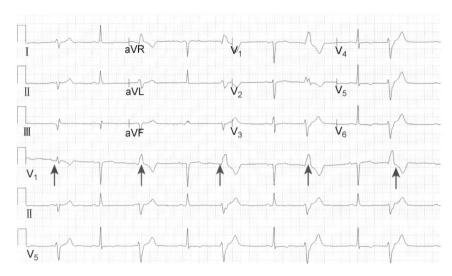

图 1.41　室性并行心律，图中可见窦性心律伴联律间期相同的频发室早（蓝色箭头），第一跳（红色箭头）和第三跳宽 QRS 波为室性融合波

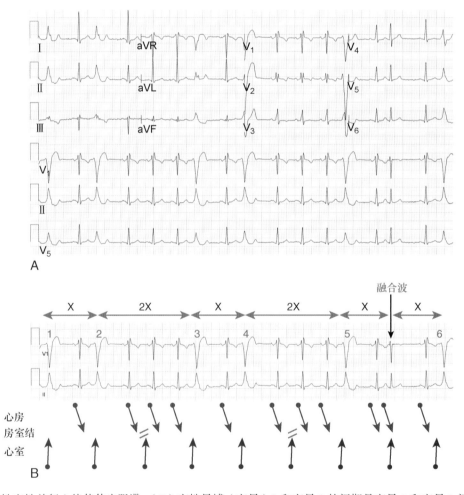

图 1.42　（**A**）间歇性室性并行心律伴传出阻滞。（**B**）室性早搏（室早）2 和室早 3 的间期是室早 1 和室早 2 间期及室早 3 和室早 4 间期的 2 倍，室早 5 与室早 6 之间的 QRS 波（黑色箭头）是室性融合波（房早下传的 QRS 波和室早的融合），由于基线状态存在不完全性右束支传导阻滞，而室性激动起源于右室，因此室性融合波的 QRS 波时限几乎正常。蓝色箭头示窦性激动，红色箭头示室性激动

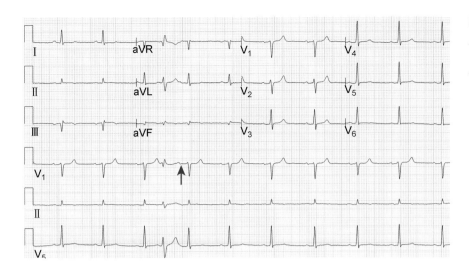

图 1.43　窦性心律伴插入性室早，室早后一跳的 PR 间期（箭头）延长，这是由于室早的逆向激动在房室结造成隐匿性传导

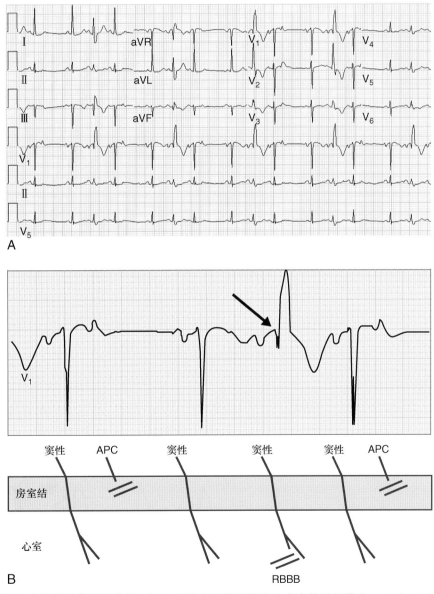

图 1.44　插入性室早与室内差异性传导的鉴别。（**A**）窦性心律伴周期性右束支传导阻滞（RBBB）QRS 波形。（**B**）心电图放大后可见宽 QRS 波形态符合 RBBB 样室内差异性传导特征，而其后一跳的 QRS 波时限正常，可能机制为右束支超常传导。再往后一跳的 P 波为房早（APC）未下传，下方的梯形图标注了阻滞部位（红色双线）

图 1.45　窦性心律伴频发插入性室早，注意室早后一跳的 PR 间期（箭头）延长，这是由于室早的激动逆向隐匿性传导至房室结

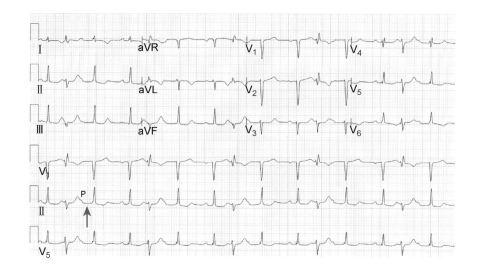

图 1.46　室上性心动过速伴快频率依赖性右束支传导阻滞（3 相阻滞）。（A）心电图示短 RP′窄 QRS 波心动过速，心动过速发作过程中自行转变为相同周长的宽 QRS 波心动过速（右束支传导阻滞样室内差异性传导），过程中一跳室早刺激（箭头）使 QRS 波变窄，这是由于晚发心室刺激提前激动了右束支（使其不应期提前或缩短），从而使其恢复正常传导（B）（From Issa ZF, Miller JM, Zipes DP, eds. Clinical Arrhythmology and Electrophysiology：A Companion to Braunwald's Heart Disease. 1st ed. Philadelphia，PA：Saunders；2019.）

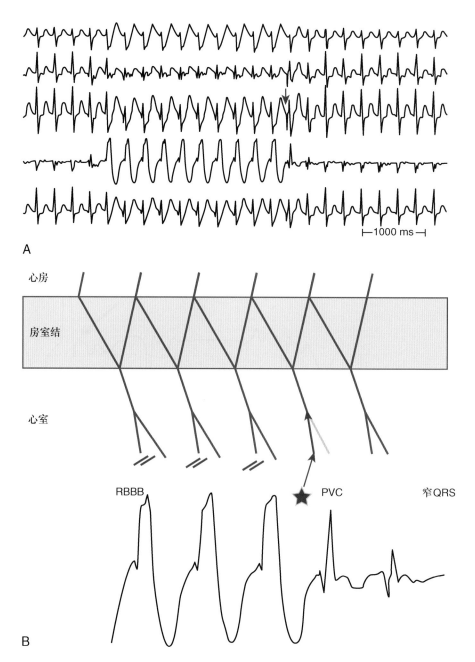

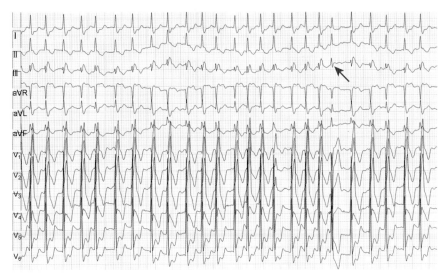

图 1.47　房颤伴右束支传导阻滞，箭头所示为窄 QRS 波而无束支传导阻滞表现，该现象为右束支的超常传导

参考文献

Goldberger AL. *Clinical Electrocardiography: A Simplified Approach.* 7th ed. St. Louis, MO: Mosby; 2006.

Issa ZF, Miller JM, Zipes DP, eds. *Clinical Arrhythmology and Electrophysiology: A Companion to Braunwald's Heart Disease.* 1st ed. Philadelphia, PA: WB Saunders; 2019.

Zipes DP, Jalife J, eds. *Cardiac Electrophysiology: From Cell to Bedside.* 5th ed. St. Louis, MO: WB Saunders; 2018.

2

窦房结功能障碍

向虹 译 范洁 审校

　　正常窦房结（SAN）的作用是根据休息或运动等代谢需求状态来产生冲动、控制心脏节律以适应机体代谢需求。窦房结疾病患者的症状包括心悸、头晕、晕厥前期和晕厥，这些症状可能是持续性或间歇性发作，超过半数的患者发病年龄大于50岁。成年人正常心率60～100次/分。窦房结功能障碍（SND）包括症状性窦性心动过缓、窦性停搏、窦性静止、快-慢综合征、症状性变时功能不全（表2.1）。

　　窦性心动过缓或变时功能不全患者会出现活动耐力下降或疲劳。受过良好训练的运动员由于高迷走神经张力可能出现生理性窦性心动过缓（图2.1）。显著窦性心动过缓（40次/分）会导致出现30～40次/分的交界性心律（图2.2和图2.3）。SND可能发生在原有疾病（如原发性传导系统疾病、冠状动脉疾病、心肌病、心力衰竭）基础上，也可能是继发因素作用的结果，如自主神经功能失调（迷走神经性晕厥、颈动脉窦过敏、自主神经病变）、心脏外科

表 2.1　窦房结功能障碍（伴随症状）

- 窦性心动过缓：窦性心率＜50次/分。
- 异位房性心动过缓：房性起搏频率＜50次/分，而非率性节律。
- 窦房传导阻滞：窦房结和相邻心房之间存在传导阻滞，心电图包括"与PP间期成倍数关系的"长PP间期和窦性停搏。
- 窦性停搏：在最后的心房去极化后窦房结去极化＞3 s。
- 窦房结静止：没有窦房结去极化证据。
- 快-慢综合征：窦性心动过缓，异位房性心动过缓或窦性停搏与房性心动过速、心房扑动或心房颤动交替出现。这种心动过速可能与窦房结自律性受到抑制，当心动过速终止时可变间期的窦性停搏有关。
- 变时功能不全：广泛的定义为心脏无法在活动或需求增加时增快频率，在运动过程中无法达到预期心率的80%。
- 同节律性分离：心房去极化（无论从窦房结还是异位心房位点）慢于心室去极化（从房室结、希氏束或心室位点）。

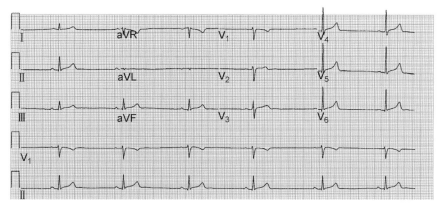

图 2.1　专业运动员窦性心动过缓，心率36次/分

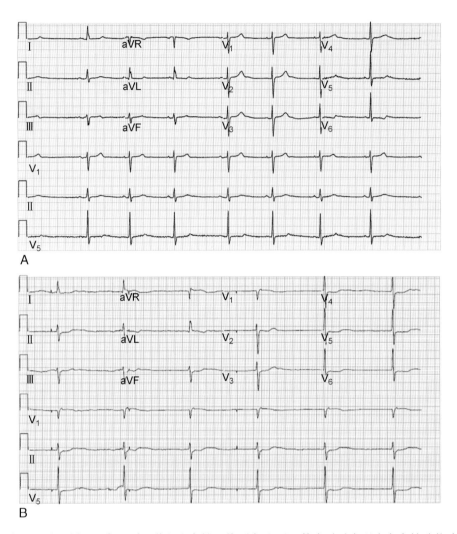

图 2.2　心电图显示窦性心动过缓（心率 50 次 / 分）和窦性心律不齐（**A**）。数小时后表现为窦房结功能障碍，出现交界区心律，心率 37 次 / 分（**B**）

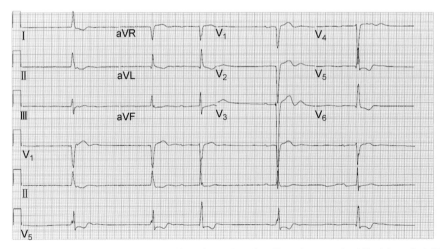

图 2.3　心电图显示显著窦性心动过缓，交界区逸搏心率 33 次 / 分。第三个 QRS 波可能引发一个窦性心律长 PR 间期

手术（迷宫手术、二尖瓣手术）、电解质紊乱（高钾血症）、药物治疗（如抗心律失常药物、可乐定、锂）（图 2.4 至图 2.8）。有症状的持续性窦房结功能异常患者可以通过心电图发现，而发作频繁的阵发性心律失常需要通过 24 h 或 48 h 动态心电图来发现，发作不频繁的心律失常则需要通过心脏事件监测仪或植入式循环记录仪来诊断。可穿戴技术，如智能手表等，

有助于发现一部分 SND 患者。有创电生理检查可用于可疑 SND 但未记录到相关症状的患者，电生理检查对于发现可能导致晕厥和心悸等症状的患者提供一些有价值的诊断依据，如房室（AV）结疾病或室性心动过速。直立倾斜试验对迷走神经性晕厥〔直立体位出现心动过缓和（或）低血压〕和体位性心动过速综合征（POTS）也是有用的。

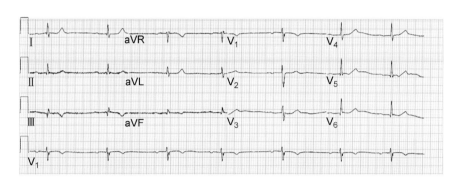

图 2.4　二尖瓣置换术后窦性心动过缓，最可能的原因是外科手术中损伤了窦房结动脉

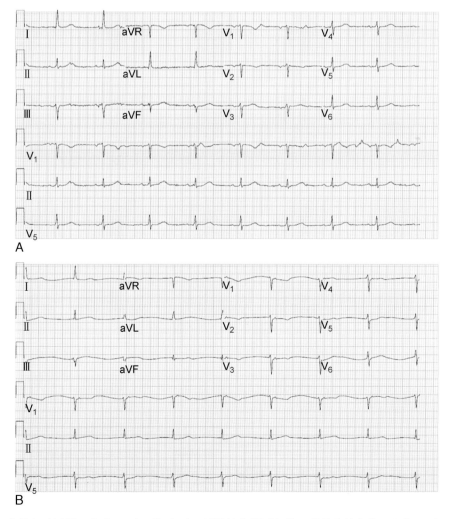

图 2.5　窦性心动过缓，心率 52 次 / 分（**A**），间歇性交界区心律、逆传房性夺获，心率 48 次 / 分（**B**）

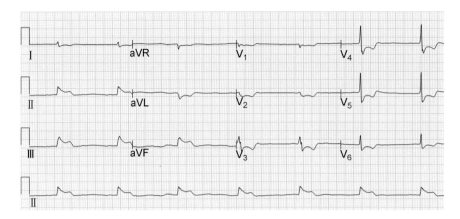

图 2.6　显著窦性心动过缓伴 ST 段抬高的原因是右冠状动脉阻塞导致下壁心肌梗死

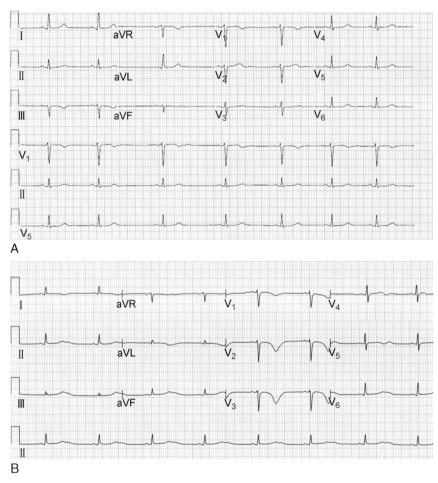

图 2.7　药物治疗所致窦性心动过缓。（A）锂治疗所致窦性心动过缓，心率 47 次 / 分。（B）胺碘酮治疗所致窦性心动过缓伴 QTc 延长至 612 ms

窦性心律不齐

　　窦性心律不齐通常是一种呼吸或迷走神经刺激的正常生理反应。在窦性心律不齐中，P 波形态与窦性节律一致，PP 间期变化大于 160 ms（图 2.9 至图 2.12）。在呼吸性窦性心律不齐中，吸气时窦性心率增快，呼气时窦性心率减慢。在下壁导联可见窦性 P 波形态随呼吸变化而改变，最常见于年轻健康受试者。应用洋地黄和吗啡过程中发生非呼吸性窦性心律不齐的机制目前尚未明确。

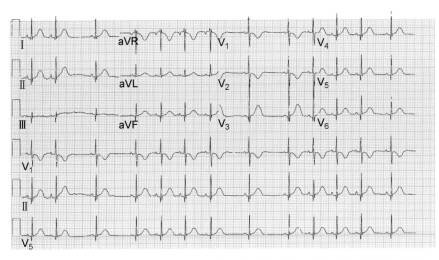

图 2.8　与高钾血症（K^+ 8.2 mmol/L）相关的窦房结功能障碍患者出现交界区逸搏心律

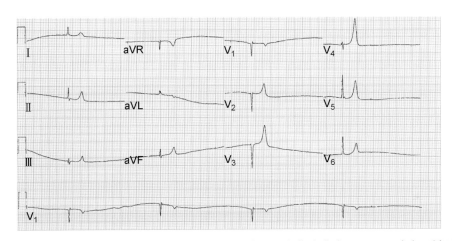

图 2.9　心电图显示窦性心律不齐的 P 波形态与窦性心律一致。PP 间期变化大于 160 ms 或大于循环周期的 10%

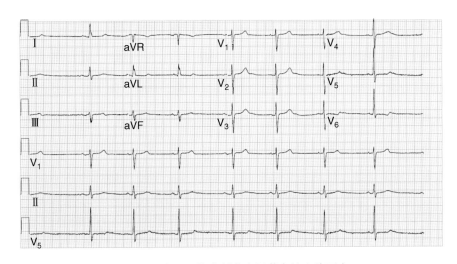

图 2.10　长 QT 综合征儿童显著窦性心律不齐

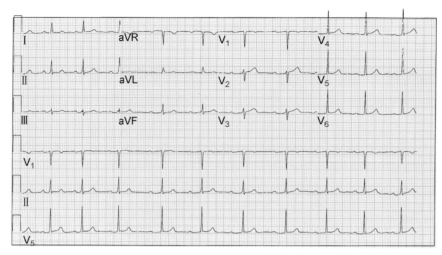

图 2.11　窦性心动过缓时窦性心律不齐伴 PR 间期延长。窦性心动过缓时出现 PR 间期延长最可能的原因是房室结的迷走神经效应

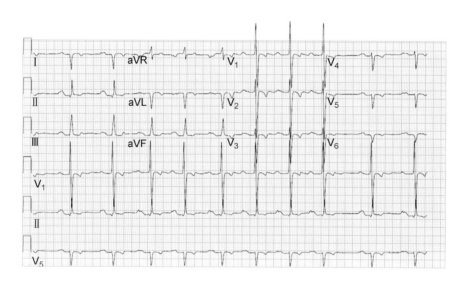

图 2.12　心电图描记右位心窦性心动过缓患者窦性心律不齐伴窦性 P 波形态细微变化，下壁导联中正常的 P 波形态随呼吸而变化

心室相性窦性心律失常

心室相性窦性心律失常是窦性心律合并高度或完全性房室传导阻滞时发生的一种非病理性心律失常。心电图显示当 P 波融入 QRS 波时为短 PP 间期，当不融入 QRS 波时为长 PP 间期（图 2.13）。这种心律失常的发生机制尚不明确，可能与心室机械性收缩相关，心室机械性收缩会使窦房结血供增加，因此短暂地增加窦房结冲动发放频率，刺激颈静脉窦增加每搏输出量来减慢下一个 PP 间期的窦房结反射。

窦房传导阻滞

窦房传导阻滞是窦房结冲动在窦房结区域或房室结周围组织中由于传导延迟或传导阻滞不能传导至心房。窦房传导阻滞产生一个长 PP 间期等于窦性 PP 间期的倍数，若出现二度 I 型窦房传导阻滞及窦性停搏，长 PP 间期则不表现为窦性 PP 间期的倍数关系，这些冲动最后终止于延迟的窦性停搏或逸搏心律（如希氏束或心室逸搏）。与房室结阻滞一样，窦房传导阻滞被分为三种类型（表 2.2）。

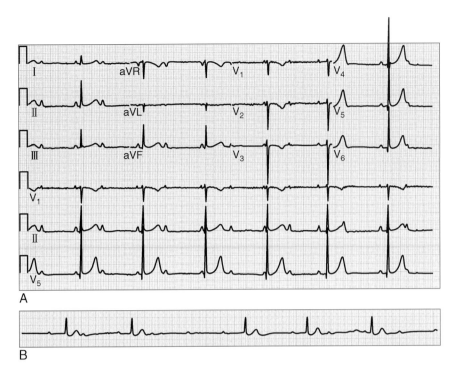

图 2.13　心室相性窦性心律失常在早期的房室传导阻滞中出现，当出现完全性房室传导阻滞时，若 P 波融入 QRS 波则 PP 间期缩短，若未融入 QRS 波则 PP 间期延长（**A**）。心律条带图显示早期房室传导阻滞的间歇房室传导（**B**）

表 2.2　窦房结功能障碍		
窦房结功能障碍	心电图表现	注释
窦性心动过缓	窦性心率＜ 60 次 / 分	非睡眠状态下窦性心率＜ 40 次 / 分考虑为窦房结功能障碍（图 2.2 至图 2.8），然而，状态良好的运动员通常休息状态心率处于 30 次 / 分。
窦性停搏或窦性静止	窦房结活动完全静止	由于窦性静止或窦房传导阻滞所致。＞ 3 s 考虑为异常，尽管并非总是异常（图 2.14 至图 2.16），心脏停搏时间的延长可能导致晕厥或心脏性猝死。
窦房传导阻滞		
一度	窦房传导时间延长，通常以固定间期延长	不能被体表心电图发现。
二度 Ⅰ 型	间歇性窦房结发放窦性冲动失败导致 P 波文氏周期	P 波脱落导致停搏之前 PP 间期进行性缩短。停搏与这种类型的窦房传导阻滞相关，小于 2 倍窦性周期（图 2.17）。
二度 Ⅱ 型	窦房结发放窦性冲动失败导致 1 个或多个 P 波突然消失，没有预先的窦房传导时间进行性延长（没有 PP 间期进行性缩短）	窦性停搏是紧邻的前面 PP 间期的精确倍数（2∶1、3∶1、4∶1）（图 2.18 至图 2.20）。
三度或窦性停搏	窦性冲动传导至心房失败导致 P 波消失	长停搏导致更低位起搏点逸搏心律，在 12 导联心电图上不能与窦性停搏相鉴别。
快–慢综合征	心动过速与窦性心动过缓或交界区心律交替出现	通常心动过速（阵发性心房颤动、心房扑动、房性心动过速）终止时出现长停搏伴随低位起搏点逸搏心律（图 2.21）。
变时功能不全	运动时心率无法适应性增快至 70% ～ 75% 最大年龄–预期心率（220 –年龄）	负荷试验的反应也可能包括早期心率达峰，恢复过程心率波动和心率达峰，运动过程中最大心率无法达到 100 ～ 120 次 / 分（图 2.22）。
颈动脉窦过敏症	按摩颈动脉窦反应性心率异常减慢（停搏大于 3 s）显示窦房结功能障碍	无症状的老年人也可表现为 CSM 的异常反应，因此要根据临床症状做出治疗决策（而不能仅依靠对 CSM 的反应），CSM 的其他反应包括房室传导阻滞和低血压（图 2.23）。

变时功能不全

变时功能不全的定义是在运动过程中，窦性心率无法加速以满足人体代谢的需要，其表现包括无法达到预测最快心率的 80%、心率峰值延迟（运动后恢复时期中的心率峰值）、心率早期达峰（在运动达峰之前）、运动时心率波动或无法达到 100 ～ 120 次 / 分。然而，变时功能不全并没有普遍公认的定义。运动时心率的反应也取决于其他一些因素，如去适应状态、药物治疗和合并症。

窦性心动过速

窦性心动过速（心率大于 100 次 / 分）是一种适应机体代谢需求的正常生理反应，通常在活动过程中出现，原因为高肾上腺素能 / 迷走神经过敏（焦虑、紧张、甲状腺功能亢进）、生理学压力（心力衰竭、疼痛、外科手术、败血症）、血容量不足（休克）或药物治疗（抗焦虑药物、肾上腺素能药物）（图 2.24）。窦性心动过速罕见发生于没有任何明确原因（如不恰当窦性心动过速）或者发生于直立性压力下（如 POTS）（图 2.25，图 2.26）。

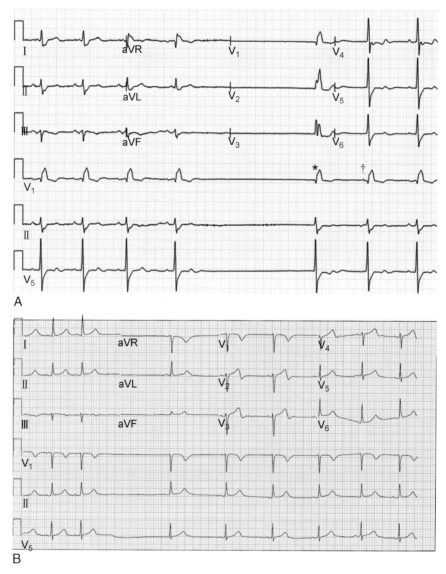

图 2.14 （**A**）心电图显示四个窦性搏动后跟随一个窦性停搏和交界区逸搏（＊）。下一次搏动是非窦性的心房搏动（†），再跟随一次窦性搏动。（**B**）两次窦性搏动后跟随一次窦性停搏，窦性停搏后的窦性心率减慢，提示窦房结功能障碍。（**C**）遥测心律图显示在窦结功能障碍患者中进展的窦性心动过缓伴随最长 4.2 s 窦性停搏，随后窦性心率进行性增快，可见于强烈的迷走神经刺激时。（**D**）一名 34 岁男性因为频繁晕厥植入埋藏式循环记录仪发现晕厥伴随短暂抽搐时出现 12 s 窦性停搏（手动式循环记录仪中记录到）

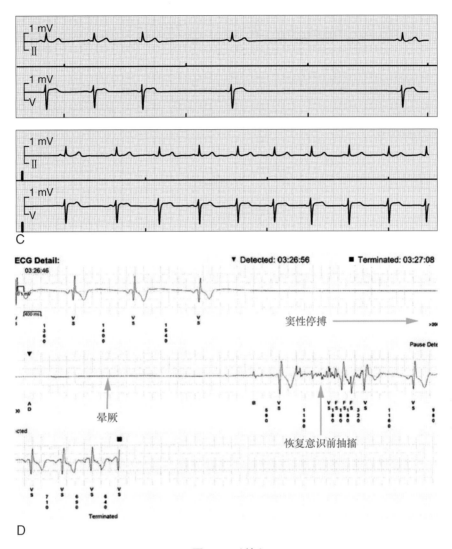

图 2.14　（续）

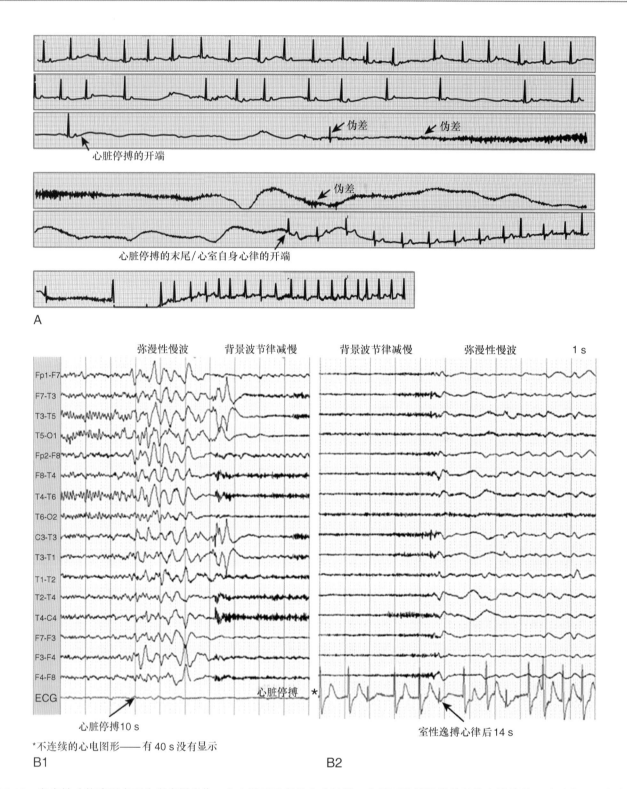

图 2.15　窦房结功能障碍表现为癫痫样发作。心电图显示窦性心动过缓、交界区逸搏跟随着长的窦性停搏，随后出现心室自身的搏动，接着是交界区逸搏心律和窦性心律。长的心脏停搏与大脑缺氧和惊厥相关（**A**）。心脏停搏最初10 s同时记录的脑电图显示脑电波呈弥漫性慢波其后背景波节律减慢（**B1**）。记录到的室性逸搏心律后最初14 s证实脑电波背景波节律减慢，其后呈弥漫性慢波，在随后的数秒内恢复（**B2**）。由于有严重的症状，患者接受起搏器植入

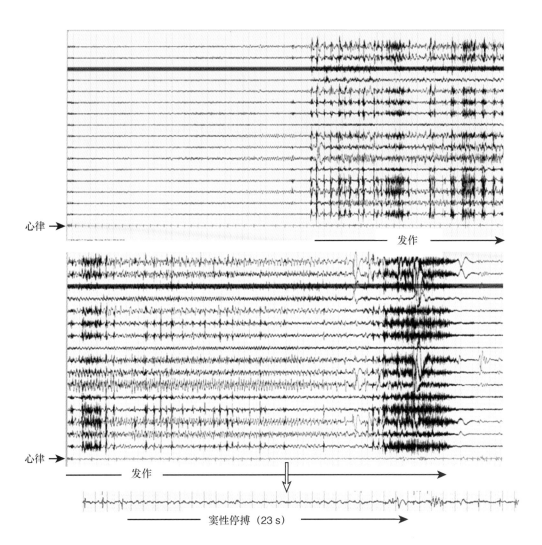

图 2.16　窦性停搏导致癫痫样发作。在一名多次癫痫发作患者同时记录的脑电图和心电图显示癫痫波的起始与惊厥、窦性心律相关。惊厥在数秒内消退，并在出现 23 s 停搏过程中再次触发（下图）。惊厥的反复出现可能是迷走神经效应引起大脑缺氧时间延长所致

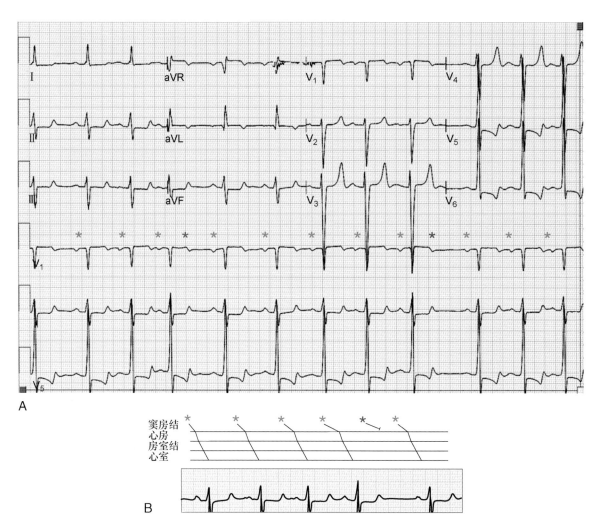

图 2.17　心电图显示窦性心律（Ⅰ导联和下壁导联 P 波直立，蓝色星号）正常房室（AV）传导（**A**）。P 波"脱漏"（红色星号）前 PP 间期进行性缩短提示二度Ⅰ型（文氏）窦房（SA）传导阻滞。梯形图显示典型的二度Ⅰ型窦房传导阻滞（**B**）

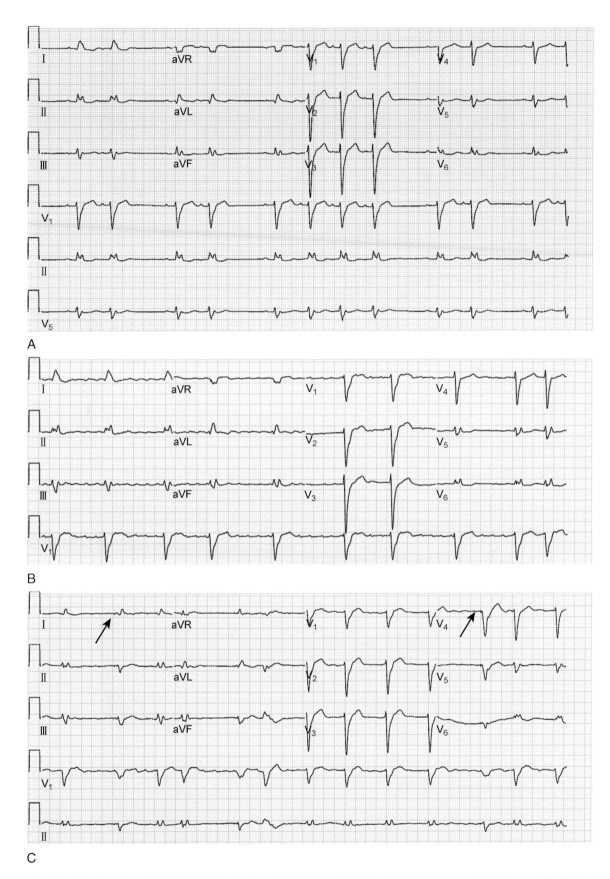

图 2.18　窦房结功能障碍表现为慢-快综合征。（**A**）心电图提示二度 Ⅱ 型窦房传导阻滞，PP 间期固定，P 波消失或"脱漏"，伴左束支传导阻滞。窦房结病变患者伴房室结传导阻滞或希-浦系统传导阻滞。后期患者发展为心房扑动或心房颤动的快-慢综合征（**C**）需要心室起搏（箭头示心室起搏形态）

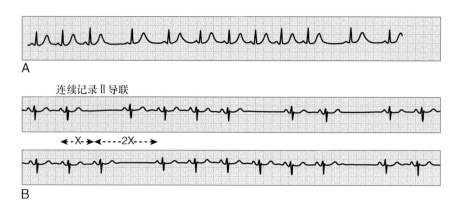

图 2.19 （A）二度Ⅰ型窦房传导阻滞，心律条带图显示窦性心律，消失或"脱落"的 P 波前 PP 间期进行性缩短。（B）二度Ⅱ型窦房传导阻滞。长 PP 间期（2X）为 PP 间期（X）的 2 倍，这是Ⅱ型传导阻滞的示例

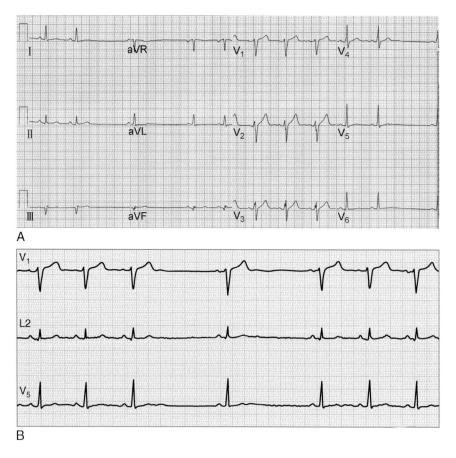

图 2.20 二度Ⅱ型窦房传导阻滞。心电图（A）和心律条带图（B）显示固定的 PP 间期和"脱漏"的 P 波，长 PP 间期等于 PP 间期的 2 倍

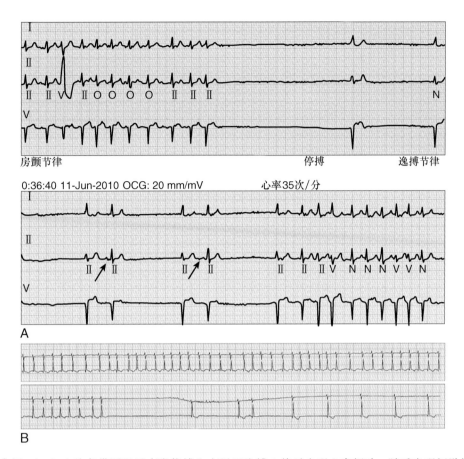

图 2.21　快−慢综合征。（**A**）心律条带图显示多发停搏和交界区逸搏心律后出现心房颤动，随后出现间歇性单一窦性融合波（箭头），颤动再次开始。（**B**）心律条带图显示一个长的停搏后出现慢的交界区心律，随后心房颤动终止

体位性心动过速综合征和不恰当窦性心动过速

　　不恰当窦性心动过速患者持续性静息状态平均心率增快（＞ 90 ～ 95 次 / 分），低水平的身体活动（如散步）时出现过快的心率（通常增加＞ 50 次 / 分）。一部分患者出现异丙肾上腺素能反应性增加（图

2.27）。部分患者在直立体位出现心率增快而没有直立性低血压，这称为直立性不耐受或体位性心动过速综合征（POTS）。根据定义，POTS 发生在倾斜试验 10 min 内直立体位心率增加大于 30 次 / 分或心率大于 120 次 / 分时。心动过速和窦性心律时 P 波形态是一致的。

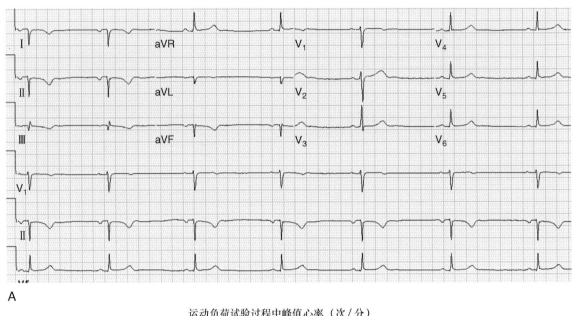

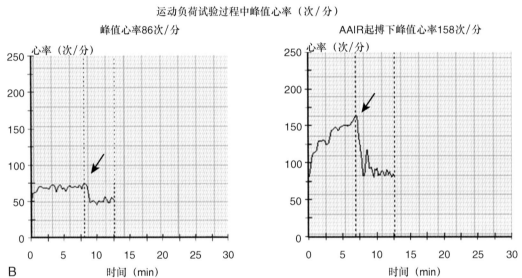

图 2.22　一名 28 岁女性线粒体肌病患者心电图。（**A**）患者表现为症状性心动过缓、运动不耐受和晕厥，遥测心电显示心率最慢达 34 次 / 分。（**B**）运动负荷试验显示严重变时功能不全患者最快心率 86 次 / 分（箭头所示）。这名患者接受植入永久起搏器，在接下来的负荷试验中起搏器程控至 AAIR 工作方式，在达峰运动过程中最快心率达到 158 次 / 分

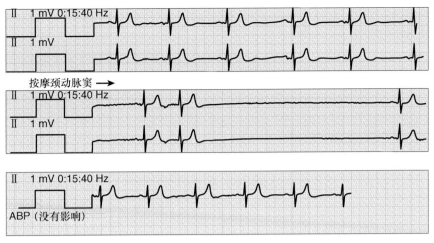

图 2.23　颈动脉窦过敏症。按摩晕厥患者右侧颈动脉窦显示症状性 4.5 s 窦性停搏。ABP：动脉血压

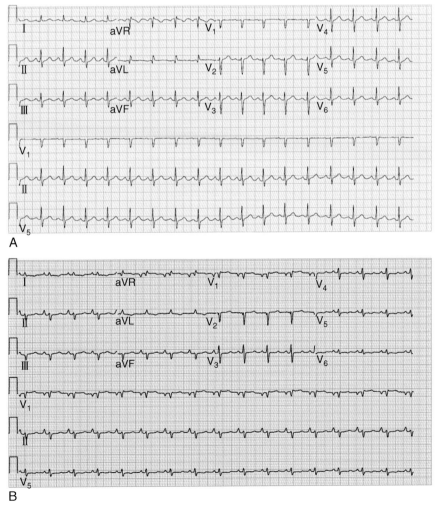

图 2.24　心脏正常患者（A）和表现为心力衰竭的非缺血性心肌病患者（B）的窦性心动过速

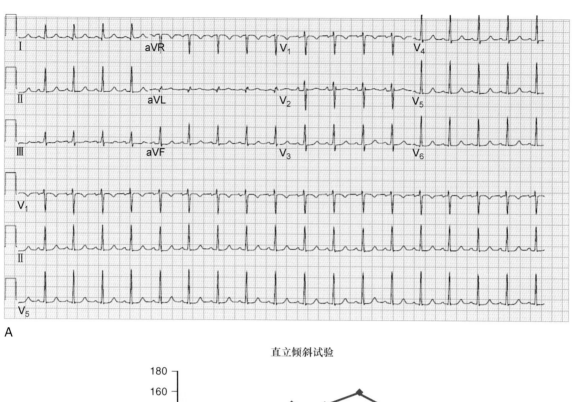

A

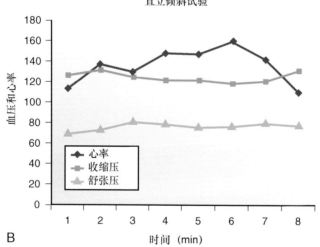

B

图 **2.25** 体位性心动过速综合征。（**A**）心电图显示一名 38 岁患者直立性不耐受的窦性心动过速。在直立倾斜试验中（**B**），心率增快至 160 次 / 分时患者无任何显著的血压变化，患者开始出现头晕、心悸和晕厥前期的症状

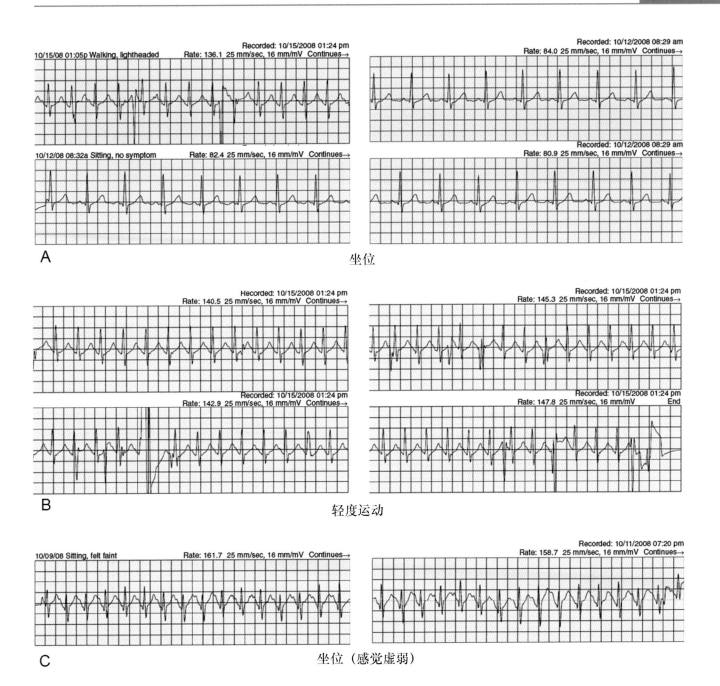

图 2.26　另一名体位性心动过速综合征患者基线心电图。坐位时基线心率 84 次 / 分（**A**）。轻度运动（在家中行走）时心率增加至 145 次 / 分，患者开始感到头昏（**B**）。有时即使在坐位时最快心率也达 162 次 / 分，患者出现症状（**C**）

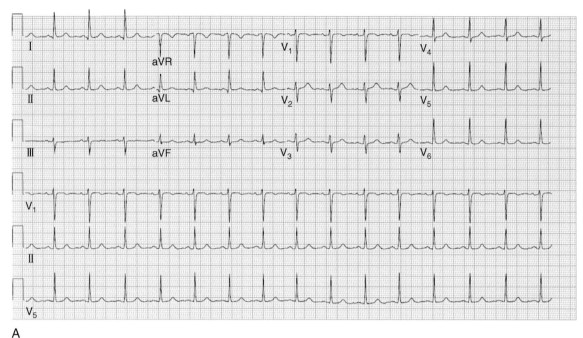

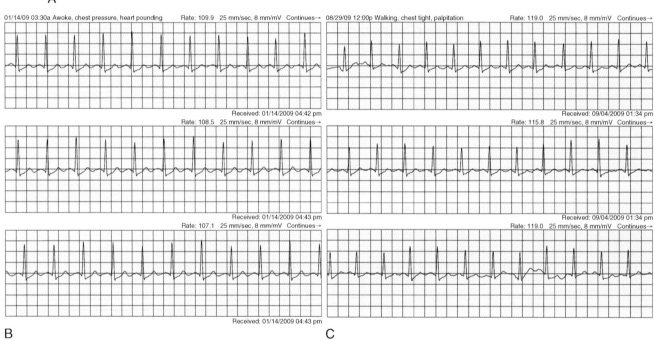

图 2.27　不恰当窦性心动过速综合征。32 岁心脏结构正常患者的心电图，基线窦性心率 91 次 / 分（**A**）。当患者出现胸部紧缩感和心悸时心电事件仪监测基线窦性心率 102 次 / 分（**B**）。步行时出现更多的症状，心率增加至 119 次 / 分（**C**）

参考文献

Goldberger AL. *Clinical Electrocardiography: A Simplified Approach*. 9th ed. St. Louis, MO: Mosby; 2017.

Issa ZF, Miller JM, Zipes DP, eds. *Clinical Arrhythmology and Electrophysiology: A Companion to Braunwald's Heart Disease*. 3rd ed. Philadelphia, PA: WB Saunders; 2019.

Kasumoto FM, et al. ACC/AHA/HRS Guideline on the Evaluation and Management of Patients With Bradycardia and Cardiac Conduction Delay: Executive Summary. *Heart Rhythm*. 2018;. 2018, S1547-5271(18) 31127-5.

Zipes DP, Jalife J, eds. *Cardiac Electrophysiology: From Cell to Bedside*. 7th ed. St. Louis, MO: WB Saunders; 2018.

3

房室传导异常

范一蓉 译 郭涛 审校

房室传导阻滞（AVB）定义为：因传导系统结构或功能障碍导致心电激动从心房向心室传递延迟或中断。房室传导阻滞分一度、二度、三度三个类型。一度房室传导阻滞特指 PR 间期延长超过 200 ms。二度房室传导阻滞特指部分心房电激动未能传入心室。根据表现为文氏还是莫氏现象，二度房室传导阻滞分为Ⅰ型和Ⅱ型。三度（完全性）心脏传导阻滞时则所有心房电激动均未能传入心室，并且心室率低于 40 次 / 分（获得性）（表 3.1）。如果 2 个或 2 个以上相邻 P 波未下传但又不符合二度Ⅰ型或Ⅱ型房室传导阻滞的分类时，定义为高度房室传导阻滞。2∶1 房室传导阻滞难以归类为Ⅰ型或Ⅱ型二度房室传导阻滞，可简称 2∶1 房室传导阻滞。

房室传导阻滞的病理生理

房室传导阻滞可以短暂也可以永久存在。心脏

传导障碍（CCD）使心电活动在心脏传导系统中传导异常，有潜在的致命性。CCD 的病因涉及多个病理生理机制，包括先天性和后天性，伴或不伴器质性心脏病。进展性 CCD 又称莱夫-莱内格雷病（Lev-Lenègre disease），属非器质性心脏病中最常见的心脏传导障碍之一。特征是希-浦系统传导功能渐进性（年龄相关）减退，表现为左或右束支传导阻滞和 QRS 波增宽，最终发生完全性房室传导阻滞可引起晕厥甚至猝死。急性心肌梗死（MI）患者中 12% ～ 25% 存在房室传导阻滞（一度 AVB 发生率 2% ～ 12%，二度 AVB 发生率 3% ～ 10%，三度 AVB 发生率 3% ～ 7%）。慢性缺血性心脏病可致持续性 AVB。心绞痛和变异型心绞痛可引发一过性 AVB。继发于下壁心肌梗死的 AVB 由迷走神经介导，其中二度Ⅰ型 AVB 常于 2 或 3 天内消失。二度Ⅱ型 AVB 罕见于下壁心肌梗死，一旦发生提示房室结受损且将持续存在。继发于急性前壁心肌梗死的

表 3.1 房室传导阻滞的心电图表现

类型	心电图表现	阻滞位置		备注
		房室结	希-浦系统	
一度	PR 大于 200 ms，每个 P 波后跟有 QRS 波，PR 间期固定	是最常见的阻滞位置，特别是当 QRS 波窄和 PR 间期大于 300 ms 时	PR 间期逐渐延长，伴束支传导阻滞，占全部阻滞的 45%	因心房内或心房间传导延迟（宽 P 波），阻滞可以发生在多个层面
二度Ⅰ型（文氏型）	PR 间期逐渐延长，直到出现一个不传导的 P 波；PR 间期以递减的间隔延长	最常见的阻滞位置	少见	非典型文氏型出现在 50% 的二度Ⅰ型阻滞中
二度Ⅱ型（莫氏型）	PR 间期保持不变直到出现一个未传导的 P 波	不太常见	几乎都是在结下	
三度	全部 P 波均无法下传心室	窄 QRS 波通常是先天性原因导致的；心率为 40 ～ 60 次 / 分；阿托品和运动可以改善阻滞	宽 QRS 波通常是继发性原因导致的；心率为 20 ～ 40 次 / 分；阿托品不能缓解阻滞	阻滞位置可以在房室结或者希-浦系统

二度Ⅱ型 AVB 通常提示束支缺血或梗死，常常进展为三度 AVB。三度 AVB 见于 8%～13% 的急性心肌梗死患者。有房室传导阻滞的患者，房室结阻滞药和Ⅲ类抗心律失常药可引发 AVB 或加重原已存在的房室传导障碍。Ⅰ类和Ⅲ类抗心律失常药物也影响希-浦系统的传导功能，可导致房室结以下区域的传导阻滞。淀粉样变性、结节病和血色素沉着病等浸润性心肌病可引发 AVB。风湿热、硬皮病、类风湿关节炎和系统性红斑狼疮等自身免疫性疾病也可引发 AVB。贝克尔肌萎缩症、腓骨肌营养不良症、卡恩斯-塞雷（Kearns-Sayre）综合征和肌强直性肌营养不良症等神经肌肉退行性疾病也伴存传导系统障碍。感染性心内膜炎所致主动脉根部脓肿、美洲锥虫病、莱姆病均可引发 AVB。AVB 既有先天性，也可继发于主动脉瓣手术、经导管主动脉瓣置换术或先天性心脏病矫治手术。

一度房室传导阻滞

　　一度 AVB 的心电图表现为 PR 间期延长。基于心电生理学，PR 间期是扩布性兴奋由窦房结传至房室结（房内传导）、由房室结传至希氏束（结内传导），再由希氏束传至心室所需时间的总和。因此，激动在沿途任何层级或多个层级传导延迟都会使 PR 间期延长。一度 AVB 最常见于房室结病变，较少见于希-浦系统疾病（图 3.1 和图 3.2）。

二度Ⅰ型房室传导阻滞

　　二度Ⅰ型 AVB（文氏现象）表现为 PR 间期逐渐延长直至一次 P 波未下传。ECG 呈重复出现的 P 波脱漏（3：2、4：3、5：4）且含未下传 P 波的 RR 间期小于无 P 波脱漏的 2 个 RR 间期之和。由于房室传导延迟的绝对量在每个心动周期都递减，所以含有 P 波未下传（"脱漏"）的 RR 周长恒短于前面任意 2 个 RR 周长的总和（图 3.3）。

非典型二度Ⅰ型房室传导阻滞

　　经典的文氏型 AVB 依赖稳定的心房率、文氏周期第二个 PR 间期的最大增量和其后心搏的房室传导延迟程度递减。房室传导所需时间的增加程度及心房率不稳定或不规律，常见较长的文氏周期（比如 8：7），将导致二度Ⅰ型 AVB 不典型，这种情况下由于 PR 间期增量增加或 RR 间期随 PR 间期波动而波动，文氏周期的最后一个 RR 间期会更长（图 3.4）。如果未下传 P 波后面有交界性逸搏，则导致 PR 间期明显缩短。来自希氏束的隐匿激动可以酷似一度 AVB（A）、二度Ⅰ型（B）和Ⅱ型（C）AVB（图 3.5）。典型和非典型二度Ⅰ型 AVB 的范例见图 3.5 至图 3.11。

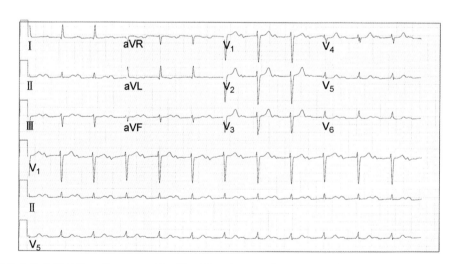

图 3.1　心电图示窦性心律伴明显的一度 AVB。P 波更靠近前一个 QRS 波（即 RP 间期＜PR 间期）；因为 P 波在下壁导联直立，本例患者不考虑逆行交界性心律伴 P 波逆传，逆传 P 波在下壁导联应该倒置

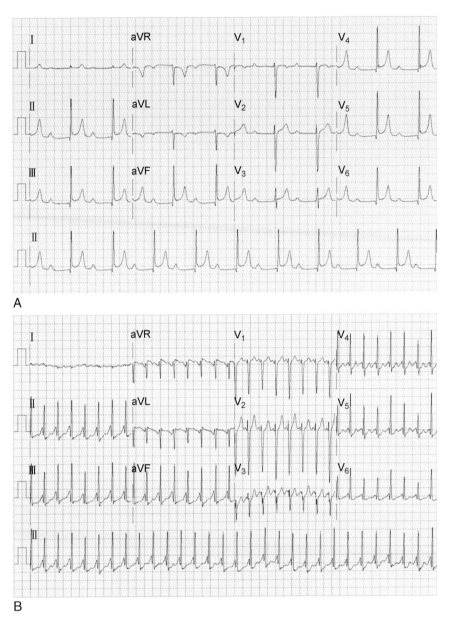

A

B

图 3.2　一度 AVB。（**A**）心电图（ECG）显示患者 PR 间期明显延长的 1∶1 房室传导。（**B**）同一患者的心电图显示心动过速伴 RP 间期延长，PR 间期看起来很短。如此短的 PR 间期提示不可能由该 P 波下传所致，除非这是罕见的房室结传导增强。这个心电图是在平板运动试验中记录下来的。在运动负荷试验中，显著延长的基线 PR 间期进一步延长。值得注意的是，在运动期间，PR 间期逐渐延长（由于 C 图中房室结的性能降低）。黑色箭头表示下传至下一个 QRS 波群的 P 波（红色箭头）。在峰值运动中，P 波和 R 波有"交叉"，因此 P 波通过房室结传导产生的 QRS 波不是紧跟 P 波，而是下一个 QRS 波之后的 QRS 波（红色箭头，C 和 D 中的第四条）；也就是说，PR 间期超过了 PP 间期，这种现象被称为"跳跃传导的 P 波"。在恢复过程中，PR 间期缩短，交叉结束（C 底部条带）

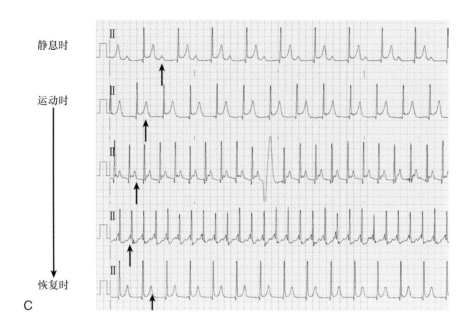

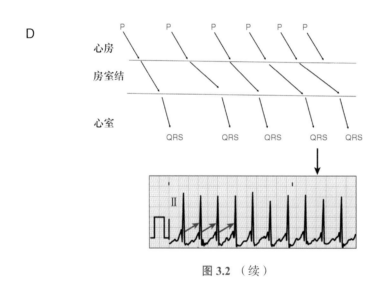

图 3.2　（续）

二度 II 型房室传导阻滞

　　发生二度 II 型 AVB 时，P 波突然"脱漏"前的 PR 间期保持不变（图 3.3B）。真正的莫氏型 AVB 最常见于房室结以下病变，通常因伴随的传导系统疾病引发 QRS 波宽大（图 3.12 和图 3.13）。因此，不伴有宽 QRS 波的二度 II 型 AVB 相对罕见，也不与窦性心率减慢和文氏现象伴存。一过性二度 I 型和 II 型 AVB 并存伴窄 QRS 波，则可排除希-浦系统病变引发 AVB。运动诱发的二度 AVB 最常发生于房室结以下，极少继发于房室结病变或心肌缺血。显著的莫氏型 AVB 也可被隐匿性交界性早搏（终止在特定传导系统内未能扩布到心肌的早搏）引发（图 3.5）。

2∶1 房室传导阻滞

　　存在 2∶1 房室传导阻滞时，仅凭体表心电图很难将二度 I 型和 II 型 AVB 区分开来（框 3.1）。这种情况下每 2 个 P 波就有 1 个未下传，没有机会观察二度 I 型 AVB 特征性的 PR 间期延长（图 3.14）。描记较长的心电节律条图或寻找既往捕捉到的心电

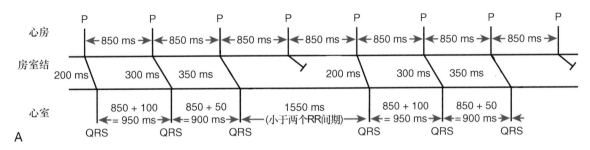

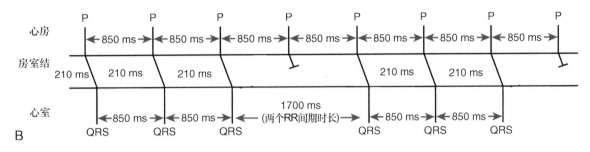

图 3.3 （**A**）二度 I 型 AVB：典型的 4∶3 文氏周期。P 波（心房层面）出现的周期长度为 850 ms。第一次心跳的 PR 间期（房室结层面）为 200 ms，并引发心室反应（心室层面）。在下一个波群中，PR 间期增加了 100 ms，这导致 RR 间期为 950 ms（850 + 100）。第三个周期的 PR 间期的增量仅为 50 ms，PR 间期增至 350 ms。RR 间期缩短为 900 ms（850 + 50）。下一个 P 波被阻滞，引起的 RR 间期小于 2 个 PP 间期之和，其数量等于 PR 间隔的增量。（**B**）二度 Ⅱ 型 AVB。梯形图显示 4∶3 二度 Ⅱ 型 AVB，受阻 P 波之前的 PR 间期保持不变，受阻 P 波的 RR 间期是 PP 间期的 2 倍长

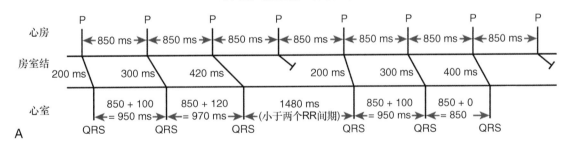

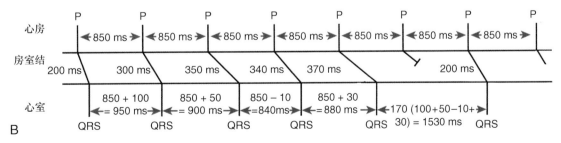

图 3.4 非典型二度 I 型 AVB。这与经典的文氏阻滞不同，在文氏周期的第二个 PR 间期内，AV 传导时间增加至最大，随后的搏动逐渐减少。当房室传导时间增加或心房搏动速率增加发生不稳定或不寻常的改变时，典型的文氏型就会发生改变。例如，在（**A**）中，最后一个传导波群的 PR 间期的增量增加而不是减少（如例，是 120 ms 而不是 100 ms），因此，在阻滞前的最后一个 RR 间期增加（970 ms），而不是减少。在（**B**）中，显示了另一个非典型文氏型的例子，其 PR 间期波动，因此在没有传导的 P 波之前的 RR 间期波动。这很可能是由于迷走神经张力变化所致

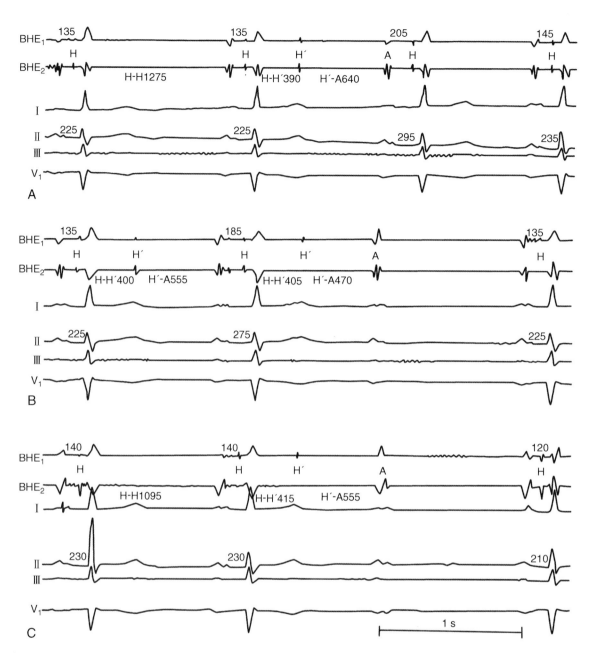

Fig. 3.5 Concealed discharge from the His bundle mimicking first-degree (A), type 1 (B), and type 2 (C) second-degree atrioventricular (AV) block. Numbers are in ms, and timelines are 1 second (magnification differs in the three panels; numbers in the bipolar His electrogram [*BHE₁*] indicate A-H intervals; the H-V interval is constant). Numbers in lead 2 indicate P-R interval. *H-H*, Interval between His responses in normal conducted cycles; *H-H′*, interval between the last normal His discharge and the premature His discharge; *H′-A*, interval between the premature His depolarization and the next normal sinus-initiated atrial discharge. *H′* invaded the AV node and lengthened the A-H interval or produced AV nodal block of the next atrial depolarization. (From Bonner AJ, Zipes DP. Lidocaine and His bundle extrasystoles. His bundle discharge conducted normally, conducted with functional right or left branch block, or blocked entirely [concealed]. *Arch Intern Med.* 1976;136:700-704.)①

---

① 因第三方版权限制本图保留英文描述，其中文翻译为：来自希氏束的隐匿激动，酷似一度（**A**）、二度 Ⅰ 型（**B**）和 Ⅱ 型（**C**）AVB。数字以 ms 为单位，时间线为 1 s［三幅多导图的放大倍数不同；双极希氏束电图（BHE₁）中的数字表示 AH 间隔，HV 间隔是恒定的］。Ⅱ 导联中的数字表示 PR 间期。H-H，在正常传导周期中希氏束反应的间隔，H-H′ 是最后一次正常希氏束激动到过早希氏束激动之间的间隔。H′-A，过早希氏束去极化和下一个正常窦房激动之间的间隔。H′ 侵犯房室结，延长 AH 间期或导致下一次心房激动阻滞于房室结。（From Bonner AJ, Zipes DP. Lidocaine and His bundle extrasystoles. His bundle discharge conducted normally，conducted with functional right or left branch block，or blocked entirely［concealed］. Arch Intern Med. 1976；136：700-704.）

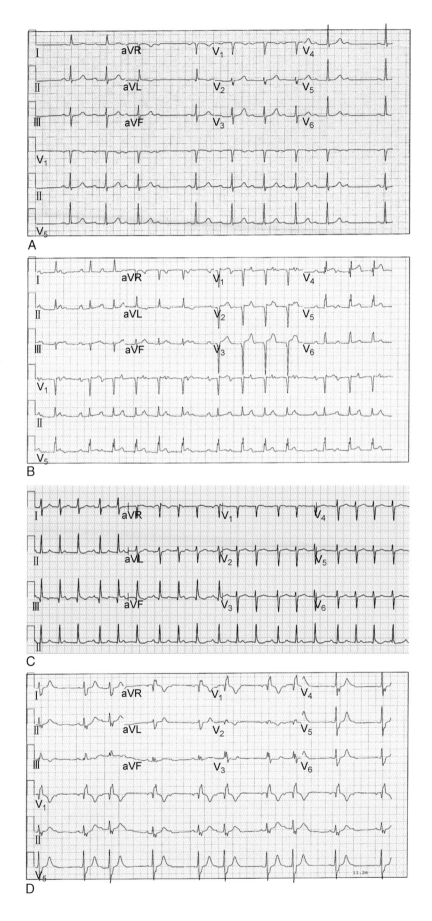

A

B

C

D

图 **3.6**　窦性心律伴二度 I 型 AVB。心电图（ECG）显示窦性心律时典型的文氏型，PR 间期逐渐延长，直到出现未传导的 P 波。阻滞搏动后的 PR 间期最短，未被传导的搏动前的 PR 间期（通过房室结）最长，因为 PR 间期有所增加（尽管是递减值）。心电图（**A** 至 **C**）显示窦性心律，具有典型的文氏 AVB，可伴不同房室传导阻滞（4∶3 至 6∶5 房室传导）。（**D**）心电图显示窦性心律伴二度 I 型 AVB，右束支传导阻滞伴电轴右偏，提示与希-浦系统疾病相关

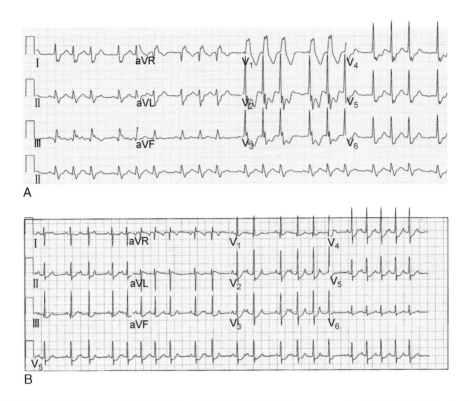

图 3.7 房性心律伴二度 I 型房室（AV）传导阻滞。（**A**）房性心动过速伴 4：3AVB 和右束支传导阻滞。（**B**）房性心动过速伴 3：2 到 6：5 二度 I 型房室传导阻滞

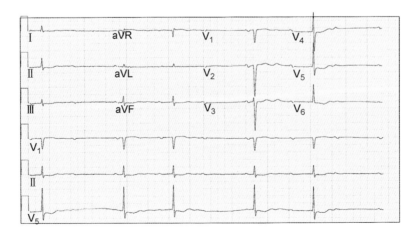

图 3.8 心电图记录的是刺激迷走神经时，窦性心动过缓伴二度 I 型 AVB

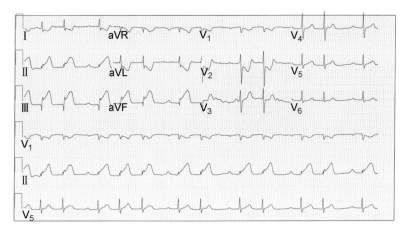

图 3.9 二度 I 型 AVB 伴急性下壁心肌梗死。通常是由于迷走神经张力增高引起的，可自行缓解

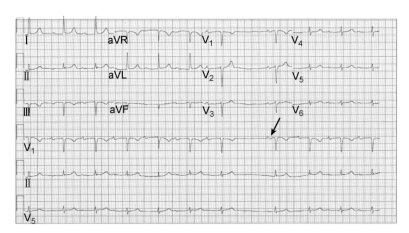

图 3.10 非典型二度 I 型 AVB。心电图显示，与之前的 PR 间期相比，PR 间期逐渐延长，然后窦性停搏暂停一个窦性跳动，随后出现比之前短的 PR 间期（箭头）。窦性停搏让房室结恢复，因此 PR 间期缩短

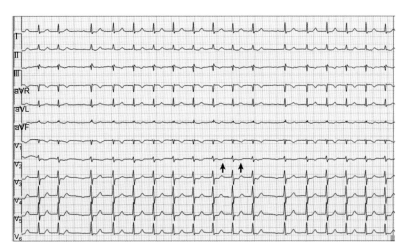

图 3.11 非典型二度 I 型 AVB。心电图显示一个长房室结文氏（10 : 9）模式，两次传导跳动（箭头）时 PR 间期没有延长。有时 PR 间期在二度 I 型 AVB 中可出现波动，被认为是非典型房室结文氏模式

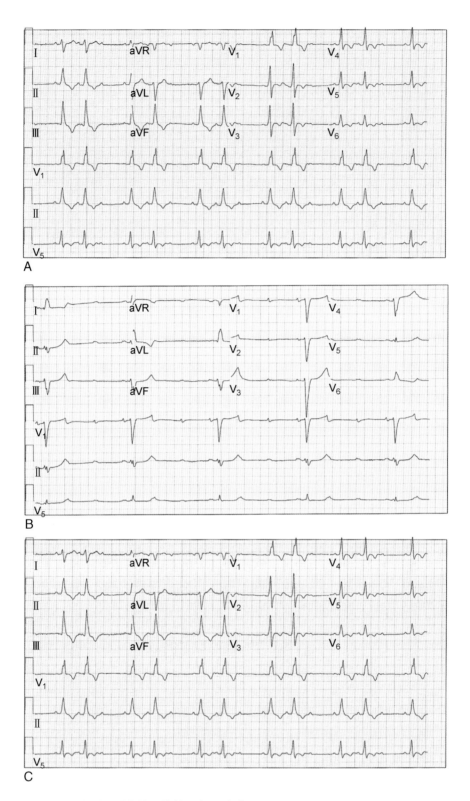

图 3.12 二度 Ⅱ 型 AVB。（**A**）心电图显示窦性心律伴固定 PR 间期和 3∶2AVB。（**B**）3∶1AVB。（**C**）3∶2AVB。（**D**）10∶9AVB。
（**E**）2∶1AVB

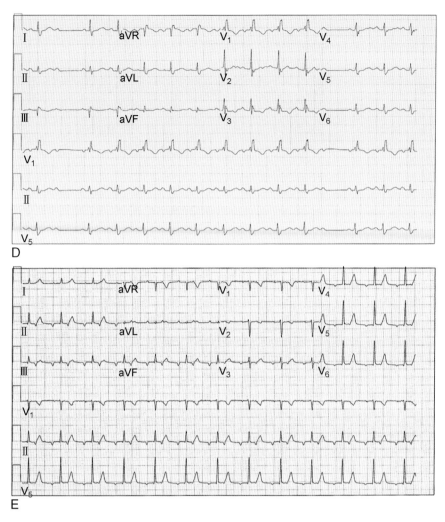

图 3.12 （续）

图文氏现象有助于做出诊断。还可尝试用阿托品诱导 3：2 房室传导。颈动脉窦按摩可改善二度 Ⅱ 型 AVB，但加重二度 Ⅰ 型 AVB。

高度房室传导阻滞

在保持房室激动基本顺序的情况下，一旦 2 个或 2 个以上相邻 P 波未能下传心室，可考虑出现高度或进展性二度 AVB。原因是房室结或希-浦系统病变，不包括交界性或室性逸搏在房室结或希-浦系统内隐匿性逆传（图 3.15 至图 3.18）。

三度（完全性）房室传导阻滞

大多数三度 AVB 源于希-浦系统病变。发生在房室结的三度 AVB，约 2/3 患者的逸搏心律呈窄 QRS 波（即交界性或结性心律）。先天性三度 AVB、急性下壁心肌梗死继发的一过性 AVB、β 受体阻滞剂、钙通道阻滞剂和洋地黄中毒诱发的三度 AVB，多属房室结阻滞。通常，阻滞部位越低，逸搏心率越慢。交界性心率伴随运动和输注阿托品或儿茶酚胺会增快，伴随迷走神经刺激的操作会减慢。低位逸搏心率对刺激自主神经的操作不敏感（图 3.19 至图 3.29）。

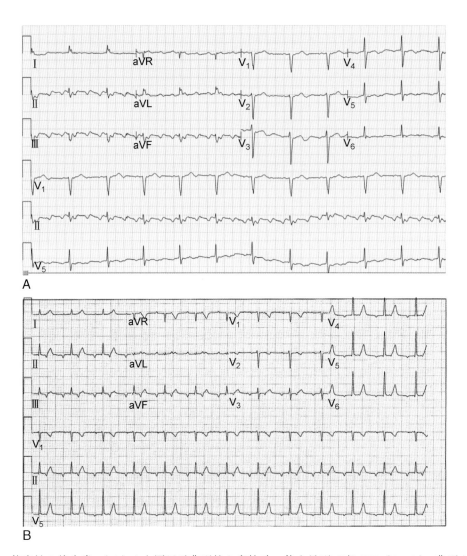

图 3.13　二度 AVB 伴房性心律失常。（**A**）心电图显示典型的心房扑动，伴少见型二度 AVB（3∶1）。典型心房扑动的 AVB 通常呈 2∶1、4∶1 下传或下传比例不规则。（**B**）房性心动过速伴 2∶1AVB

框 3.1　　2∶1 房室传导阻滞时的阻滞位置（房室结与希-浦系统）	
可能在房室结的情况	可能在希-浦系统的情况
I 型文氏现象	PR 间期固定，RP 间期不同
先前有 2∶1 阻滞	PR 间期小于 160 ms
PR 间期大于 300 ms	宽 QRS 波群 [a]
窄 QRS 波群	阿托品不能缓解阻滞 [b]
阿托品和运动可以缓解阻滞	

[a] 阻滞部位可能仍在房室结

[b] 阿托品无缓解等无反应情况不能排除结内阻滞

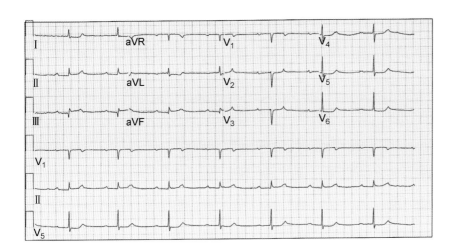

图 3.14 一个下壁心肌梗死（下壁导联 ST 段抬高）患者的心电图，显示窦性心律，AVB2 : 1 传导，窄 QRS 波。在遥测过程中也发现了间歇性的二度 I 型 AVB，提示该阻滞的部位位于房室结水平，且没有束支传导阻滞

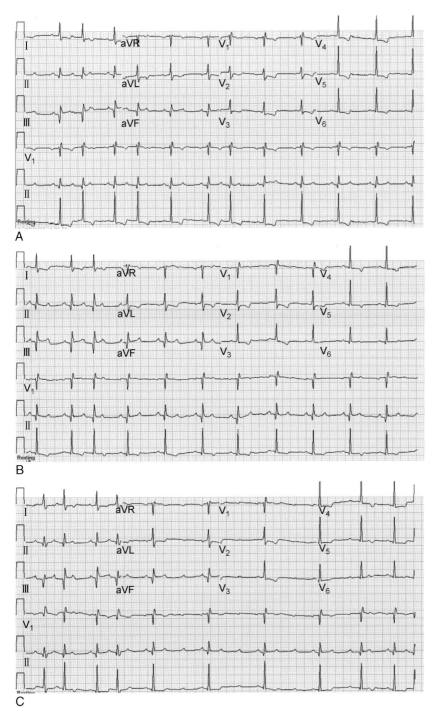

A

B

C

图 3.15 （A）心电图显示窦性心动过速伴二度 I 型 AVB，后来进展为 2 : 1AVB 伴窄 QRS 波。（B）然而，在几分钟内，心电图显示房室结文氏现象，随即是 3 : 1AVB，紧接着是 2 : 1AVB。（C）窄 QRS 波表明该阻滞最有可能发生在房室结水平

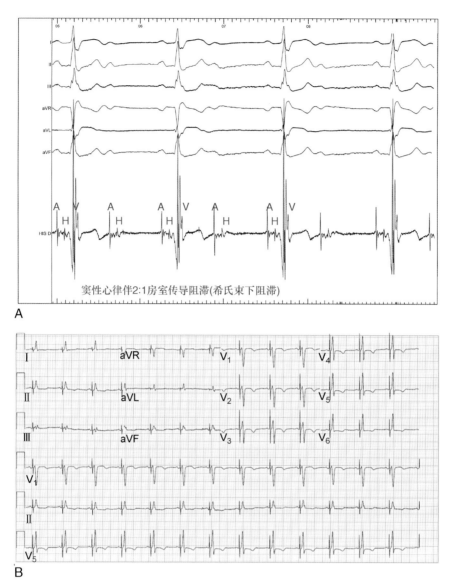

图 3.16 （**A**）心电图显示窦性心律，伴 2：1AVB 和左束支传导阻滞。心内记录显示，该阻滞低于希氏束水平（A ＝心房电位，H ＝希氏束记录，V ＝心室电位）。（**B**）患者接受希氏束起搏，出现窄 QRS 波

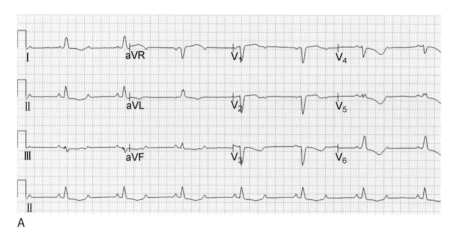

图 3.17 （**A**）患者有窦性心律伴 2：1AVB 和频率依赖性左束支传导阻滞。（**B**）后来变为进展性 AVB 伴间歇性心室逸搏节律（伴窄 QRS 波群）。（**C**）心电图显示完全性 AVB。尽管房室传导顺行阻滞，但 2 个连续的 P 波和逆行心房传导（负 P 波）显示完整的心室至心房传导（箭头）

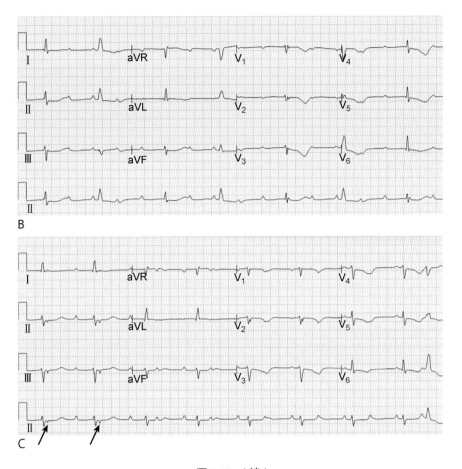

图 3.17 （续）

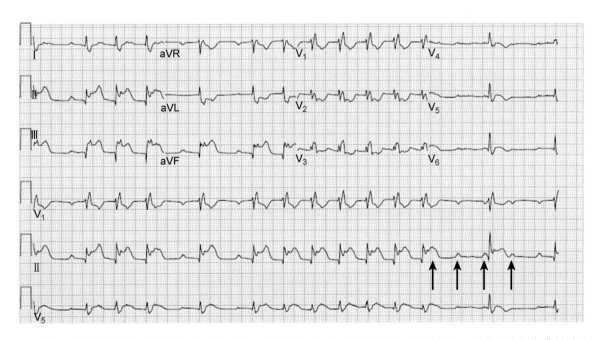

图 3.18 一个下壁心肌梗死患者的心电图，表现为窦性心动过速，二度 I 型 AVB。随后显示了 3 个连续的未传导的 P 波，然后是交界性节律。紧跟交界性节律的 P 波也没有传导。箭头指示 P 波

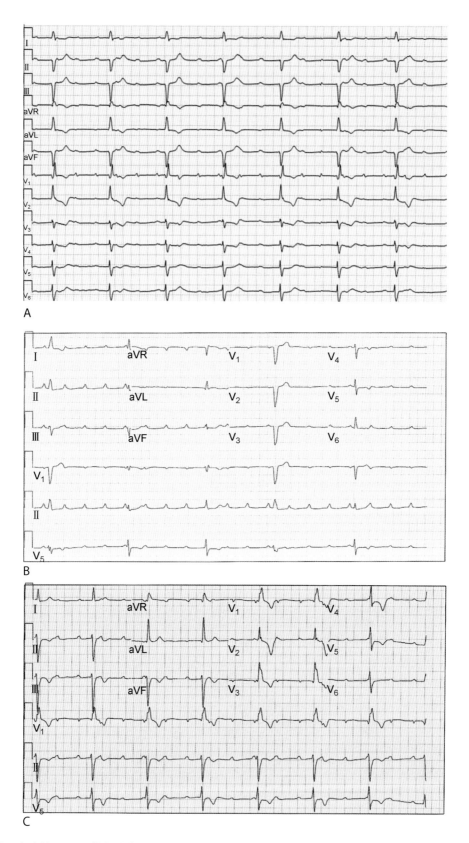

图 3.19　窦性心律和完全性 AVB，伴相对窄的 QRS 波（**A**），间歇性窄和宽 QRS 波（**B**），宽 QRS 波（**C**）心室逸搏搏动。完全性 AVB 与窄 QRS 波提示房室传导阻滞的位置在房室结水平。完全性房室传导阻滞伴宽 QRS 波提示房室传导阻滞的位置在希-浦系统水平

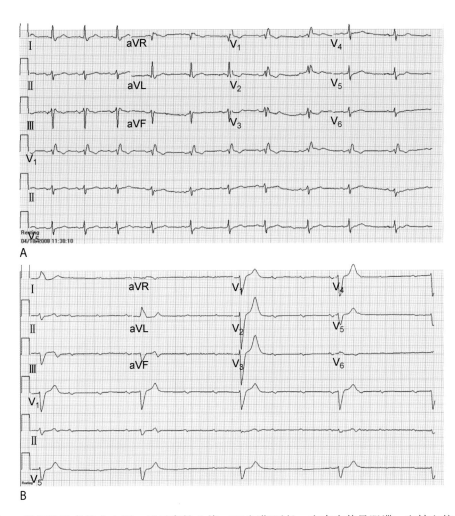

图 3.20 （**A**）一个 74 岁男性患者的心电图，显示窦性心律，PR 间期延长，右束支传导阻滞，电轴左偏，提示双分支阻滞。（**B**）房室传导阻滞之后发展为三度（完全性）AVB，所有 P 波均不能正常传导。值得注意的是，缓慢的心室逸搏节律伴宽 QRS 波群（心室逸搏），心率为 25 次 / 分，与希-浦系统阻滞相符

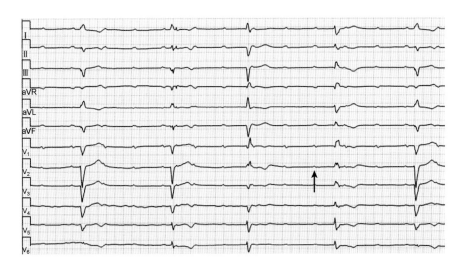

图 3.21　心电图显示 3：1（进展期 / 晚期）AVB，PR 间期延长，左束支传导阻滞，电轴左偏。前 2 个 QRS 波群传导正常。随后是 2 个没有传导的心室波群。第一个传导过早，第二个心室波群的固有 P 波（箭头）应该作为基线 3：1 房室传导的一部分但却没有传导，于是出现逸搏节律

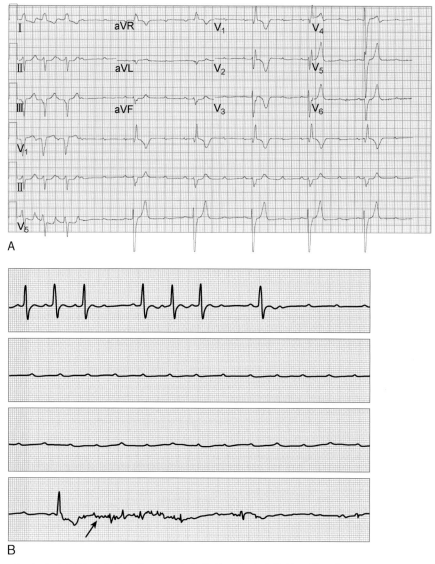

图 3.22　阵发性 AVB。（**A**）心电图显示窦性心律 1∶1 房室传导，左束支传导阻滞（前 3 次跳动），随后是 3∶1AVB，右束支传导阻滞。长 PR 间期，伴交替出现左束支传导阻滞和右束支传导阻滞意味着严重的希-浦系统疾病。（**B**）心电图显示窦性心律，2∶1AVB，随后出现完全性 AVB，17 s 后出现自发的交界性逸搏，随后出现 5 次缓慢、不规则的交界性逸搏。在此期间，患者出现脑缺氧伴惊厥，心电图表现为下心律条带上的伪差（箭头）

图 3.23　心电图显示窦性心律，2 次初始搏动是通过房室（AV）结传导进行的。随后出现房室结传导变缓和短暂性 AVB，伴 3 次连续心室搏动。第 3 次心室搏动后，心房去极化逆行传导 [逆行 P 波（箭头）]，然后房室结传导恢复。这种变化可以自发地发生，也可以在刺激迷走神经过程中发生。植入式循环记录器记录了晕厥发作

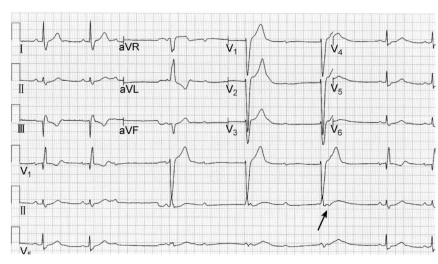

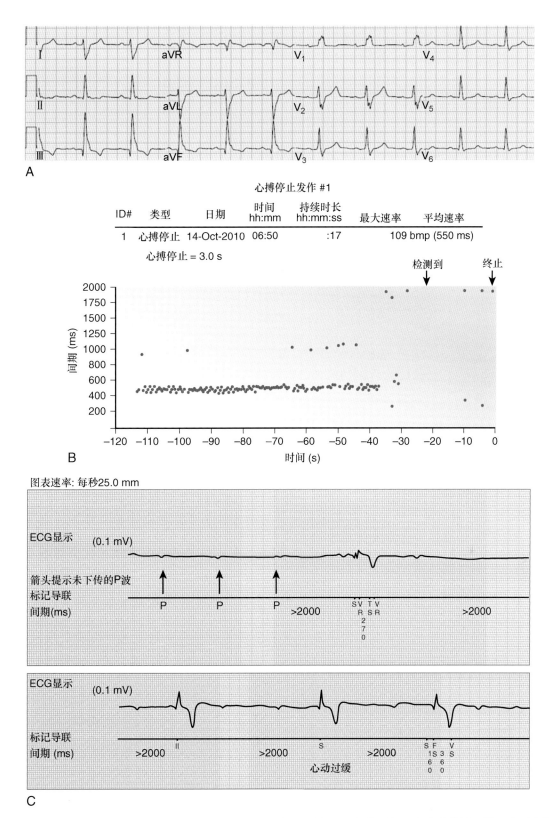

图 3.24　一例 70 岁晕厥男性患者的（**A**）心电图（ECG）显示窦性心律，PR 间期延长，右束支传导阻滞，右后电轴提示三分支阻滞。患者接受电生理检查，注射普鲁卡因胺后，适度延长的 HV 间期 75 ms（正常为 35 ~ 55 ms），延长至 85 ms。由于 HV 间期延长大于 100 ms 被认为是严重的希-浦系统疾病的标志，患者没有满足植入起搏器的条件。患者 3 个月后出现晕厥。在患者体内植入了一个循环记录仪。患者于 1 周后出现晕厥复发。（**B**）循环记录仪显示两次窦性心律伴完全性 AVB，这与患者的晕厥发作相关。较长的一次发作期于本图中展示。心律为窦性伴完全性 AVB，心室停搏长达 17 s。（**C**）箭头指示未传导的 P 波。患者接受了起搏器植入。V：心室

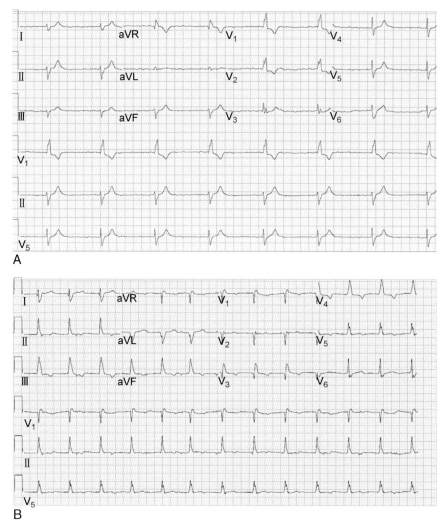

图 3.25 （A）心电图显示房颤，心室率固定为 43 次 / 分，心室逸搏，提示完全性 AVB，通常见于严重的传导系统疾病或药物效应，如地高辛中毒。（B）心电图显示由洋地黄中毒引起的心房节律伴房室分离和非阵发性交界性心动过速

先天性心脏传导阻滞

先天性完全性 AVB 被公认为胚胎期房室结发育异常所致。阻滞水平通常位于希氏束近端。患儿通常有来源于希氏束的逸搏节律，因此 QRS 波不宽（< 120 ms）。阻滞区位于希-浦系统从而使逸搏心率较慢和 QRS 波宽大的病例少见。来自母亲的自身抗体透过胎盘屏障累及胎儿心脏所致新生儿红斑狼疮，占先天性完全性 AVB 的 60% ～ 90%。约 50% 的先天性 AVB 患儿同时存在先天性心脏畸形

（图 3.30）。

交替性左 / 右束支传导阻滞，或右束支传导阻滞伴交替性左束支分支阻滞

休息状态下或运动期间出现左 / 右束支交替阻滞，或右束支传导阻滞伴左束支分支交替阻滞，提示严重的希-浦系统病变（图 3.31）。

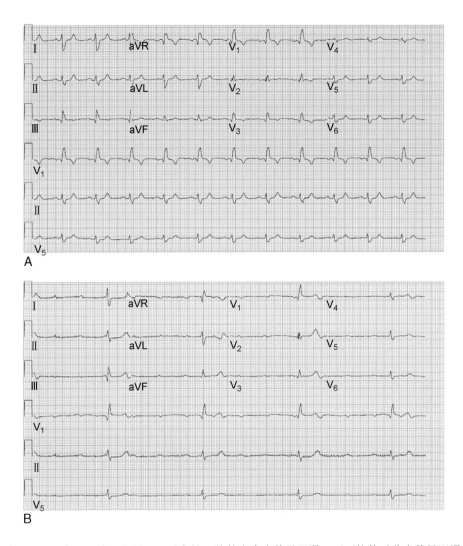

图 3.26　一例结节病（**A**）患者的基线心电图，显示窦性心律伴右束支传导阻滞，还可能伴后分支传导阻滞，随后发展为完全性心脏传导阻滞（**B**）

运动所致心脏传导阻滞和发作性心脏传导阻滞

发作性 AVB 可由房室结或希-浦系统疾病导致。房室结病变患者的 QRS 波通常不宽，希-浦系统病变患者常伴束支传导阻滞。然而，传导系统疾病患者的传导阻滞可发生在多个层面（图 3.32）。

房室分离

房室分离特指心房和心室在电学上分离或各自独立激动。房室分离不是原发性节律紊乱，而是以下 3 种阻止激动从心房向心室正常传导的原因单独或共同导致的潜在性心律紊乱，包括①窦性心动过缓伴交界性/室性逸搏，②交界性/室性心动过速，③房室传导阻滞伴交界性/室性逸搏，④上述原因的不同组合（图 3.33 至图 3.40）。

1. 默认情况下的房室分离：主导起搏点减速允许其他起搏点默认出现。通常发生在窦性心动过缓期间，允许一个辅助或潜伏的起搏点逸搏，并允许一个独立的房室交界性节律出现（图 3.33）。

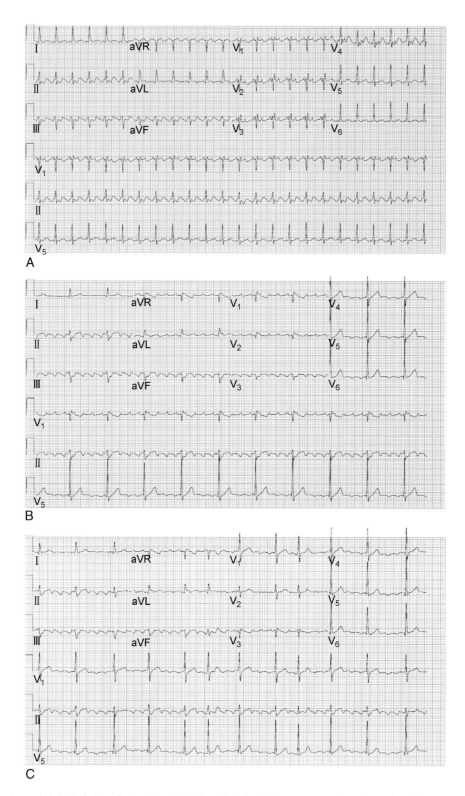

图 3.27　一个典型的逆时针右心房扑动伴 2∶1AVB（**A**）的心电图。经钙通道阻滞剂治疗后发展为 4∶1AVB（**B**），随后发展为可变房室传导（**C**）

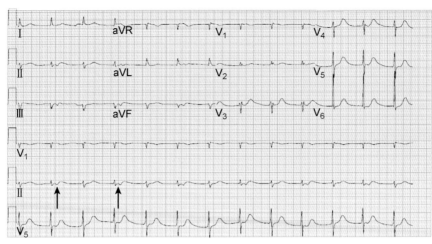

图 3.28 图 3.18 患者经过房室结阻断治疗后，心电图显示为交界性心动过速，心率为 76 次 / 分，2 : 1 室房传导阻滞。箭头指示逆行传导的 P 波

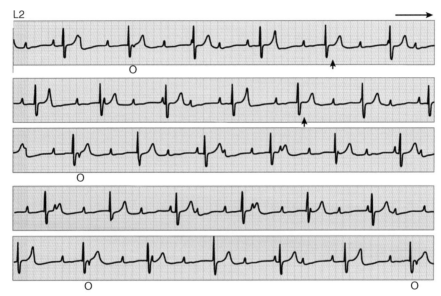

图 3.29 Ⅱ 导联的心电图显示在心房未恢复时完全性心脏传导阻滞伴间歇性心室至心房传导。顺传 P 波（隐藏于 QRS 波中）阻断了房室结的逆向传导（箭头表示逆行 P 波的预期时间），因此在下一个 PP 周期中没有代偿间歇。以小圆圈为标志的逆行 P 波比预期窦性波更早使心房去极化，因此导致窦房结重置出现代偿间歇（from Dr. Charles Fisch collection）

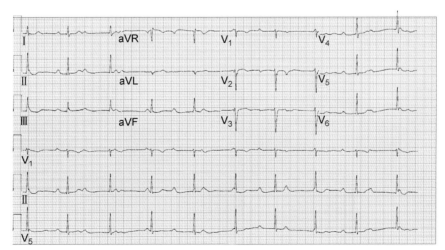

图 3.30 一名 17 岁男性患者的先天性完全性 AVB 心电图，交界性逸搏心率为 58 次 / 分

图3.31　基线心电图（**A**）显示一度AVB、右束支传导阻滞、左前分支阻滞（电轴左偏）。在负荷试验（**B**和**C**）中，QRS波电轴的频繁变化表明左、右分支阻滞交替。QRS波电轴在恢复阶段恢复到基线（**D**）。电生理检查（**E**）显示AH间期为70 ms（正常情况下为60～120 ms），HV间期显著延长至140 ms（正常情况下35～55 ms），证实了存在严重的希-浦系统疾病

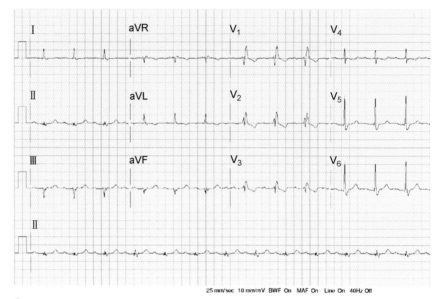

A

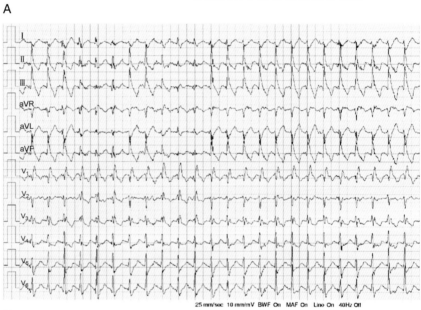

B

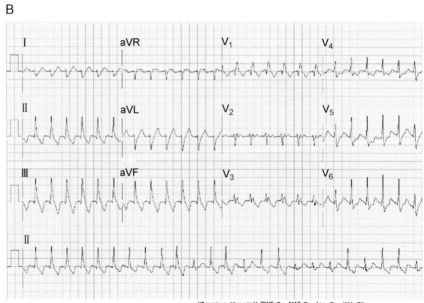

C

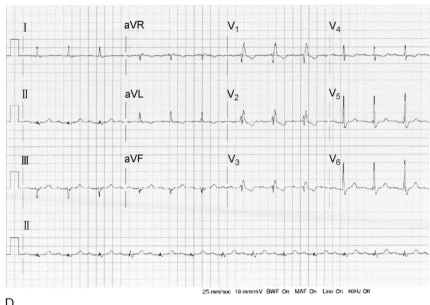

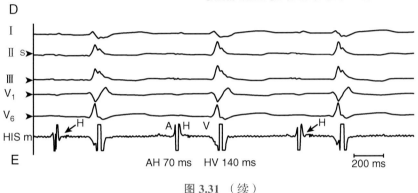

图 3.31 （续）

2.篡夺房室分离：潜在的加速的起搏点，篡夺对心室的控制，即使窦房结功能正常，也可导致房室分离。通常较慢的辅助起搏点异常增强放电是病理情况，通常发生在非阵发性交界性房室心动过速或室性心动过速，且无逆行性心房夺获。

3.房室传导阻滞：心脏传导阻滞被定义为 AVB，通常发生在房室交界处，阻止主导起搏点（窦性）以正常速度形成脉冲到达心室，并允许心室在辅助起搏点的控制下跳动。房室传导阻滞期间的交界性或心室逸搏节律，没有逆行心房夺获，是传导阻滞引起房室分离的常见例子。完全性房室传导阻滞并不等同于完全性房室分离。完全性房室传导阻滞的患者有完全性房室分离，但完全性房室分离的患者不一定有完全性房室传导阻滞。

4.前面提到的各种原因的组合：上述原因的组合可以发生在病理条件下。常见的例子是洋地黄毒性导致非阵发性房室交界性心动过速伴窦房或房室传导阻滞。

心室相性窦性心律失常

二度或三度 AVB 可观察到心室相性窦性心律失常，表现为没有 QRS 波的 2 个相邻 P 波的间期长于有 QRS 波的 2 个相邻 P 波的间期（图 3.41）。该现象的发生机制尚不确定，可能的机制包括：心室收缩脉动式增加窦房结动脉的灌注进而提升窦房结自律性，或心室收缩射血对颈动脉窦的刺激反射性抑制窦房结进而增加下一个 PP 周长。

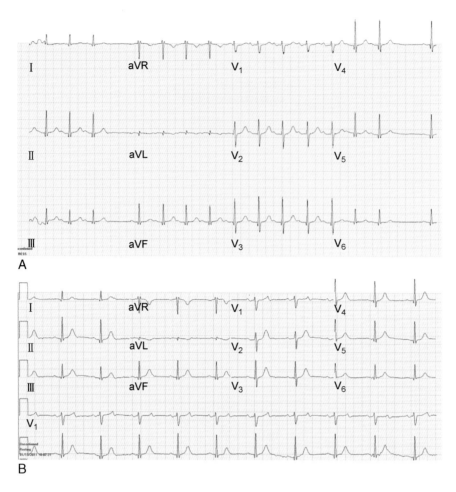

图 3.32 （**A**）一名 70 岁男性，在运动时出现晕厥，在跑步机上运动时的基线心电图（ECG）不显著。继续运动期间，患者出现进展期（2：1 之后是 3：1）AVB（**B** 和 **C**）。随后发展为完全性 AVB（**D**）和记录为心脏阻滞期间的运动伪差的晕厥前期。电生理检查（**E** 和 **F**）显示在心房起搏（**A**）心率为 102 次 / 分（590 ms）时，3：1 房室传导阻滞，阻滞出现在两个水平但主要在希-浦（His）系统水平。（**E**）A 的第一个波群后接着的是希氏束电位（H）和心室电图（V）。第 2 个 A 波群后面没有 H，表示房室结水平的阻滞。第三个 A 波群后面是 H，而不是 V，证实了希氏束疾病。（**F**）在每第 2 和第 3 次心房起搏搏动［起搏频率 109 次 / 分（550 ms）］中，希氏束下阻滞（H，后面没有 V）。体表心电图显示 3：1AVB。在体表心电图和心内导管记录上均有起搏伪差。HRA，高位右心房

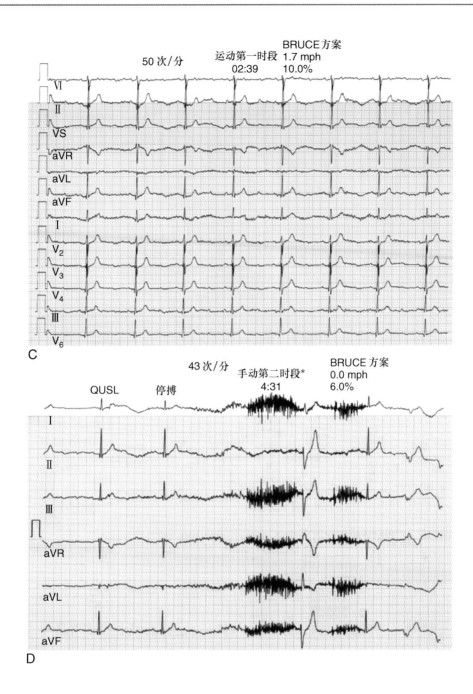

图 3.32 （续）

*译者注：运动诱发完全性 AVB 和心脏停搏后，患者出现晕厥先兆，不能维持体位，本能的用手抓扶过程中心电图出现干扰信号

图 3.32 （续）

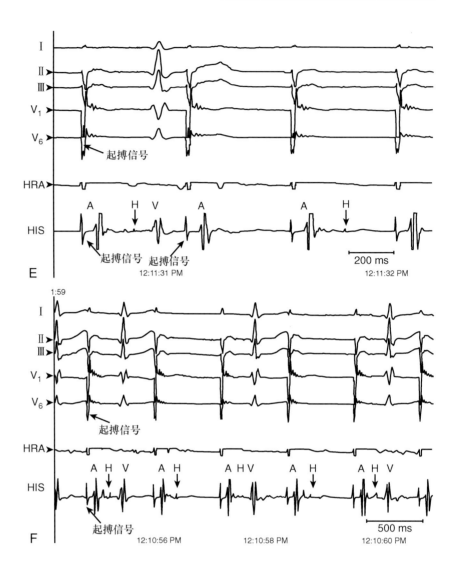

图 3.33 引起房室（AV）分离的四种原因示意图。窦性心动过缓允许房室交界性心律逸搏，但未逆行夺获心房，展示了Ⅰ型间歇性窦性夺获（第 3 P 波）引起房室不完全分离（Ⅰ）。无逆行心房夺获的室性心动过速可产生房室完全分离（Ⅱ）。完全性 AVB 伴心室逸搏节律（Ⅲ）。Ⅱ型和Ⅲ型合并表现为非阵发性房室交界性心动过速和一定程度的 AVB（Ⅳ）。（Modified from Zipes DP，Libby P，Bonow RO，Mann DL，Tomaselli G. Braunwald's Heart Disease：A Textbook of Cardiovascular Medicine. 11th ed. Philadelphia，PA：WB Saunders；2019.）

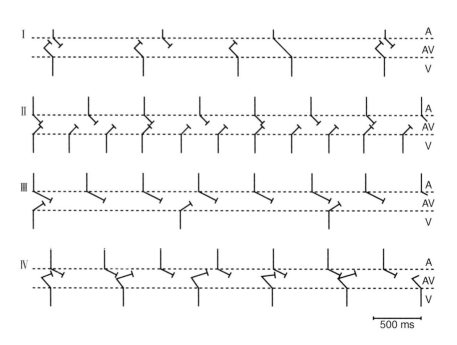

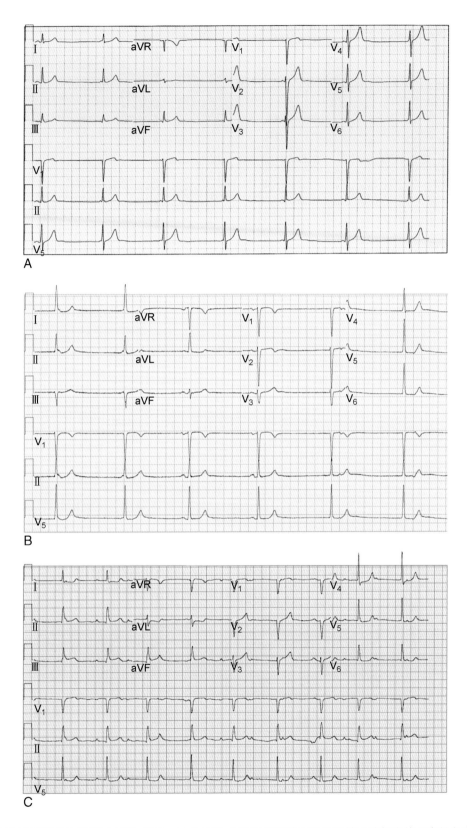

图 3.34 由窦性心动过缓引起的房室（AV）分离。（A）窦性心动过缓导致交界性逸搏心律轻度快于窦性频率。（B）房室分离和窦性心动过缓和交界性逸搏心律伴两次窦性夺获。这发生在窦性心律失常的情况下。（C）急性下壁心肌梗死伴房室分离伴交界性逸搏心律和间歇性房室传导

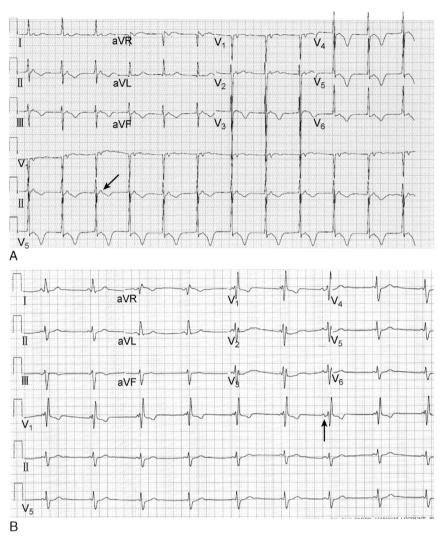

图 3.35　房室（AV）分离（等律性）。（**A**）由交界性节律加速引起等律性房室分离，无逆行房室传导。P 波（箭头）在 I 导联和 II 导联中直立，提示窦性心律。如果在交界性节律中逆行夺获，II 导联中应该有倒置 P 波。（**B**）窦性心动过缓加速交界性节律，引起等律性房室分离。P 波在 I 导联和 II 导联直立，提示窦性心律。单次窦性搏动传导至心室（箭头），形成较短的 RR 间期

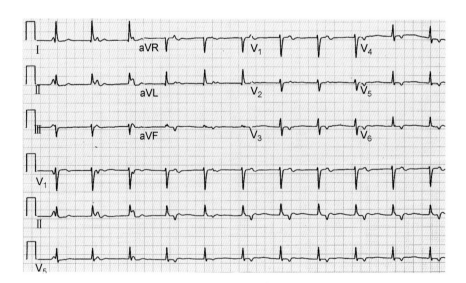

图 3.36　房室（AV）不完全分离伴间歇性室房传导。心电图显示窦性 P 波（前 3 次搏动）和交界性心动过速引起的房室分离。随后，交界性心动过速逆行夺获心房，并伴有逆行 P 波，从而结束房室分离。值得注意的是，窦性 P 波在 II 导联中是直立的。P 波在心室逆行传导心房过程中变成倒立（第 4 个波群向前）。第 5 个 P 波是交界性心律逆传与心房早搏共同构成的心房融合波

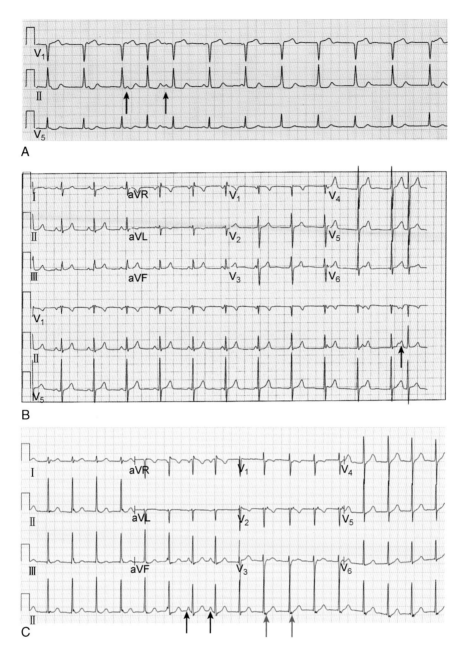

图 3.37　交界性心动加速导致的房室（AV）分离。（**A**）心电图显示窦性心律，交界性心动过速导致的房室分离。房室分离是间歇性的，因为第 3 和第 4 个 P 波（黑色箭头）传导到心室。（**B**）心电图（ECG）显示窦性心律伴交界性心动过速。该心电图中的一个窦性搏动显示心室夺获（黑色箭头）。（**C**）心电图显示窦性心律，伴因交界性心动过速导致房室分离。2 次窦性搏动显示心室夺获（黑色箭头）。随后是出现房室分离伴交界性心律和心室至心房传导（红色箭头）

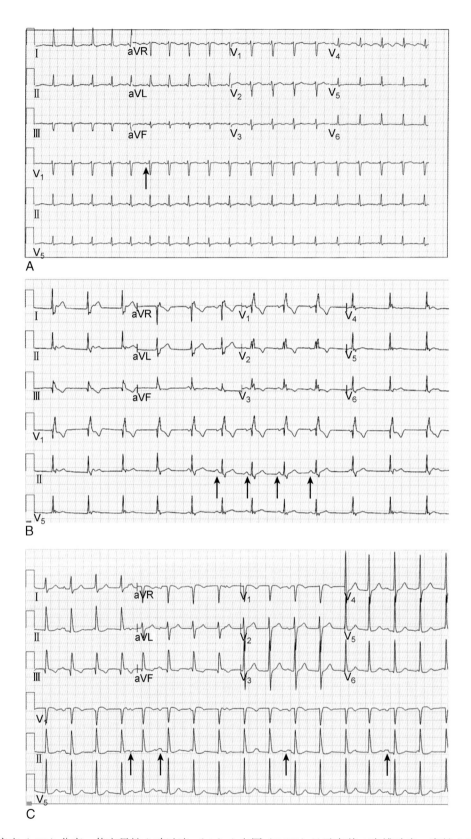

图 3.38　间歇性房室（AV）分离，伴交界性心动过速。（**A**）心电图（ECG）显示在前 4 次搏动中，窦性心动过速伴交界性心动过速伴房室分离。之后（箭头所指），出现 8 个连续传导的 P 波。随后是窦房减速和交界性心律加速伴房室分离。（**B**）心电图显示窦性心律伴右束支传导阻滞和房室分离。当窦性心率相对快于交界性节律时，P 波（箭头）进入心室（第 6 至第 9 波群）恢复了四次正常房室传导。（**C**）心电图显示加速性交界性心律和间歇性窦性夺获搏动（箭头）引起的房室分离

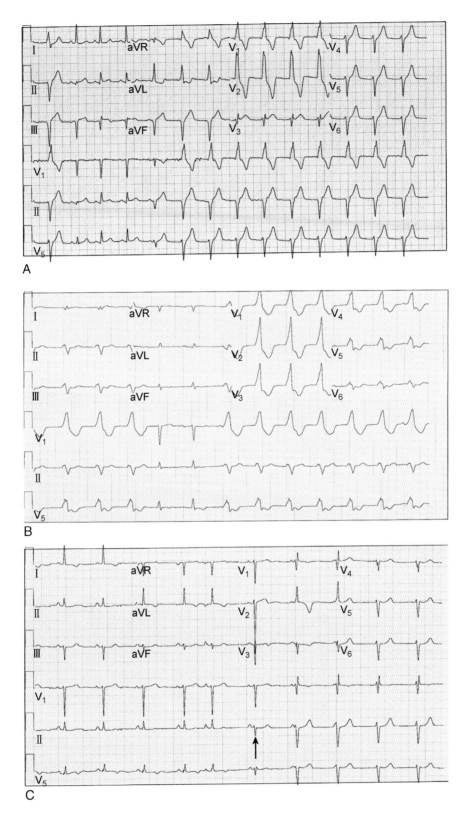

图 3.39　患者出现下壁心肌梗死伴房室（AV）分离心律。（**A**）心电图（ECG）显示单个心室波，之后出现窦性心律（前 3 次）房室 1∶1 传导，然后窦房结激动放缓，允许心室心律逸搏，导致房室分离。（**B**）心电图显示心室心律伴房室分离，2 次窦性心律夺获。（**C**）心电图显示窦性心律，正常 QRS 波。第 5 个 P 波是一个心房早搏。第 6 个 P 波（窦性）后的 QRS 波群是融合搏动（箭头），随后是由异位心室节律导致的房室分离

图 **3.40** （**A**）房室分离是因为窦性心动过缓伴交界性逸搏心律，中部胸前导联出现 T 波高尖提示患者合并肾衰竭和高血钾。P 波如箭头所示。（**B**）窦性心律伴房室分离，是由交界性心动过速引起的。注意 V₃ ～ V₅ 导联上明显而高尖的 T 波，与高钾血症有关

图 **3.40** （A）房室分离是因为窦性心动过缓伴交界性逸搏心律，中部胸前导联出现 T 波高尖提示患者合并肾衰竭和高血钾。P 波如箭头所示。（B）窦性心律伴房室分离，是由交界性心动过速引起的。注意 $V_3 \sim V_5$ 导联上明显而高尖的 T 波，与高钾血症有关

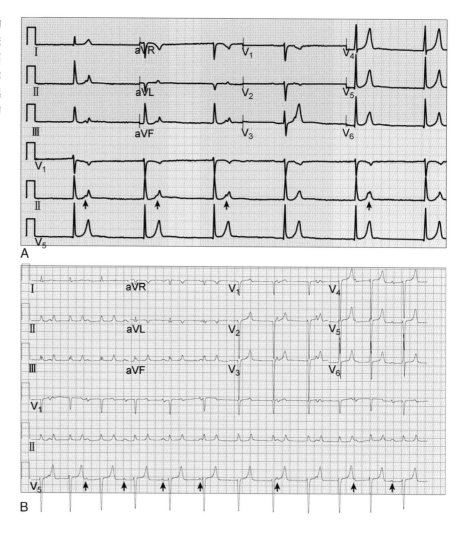

图 **3.41** 心电图显示窦性心律伴完全性 AVB。有 QRS 波插入的 PP 间期短于无 QRS 波插入的 PP 间期，形成心室相性窦性心律不齐。箭头所指为 P 波

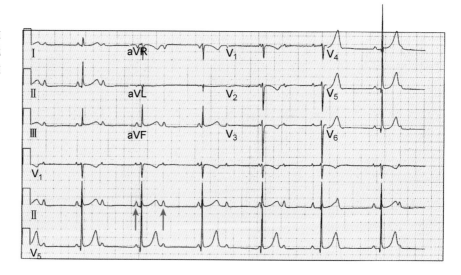

参考文献

Bonner AJ, Zipes DP. Lidocaine and His bundle extrasystoles. His bundle discharge conducted normally, conducted with functional right or left branch block, or blocked entirely [concealed]. *Arch Intern Med.* 1976;136:700−704.

Zipes DP, Libby P, Bonow RO, Mann DL, Tomaselli G. *Braunwald's Heart Disease: A Textbook of Cardiovascular Medicine.* 11th ed. Philadelphia, PA: WB Saunders; 2019.

4

交界性心律

范一蓉 译 陈旭华 审校

交界区逸搏心律

房室（AV）结位于右侧低位房间隔靠近房室环处。房室结周围的区域称为房室交界区。成年人房室交界区心律的固有频率在 40 ～ 60 次 / 分之间。房室交界区心律大于 60 次 / 分则称为交界性心动过速（JT）。来自房室交界区的电冲动依次通过希氏束、束支、浦肯野纤维网下传进而激动心室。因此，在没有束支传导阻滞（BBB）的情况下，交界区心律呈窄 QRS 波形态（< 120 ms），因为心室仍正常地被希-浦纤维网系统激动。然而，在有束支传导阻滞或室内传导阻滞的情况下，交界区心律的 QRS 波可以变宽（> 120 ms）（图 4.1 至图 4.3）。表现为宽 QRS 波的交界区心律形似室性心律。通过 QRS 波形态，一般可以区分出室性心律与交界区心律伴束支传导阻滞。通常，束支传导阻滞时 QRS 波具有典型的 RSR 形态，伴初始时快速上升的升支，且右束支传导阻滞时通常 QRS 波时限小于 140 ms，左束支传导阻滞时通常 QRS 波时限小于 160 ms。

如果没有室房传导阻滞，交界区的电冲动也可以逆传入心房。逆行传导产生的 P 波在下壁导联通常是倒置的，而且相对于窦性 P 波会更窄，这是因为从房间隔传出的房室结电冲动可迅速扩布到两个心房 [交界区心律时逆行 P 波可以早于 QRS 波、隐藏于 QRS 波中或落在 QRS 波之后，其主要取决于电冲动从交界区逆传到心房的快慢（图 4.4）]。交界区心律可以发生于存在窦房结功能障碍或房室结功能障碍时。在儿童中，大血管转位修复术后窦房结功能出现障碍以及患有先天性房室传导阻滞时，患儿更常见交界区心律。

当窦性心律频率低于交界区心律时，交界区心律也可引起房室分离（见第 3 章）。当窦性心律和交界区心律频率相同或相近时，可能导致等率性房室分离（图 4.5 至图 4.10）。交界区心律可以 1:1、2:1 或文氏传导的形式逆传到心房（图 4.11 至图 4.15）。希氏束产生的异位搏动如果不能同时传导到心房和心室，并在房室结造成室房隐匿性传导时，可造成一度或二度 II 型房室传导阻滞的假象（见第 3 章，图 3.12）。如果不做电生理检查，这种假象可能很难与真正的房室传导阻滞相鉴别。心电图上隐匿性交界区异位搏动的线索包括：①无法解释的 PR 间期突然延长；②存在正常 QRS 波的情况下出现明显的莫氏 II 型房室传导阻滞；③同一份心电图中同时存在二度 I 型和 II 型房室传导阻滞；④在心电图上存在其他的明显的交界区异位搏动。

心肌缺血、洋地黄中毒以及静脉应用肾上腺素能药物（如异丙肾上腺素）也与快速的交界区心律相关（图 4.16 至图 4.18）。间隔起源的室性心动过速可表现为 QRS 波时限小于 120 ms，从而形似交界区心律（图 4.19）。

交界性心动过速

交界性心动过速又被称为交界性异位性心动速、快速性自主性心动过速、快速性交界性心动速、加速性交界区心律、加速性交界性异位性心动过速，以及希氏束起源的心动过速（图 4.20 和图 4.21）。交界性心动过速是一种窄 QRS 波的心动速，常伴有房室分离且心房率慢于心室率。这种心动过速起源于希氏束内或附近，具有正常 QRS 波且心率常超过 170 次 / 分（170 ～ 260 次 / 分）[1]。婴儿及儿童先天性心脏病术后常发生交界性心动过速（发生率为 5.6%）。术后多巴胺的使用和年龄偏小与交界性心动过速的产生有关[2]。极少数情况下，交界性心动过速也会发生在心脏外科术后或者心脏完全正常的成年人中。交界性心动过速可表现为 1:1

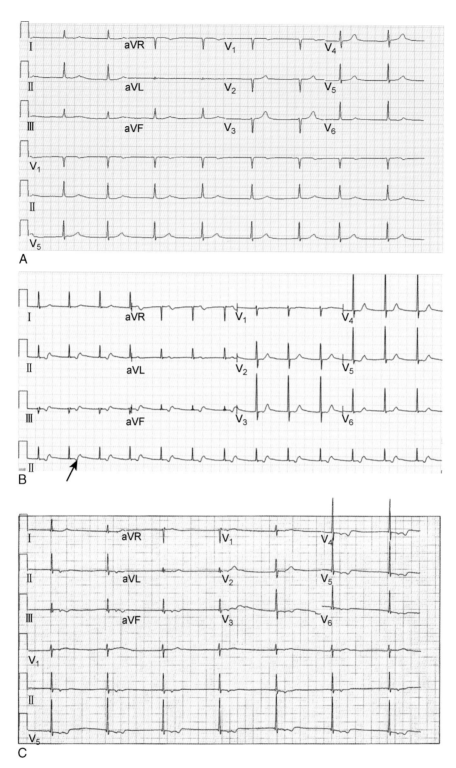

图 4.1　交界区心律可逆传至心房，在下壁导联上产生窄而倒置的 P 波。（A）交界区心律，心率 51 次 / 分，无室房（VA）传导。值得注意的是，当被掩盖在 QRS 波内时，在 12 导联体表心电图上可能无法观察到逆传的窄 P 波。（B）交界区心律，VA间期 120 ms。箭头所示为逆传的 P 波。（C）交界区心律，VA 延长，达到 200 ms。（D）交界区心律伴室内传导延迟。箭头所示为逆传的 P 波。（E）交界区心律，QRS 波呈右束支传导阻滞图形。该患者在窦性心律时即有右束支传导阻滞。箭头所示为逆传的 P 波。（F）交界区心律伴左束支传导阻滞图形，貌似室性心律。该患者在窦性心律时即有左束支传导阻滞

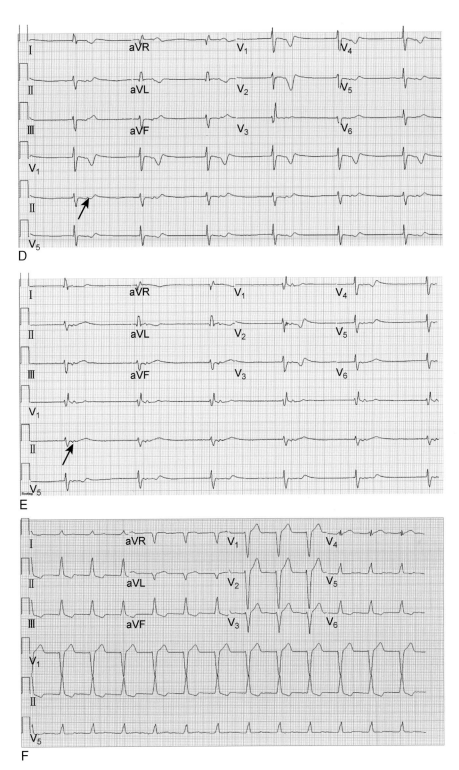

图 4.1 （续）

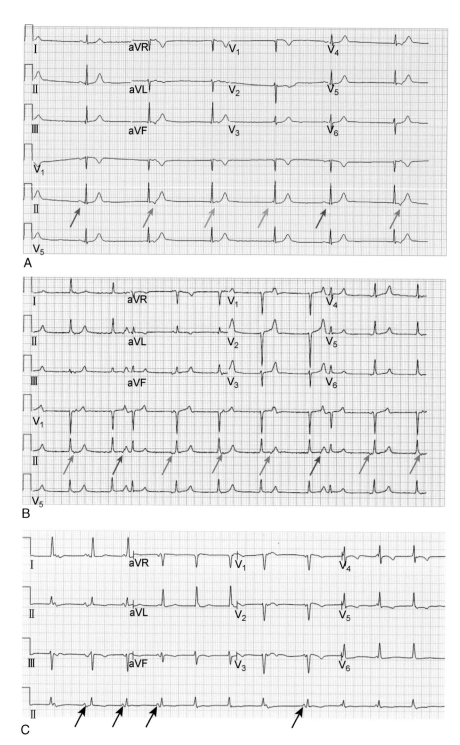

图 4.2 （A）窦性心动过缓伴正常房室传导（红色箭头）。交界区心律与窦性心律的频率相似，并逆传至心房（蓝色箭头）。有 2 次交界区心律不能逆传至心房，是由于同时出现了窦性心律的心房激动（绿色箭头）。（B）窦性心动过缓以及无室房传导的交界区心律。2 次窦房结发放的脉冲夺获了心室（红色箭头），部分交界区心律逆传至心房时产生了下壁导联上倒置的 P 波（蓝色箭头）。（C）与加速性交界区心律相关的窦性心律不齐，窦房结发放的脉冲更快时可夺获心室（吸气时）。箭头所示为窦性 P 波

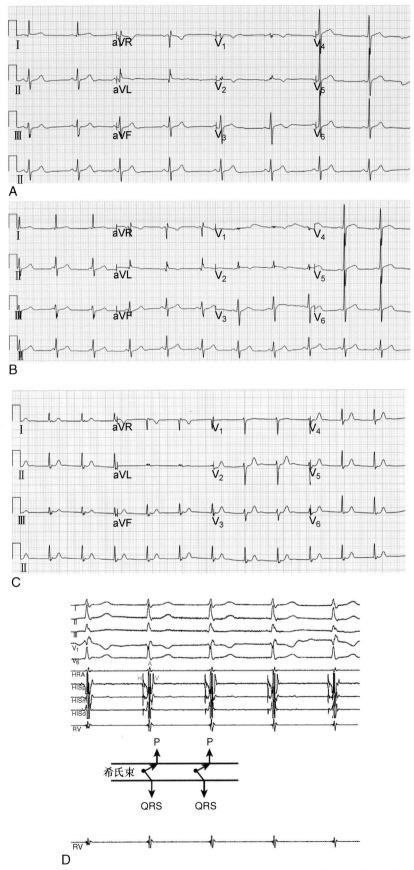

图 4.3　（A）窦性心律，PR 间期正常。（B）同一患者发生等率性房室分离，见于频率为 70 次 / 分的交界性心动过速发生时的前 4 次心搏。（C）一名接受电生理检查的患者术中体表心电图显示为交界区心律。（D）C 图中的患者心腔内电图记录到了希氏束电位（H），以及由希氏束电位下传引起的心室激动（V）和逆传引起的心房激动（A）。HRA：高位右房；RV：右心室

图 4.4 交界区心律和交界性心动过速时不同的室房间期（**A** 至 **E**），以及产生的心室回波。（**A**）由于交界区产生的脉冲逆传至心房比下传至心室的速度快，所以 P 波领先于 QRS 波。（**B**）由于 P 波和 QRS 波同时产生，因此在体表心电图上 P 波不可见。（**C** 至 **E**）交界区心律时，由于从交界区产生的脉冲传导到心房的时间比传导到心室时间更长，所以 QRS 波领先于 P 波。（**D**）图中的 QRS-P 间期比（**C**）图中长，（**E**）图中 QRS-P 间期比（**D**）图中更长，P 波落在 T 波上。（**F**）由于从交界区产生的脉冲经由房室结慢径传导到心房，所以造成了较长的 RP 间期。该脉冲又通过房室结快径下传到心室（心室回波）。该现象提示存在房室结双径路。（**G**）阶梯图展示了在图 **A** 到图 **F** 的交界区心律中逆行 P 波与 QRS 波的相对位置

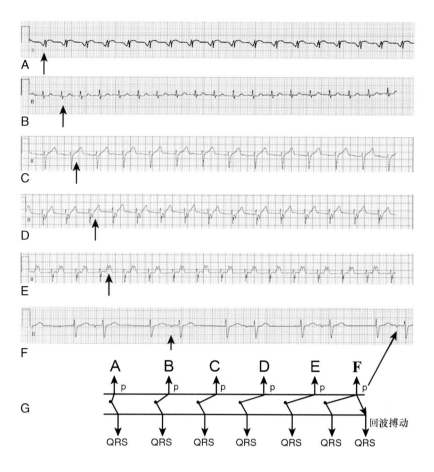

图 4.5 （**A**）窦性心律与交界区心律的频率相近，造成图中 II 导联节律条带图后半部分的心搏的 P 波紧邻 QRS 波。该现象属于等率性房室分离，因为图中 PR 间期明显短于基础 PR 间期，因而并非该 P 波下传激动心室。（**B**）交界性心动过速时，QRS 波领先于 P 波。图中 P 波起源于窦房结，因为其在下壁导联及 I 导联上呈直立形态，因而不可能来自于交界区逆传

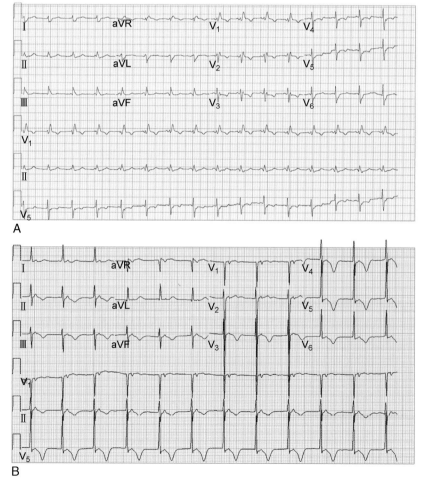

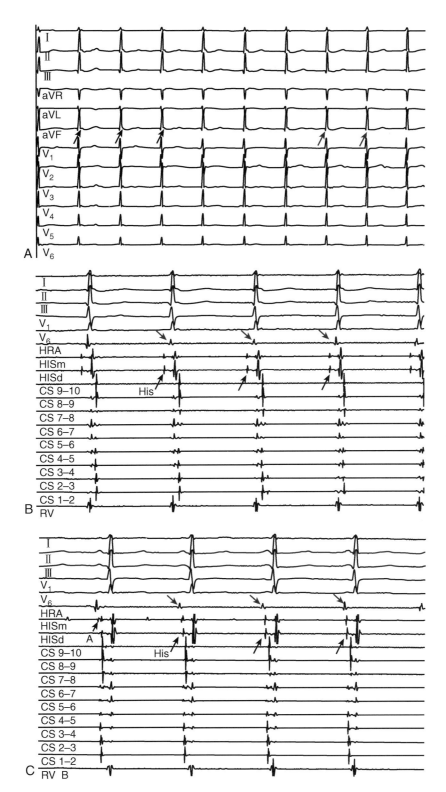

图 4.6 （A）交界性心动过速时逆传的 P 波（红色箭头）叠加在 QRS 波上。（B）心腔内电图证实图 A 中的节律是交界性心动过速伴等率性房室分离。逆传的 P 波（红色箭头）无法清晰可见，因为它们被掩盖在 QRS 波中。黑色箭头所示为心腔内电图记录到的希氏束电位。（C）心腔内电图显示 P 波（红色箭头）领先于 QRS 波。然而，短且长短不等的 A-H 间期（正常 A-H 间期为 60 ～ 120 ms）表明这是一种加速性交界性心律伴等率性房室分离。黑色箭头所示为希氏束电图记录到的电位

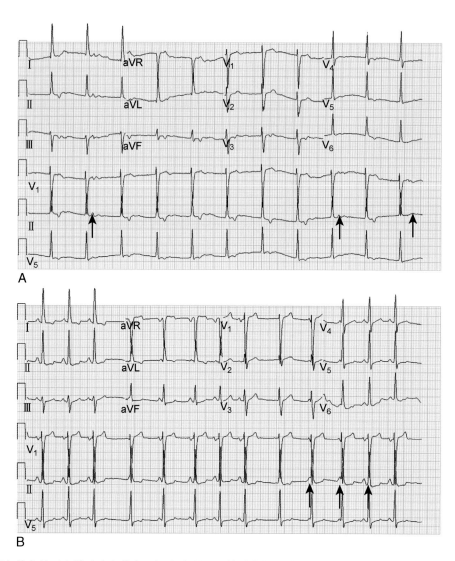

图 4.7　窦性心律不齐伴交界区逸搏及房室分离。（**A**）交界区心律随窦性心律一同减慢和加快（箭头所示为窦性 P 波）。（**B**）同一患者，图中窦性心动过缓与交界区心律逆传并夺获心房有关（箭头所示为窦性 P 波）

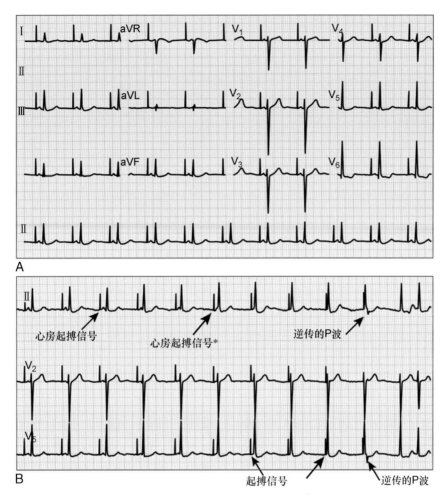

图 4.8 发生于一例接受了心房起搏的患者的交界性心动过速。(**A**) 心房起搏及正常的房室传导。(**B**) 心房起搏 (箭头所示) 时 P 波至 QRS 波的间期进行性缩短, 直至 QRS 波出现的同时发生心房起搏 (箭头所示), 并出现逆传的 P 波 (箭头所示)。随后为另一次交界区心搏和一次房性早搏或心室回波 (* 译者注: 原文为心室起搏信号, 译者结合图注改为心房起搏信号)

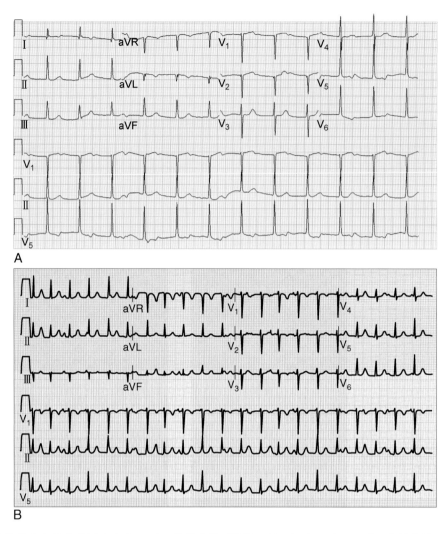

图 4.9　（**A**）窦性心律伴房室分离以及心率为 72 次 / 分的交界区逸搏心律。（**B**）心率 105 次 / 分的窦性心动过速与心率为 120 次 / 分的交界性心动过速并存，同时伴有房室分离

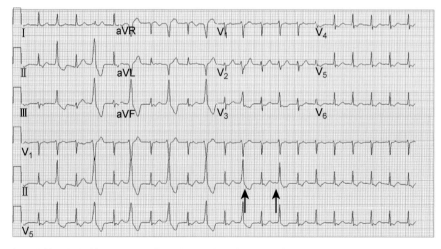

图 4.10　交界性心动过速伴室性早搏时，QRS 波的时限可发生变化（由窄至宽），变化的程度取决于两种心律的融合程度

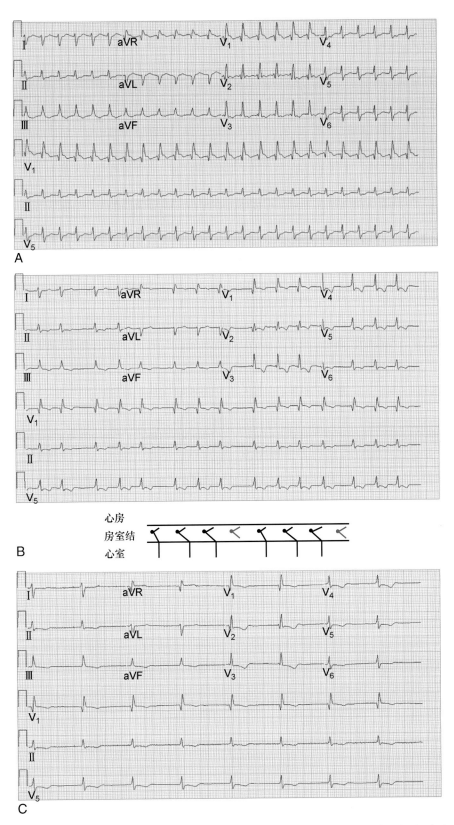

图 4.11 （A）一个女性房颤患者的心电图，心率为 148 次 / 分，交界性心动过速导致房室分离。（B）随后心律转变为交界性心动过速伴 4∶3 至 5∶4 文氏型房室传导阻滞伴室房传导。（C）随后用胺碘酮治疗交界区心律

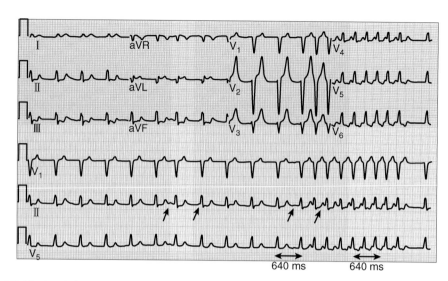

图 4.12 一例因主动脉瓣严重狭窄而接受 Ross 手术患者的心电图，图中显示交界性心动过速伴 2∶1 心室传导。心电图显示交界性心动过速的周长是 640 ms，之后连续 9 次心搏的周长为 320 ms。这表明存在 2∶1 心室传导（周长为 640 ms），随后为1∶1 心室传导。最后一次心搏是由交界区 2∶1 传导到心室所致。图中还有数个可传导到心室的房性早搏（箭头所示）使 RR 间期缩短。水平箭头显示了交界区心律的周长

的室房逆传。

交界区心律可引起房室结双径路患者出现房室结回波所致的心室搏动（图 4.22）。在通过射频消融手术改良房室结慢径用以治疗房室结折返性心动过速的过程中，应注意交界区心律或快速性交界区心律（图 4.23 至图 4.26）。在房室结快径区消融会导致

快速性交界区心律，通常表现为频率 120 次 / 分以上的心动过速，并可导致快径完全阻断或者房室传导阻滞。冷冻消融治疗房室结折返性心动过速时，改良房室结慢径的过程中不会出现交界区心律。当心动过速时表现为长 RP 间期伴极短 PR 间期或短 RP 间期时，应考虑到交界性心动过速。

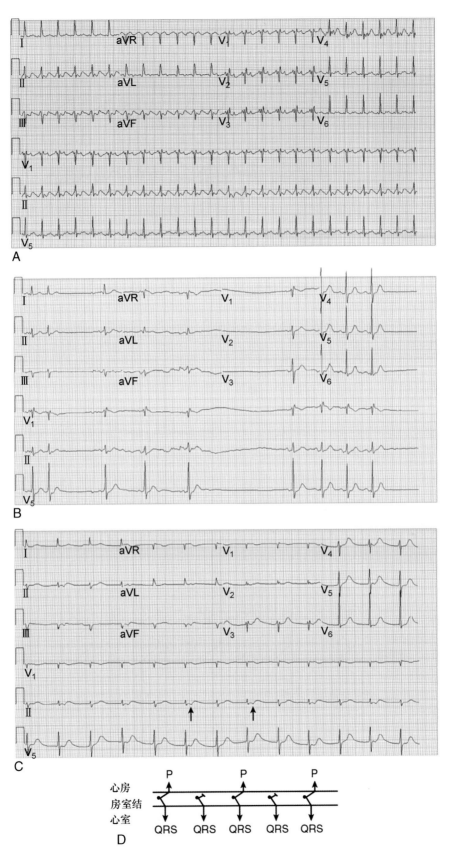

图 4.13　（**A**）心电图显示心房扑动伴 2∶1 房室传导阻滞。（**B**）在输注地尔硫䓬时，该心律失常自行终止并转复为窦性心律，其间出现多次窦性停搏。（**C**）随后心律转为交界区心律伴 2∶1 交界性-心房传导（箭头所示为逆传的 P 波），具体机制如阶梯图（**D**）所示

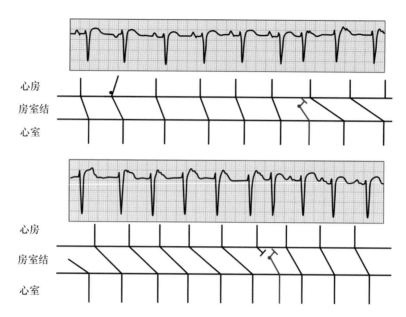

图 4.14　上图：图中所示为窦性心律，较晚出现的孤立的心房早搏（第二个心房波），以及一个交界区早搏通过房室结（AV）快径逆传，但未能激动心房（上图阶梯图中红线所示）。由于房室结快径已处于不应期，后续的窦房结冲动只能通过房室结慢径向下传导（与基线 PR 间期相比交界区早搏后的窦性心律下传心室时 PR 间期明显延长）。下图：在房室结慢径传导过程中出现的第二个交界区早搏（下图阶梯图中红线所示），使房室结快径从不应期中恢复，从而使其后的窦性心律均能通过房室结快径下传并表现为正常的 PR 间期。此图揭示了房室结双径路现象

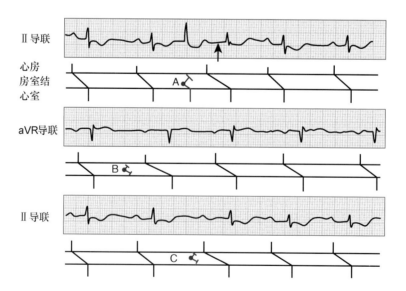

图 4.15　图中所示为窦性心律中出现 3 个交界区早搏，如阶梯图中红线所示。第一个交界区早搏下传至心室但导致 QRS 波形态异常，同时隐匿性逆传房室结，并导致下一个窦性冲动传导延迟，表现为 PR 间期延长（箭头显示该 QRS 波群前未呈现"预期"的 P 波，实际隐藏在了之前交界区早搏的 T 波处）。下面的两个交界区早搏（阶梯图中红线所示）未能传导到心室及逆传至心房，但造成了房室结隐匿性传导，并使得后续心搏中的 PR 间期延长（图 1.43 也可见到该现象）

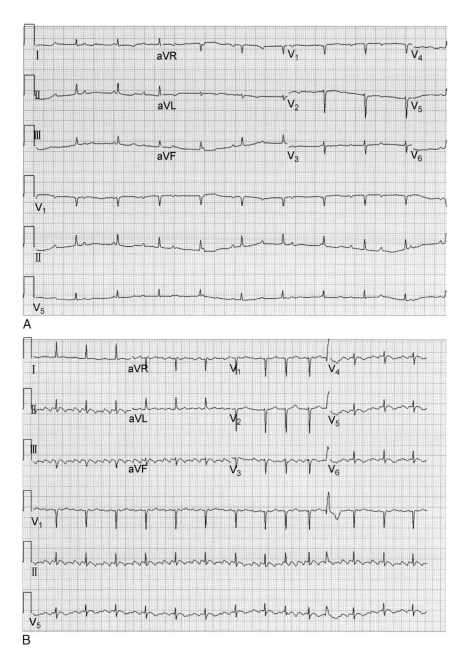

图 4.16　（**A**）图中所示为主动脉瓣术后窦性心律伴进展性房室（AV）传导阻滞及心率为 72 次/分的交界区逸搏心律。通常，要诊断获得性的完全性房室传导阻滞，心室逸搏心率应低于 72 次/分，或者说在 40 次/分左右，以确保房室结和希氏束有足够的传导时间。该图中的心室率如果更慢一些，可能会见到部分房室传导。（**B**）与上述原因相同，在房室传导改善后，患者表现为典型的心房扑动伴不同程度的房室传导阻滞

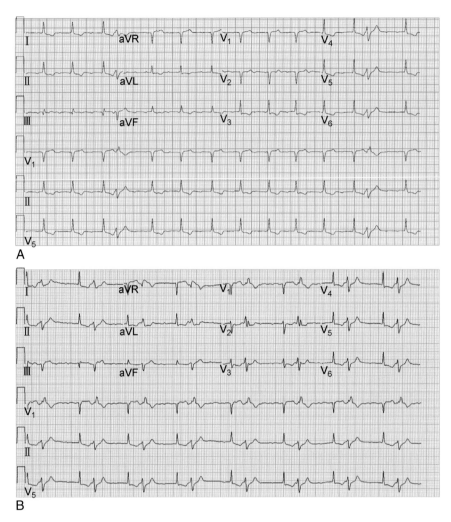

图 4.17 （A）房性心动过速（周长 260 ms）伴房室传导阻滞（周长 720 ms）以及 2 个室性早搏。（B）同一患者的心电图，显示由地高辛中毒导致的房性心动过速合并房室传导阻滞以及室早二联律

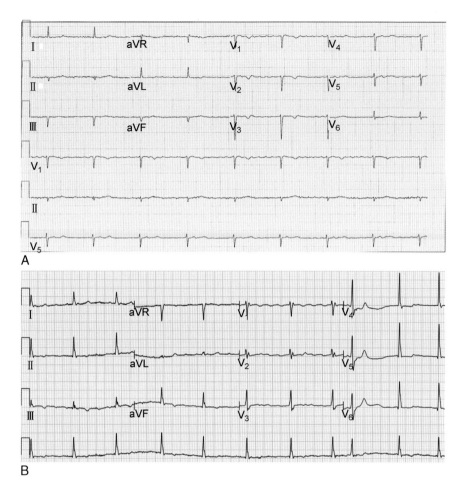

图 4.18　心房颤动（**A**）和心房扑动（**B**）伴完全性房室传导阻滞和交界区逸搏心律

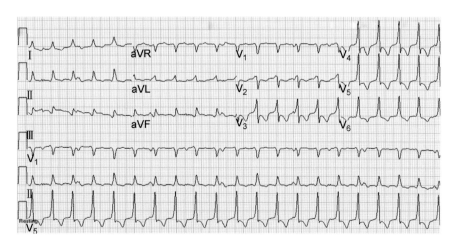

图 4.19　经电生理检查证实为起源于中间隔的左室特发性室性心动过速，伴相对较窄的 QRS 波以及房室分离。QRS 波相对较窄的原因是起源于室间隔的室速可以几乎同时激动两个心室

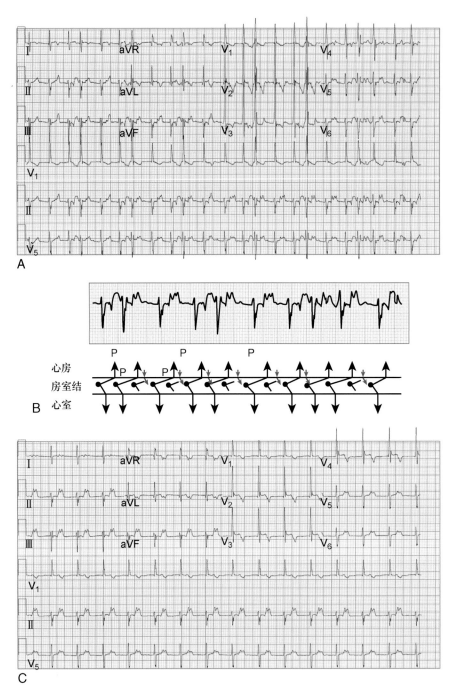

图 4.20 一例复杂性先天性心脏病患儿接受双向 Glenn 手术后的交界性心动过速（JT）心电图。该患儿的心脏结构异常包括：单心室、左侧下腔静脉、双侧上腔静脉引流入正常心房，不对称的房室（AV）连接，心室双出口以及肺动脉狭窄。（**A**）频率为 150 次 / 分的房性心动过速（AT），以及频率为 205 次 / 分的交界性心动过速（JT）。Ⅱ 导联上可见房性心动过速时，由于来源于心房的脉冲隐匿性激动房室结（但并未传导到心室）造成来源于交界区的脉冲逆传至心房时发生阻滞或延迟，从而表现为图中室房传导间期的变化。交界性心动过速时脉冲传导到心室的阻滞程度前后不同。心室阻滞前的 QRS 波呈异常的右束支传导阻滞图形。（**B**）阶梯图展示了上述交界性心动过速（JT）和房性心动过速（AT）同时存在时最可能的传导模式。红色箭头表示在房室结中被来源于交界区的脉冲阻断的窦性脉冲。（**C 至 E**）房性心动过速自发减慢后，交界性心动过速逆传至心房的传导时间逐步改善，表现为递减的 QRS-P 间期伴随着频率减慢的交界性心动过速。该患者经地尔硫䓬治疗后，房性心动过速终止

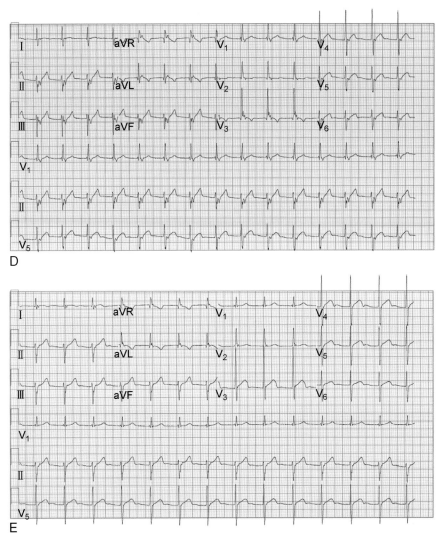

图 4.20 （续）

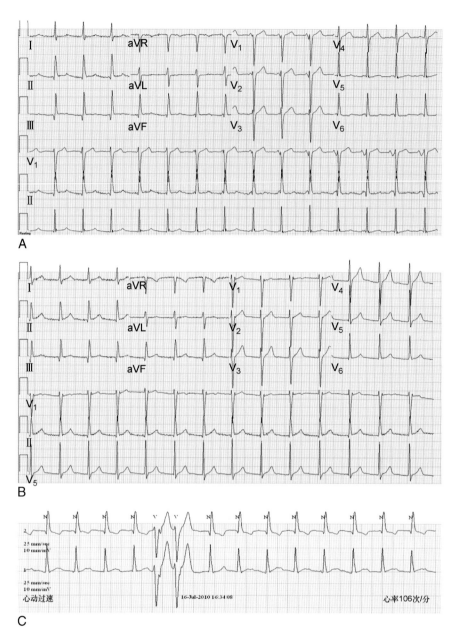

图 4.21　一例主动脉瓣术后患者发生的阵发性交界性心动过速（JT），心率达到 120 次 / 分。（**A**）交界性心动过速伴房室分离，是由于窦性心率较交界区心率略慢。（**B**）交界性心动过速，心率为 82 次 / 分。（**C**）动态心电图记录到心率为 106 次 / 分的交界性心动过速伴 2 个室性早搏。第 2 个室性早搏逆传至希氏束并使交界性心动过速发生重整

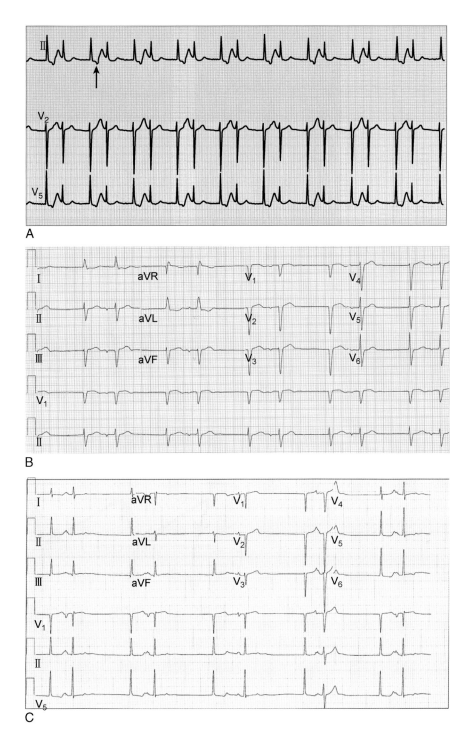

图 4.22（**A**）逆传心房导致的心室回波与房性早搏二联律的比较。图中所示为交界区心律通过房室结快径路逆传至心房（表现为短 RP 间期伴下壁导联倒置的 P 波）产生回波（箭头所示），之后又通过房室结慢径路下传至心室（表现为长 PR 间期）。这是存在房室结双径路的证据。由于介导逆传的房室结快径路处于不应期，冲动不能再次传到心房，因而未出现房室结折返性心动过速。（**B**）心电图显示交界区心律通过房室结慢径路逆传至心房（表现为长 RP 间期伴下壁导联倒置的 P 波）产生回波，之后又通过房室结快径路下传至心室（表现为短 PR 间期）。由于介导逆传的房室结快径路处于不应期，冲动不能再次传到心房，因而未出现房室结折返性心动过速。（**C**）心电图显示房性早搏二联律与交界区心律并存，可见图中 Ⅱ 导联上 P 波呈直立形态，与交界区心律产生的心房回波不同，心房回波在下壁导联通常产生倒置的 P 波

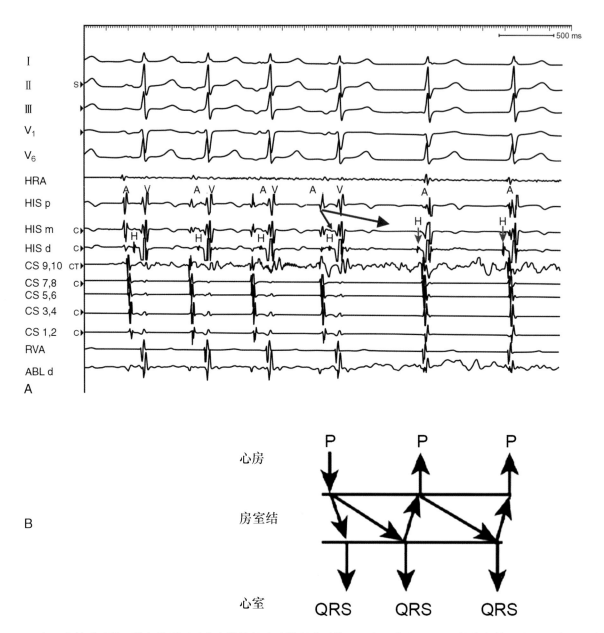

图 4.23　一次心房搏动（第 1 跳）分别通过房室结快径路及慢径路下传至心室，产生了 1：2 的房室传导（1：2 房室反应）并诱发非典型性房室结折返性心动过速，并在连续三次心搏后终止。随后是两个交界区早搏（红色箭头所示）。（B）阶梯图显示心房脉冲先经过房室结快径路下传至心室，后沿房室结慢径路下传至心室，并通过电生理检查证实导致了 1：2 的房室传导现象（1：2 反应）。（C）在射频消融手术改良房室结慢径路时，在消融有效的靶点时常会观察到以交界区心律为特征性表现的交界区反应。心房起搏通常用于确认消融时房室传导未受影响，因为改良房室结慢径路很少会导致完全性房室传导阻滞。A：心房，H：希氏束，V：心室

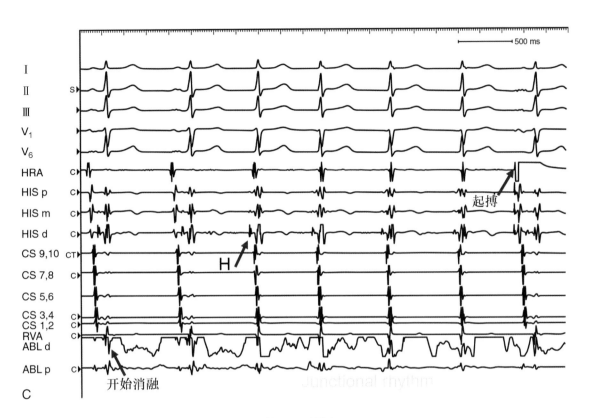

图 4.23 （续）

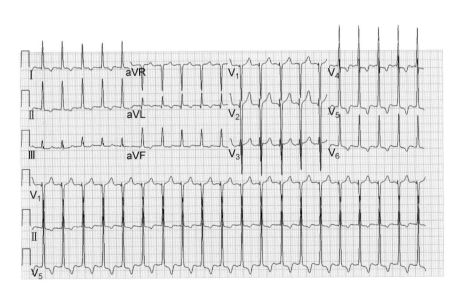

图 4.24　貌似房室结折返性心动过速的交界性心动过速。通过使用钙通道阻滞剂使心率降至 80 次 / 分后，证实图中为交界性心动过速，因为房室结折返性心动过速在使用钙通道阻滞剂后常表现为心率减慢并在数跳后终止

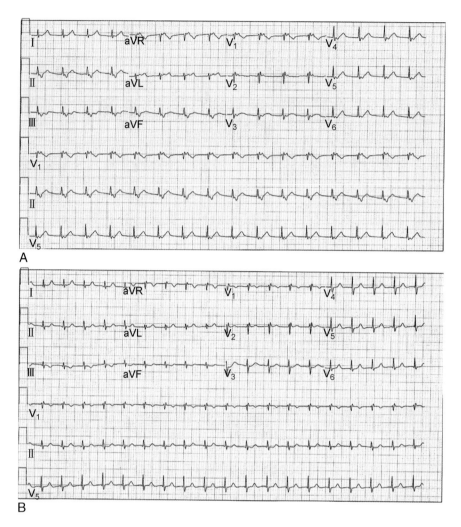

图 4.25 （**A**）图中所示短 RP′ 间期的心动过速，可能为房室结折返性心动过速（AVNRT）、房室折返心动过速（AVRT）或是伴有心房逆传的交界性心动过速。图中心率为 102 次 / 分，这对于 AVRT 以及 AVNRT 都是较为罕见的。（**B**）该心动过速的频率随后增加到 115 次 / 分，且心电图上仍没有明显可见的 P 波。这种改变不符合 AVNRT 的特征，因为 RP′ 间期（通过房室结快径路逆传至心房的时间）在 AVNRT 中通常不会改变。上述现象提示这很可能是交界性心动过速伴快频率时逆传心房阻滞

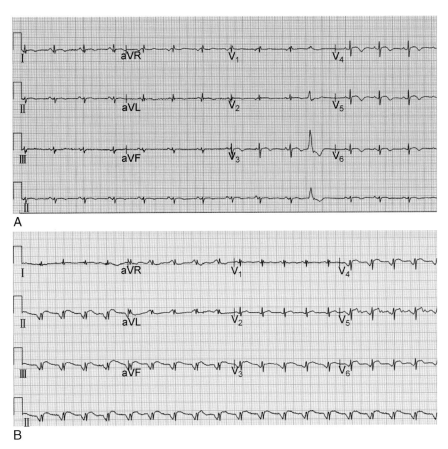

图 4.26　长 RP 间期心动过速。（**A**）基线心电图显示窦性心律且 PR 间期正常。（**B**）心动过速伴长 RP′ 间期以及下壁导联倒置的 P 波。需要鉴别诊断的心动过速包括：房性心动过速（见第 7 章）、非典型性房室结折返性心动过速（AVNRT）（见第 5 章）、持续性交界性折返性心动过速（PJRT）（见第 6 章），以及交界性心动过速通过房室结慢径路逆传至心房。短 PR 间期（100 ms）排除了房性心动过速。心动过速不能被静脉注射腺苷所终止，也不太可能是 AVNRT 或 PJRT。因而，最有可能是交界性心动过速

参考文献

1. Haas NA, Plumpton K, Justo R, Jalali H, Pohlner P. Postoperative junctional ectopic tachycardia (JET). *Zeitschrift fur Kardiologie.* 2004;93:371−380.

2. Hoffman TM, Bush DM, Wernovsky G, et al. Postoperative junctional ectopic tachycardia in children: incidence, risk factors, and treatment. *Ann Thorac Surg.* 2002;74(5):1607−1611.

5

房室结折返性心动过速

李庆 译 吴灵敏 审校

室上性心动过速

广义的室上性心动过速（SVT）是指由心房组织或房室结参与的窄 QRS 波心动过速（合并室内传导异常也可表现为宽 QRS 波心动过速）。根据 P 波到 R 波的距离，室上性心动过速可分为短 RP′ 或长 RP′ 心动过速（这里 R 指代 QRS 波）。在心动过速发作时，如果在同一心跳中 R 波到下一个 P 波的间期超过 P 波到下一个 R 波的间期，则称为长 RP′ 心动过速（框 5.1）；如果在同一心跳中 R 波到下一个 P 波的间期短于 P 波到下一个 R 波的间期，则称为短 RP′ 心动过速。根据此分类，约 90% 房室结折返性心动过速（AVNRT）和 87% 房室折返性心动过速（AVRT）表现为短 RP′ 心动过速[1]，而仅有 11% 房性心动过速表现为短 RP′ 心动过速。

房室结折返性心动过速

AVNRT 是最常见的室上性心动过速类型。据统计，女性发病率是男性的 2 ～ 3 倍，虽然任何年龄段均可发病，但该病更常见于年轻人（25 ～ 35 岁）。房室结及其延伸的解剖结构及电生理特性尚未完全明确，目前认为心动过速折返环主要包括房室结、毗邻的心房肌以及至少两条房室结径路。房室结区前上部分传导速度快（快径路）但不应期长，房室结区后下部分传导速度慢（慢径路）但不应期短。在窦性心律下，如合并房室结双径路，则激动一般沿房室结快径路传导并经希-浦系统最后下传至心室，由于激动沿快径路先到达希氏束，因此沿慢径下传的激动将遭遇希氏束不应期而不能继续向下传导（图 5.1），常见的慢-快型 AVNRT 激动沿慢径路前传而沿快径路逆传，通常情况下，房性早搏沿快径路前传受阻转而从慢径路前传至希氏束，并由快径路逆传回已恢复兴奋性的心房（逆 P 波）触发典型的 AVNRT 发作，此逆 P 波称为心房回波。如果经快径路逆传回心房的激动能沿慢径路向下继续传导将形成折返环，那么 AVNRT 将持续，直到某一个房性早搏或室性早搏插入并阻断折返环才能终止心动过速发作（图 5.2 至图 5.4）。此外，自主神经张力变化也可通过影响房室结径路（通常为慢径路）的传导特性及不应期来终止心动过速。不常见的快-慢型 AVNRT 通过快径路前传而通过慢径路逆传，慢-慢型或慢-中间径路型 AVNRT 在心动过速 RR 间期中间出现逆传 P 波可能是由慢径路及中间径路之间折返形成。心室不参与任何类型 AVNRT 折返环。在房性早搏（房早）和室性早搏（室早）之后，还可出现没有触发心动过速发作的单回波现象（图 5.5）。

框 5-1 短 RP′ 与长 RP′ 心动过速	
短 RP′ 心动过速	长 RP′ 心动过速
房室结折返性心动过速	窦性心动过速
房室折返性心动过速	房性心动过速
交界性心动过速伴心房逆传	不典型（快-慢型）房室结折返性心动过速
长 PR 间期房性心动过速	持续性交界性折返性心动过速

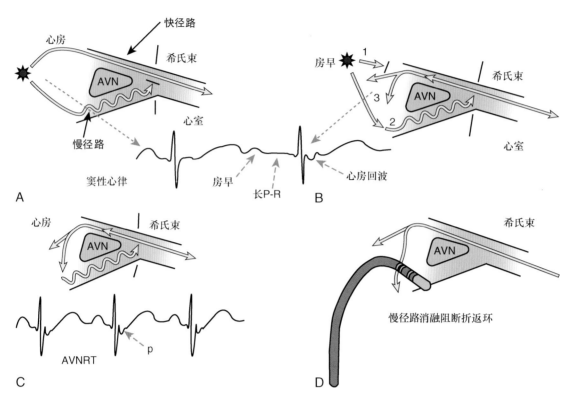

图 5.1   房室结双径路现象及 AVNRT 电生理机制。（**A**）窦房结发放冲动到达房室结快径路和慢径路。因快径路传导速度更快，激动将沿着快径路传导至希-浦系统，激动沿慢径路下传时由于房室结正处于不应期内而被阻滞；（**B**）窦性心律后的房早遇到快径路不应期不再沿快径路向下传导（1），房早可沿慢径路传导（2），房早经过希-浦系统下传至心室并同时沿快径路逆传回心房（3）导致心房除极，因此在下壁导联产生逆 P 波（心房回波），（**C**）快径路逆传回心房的激动再次沿慢径路下传，如果此时慢径路脱离不应期，将形成完整折返环并触发 AVNRT 发作，（**D**）慢径路消融区：通常位于三尖瓣低位、冠状窦开口前的区域，但约 7% 病例慢径路有左侧后延伸位于冠状静脉内，需要在二尖瓣环附近进行消融

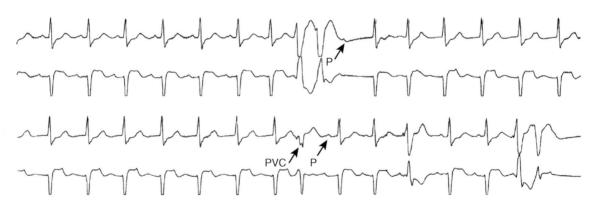

图 5.2   房室结双径路现象。心律图（顶部两行为同步记录并延续记录至底部两行）提示窦性心律下正常的 PR 间期。在成对室早后，激动沿快径路隐匿性逆向传导与窦性心律前向传导的激动相遇而使快径路传导阻滞，激动沿慢径路隐匿性前向传导而导致 PR 间期延长（第一个箭头所示），直到某一个室早逆传（第二个箭头所示）导致慢径路传导阻滞，此时激动沿已恢复传导性的快径路前传，因此 PR 间期恢复正常

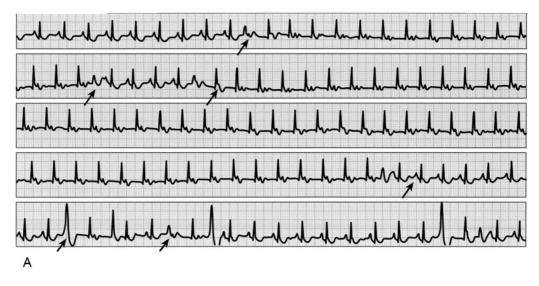

A

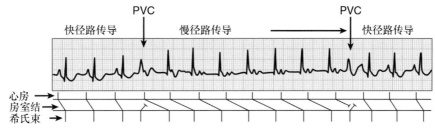

B

图 5.3 房室结双径路现象。(A)窦性心律下 PR 间期正常，室早逆传（第一个箭头所示）与窦性激动前向传导相遇而导致快径路传导阻滞，室早沿慢径路部分隐匿性传导引起 PR 间期延长。直到某一个室早逆传（第二个箭头所示），导致慢径路传导阻滞，此时快径路前向传导恢复，因此 PR 间期恢复正常，该现象在之后的心电图中反复出现。(B)阶梯图示第一个室早经房室结快径路逆传导致快径路传导阻滞，因此下一个窦性激动沿慢径路传导导致 PR 间期延长，直至下一个室早沿慢径路隐匿传导导致慢径路传导阻滞，此时窦性激动沿已恢复传导的快径路前传，因此 PR 间期恢复正常

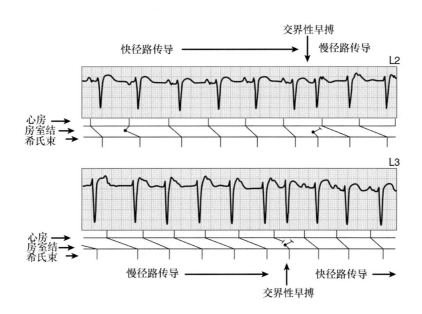

图 5.4 交界性早搏下揭示房室结双径路现象。窦性激动沿快径路前传，心律图中 PR 间期正常。交界性早搏逆向隐匿性传导至房室结快径路导致快径路阻滞，下一窦性激动沿慢径路前传导致 PR 间期延长，直至下一个交界性早搏经慢径路隐匿传导导致慢径路传导阻滞，此时激动沿已恢复传导的快径路前传，因此 PR 间期恢复正常

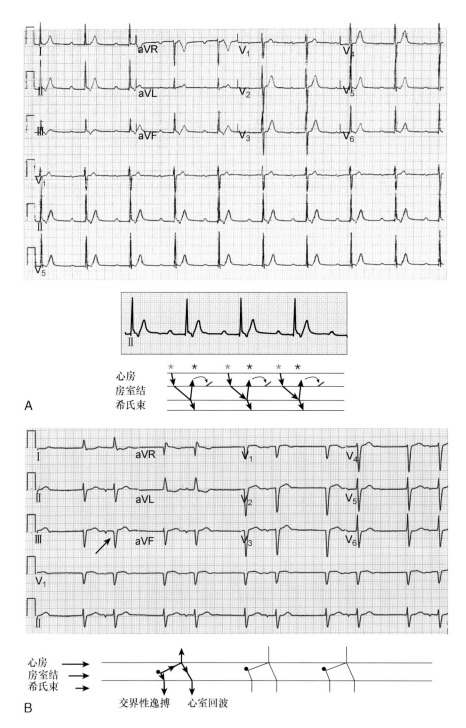

图 5.5　前传和逆传回波。（A）体表心电图示窦性心律下单个心房回波，可构成二联律，PR 间期（沿慢径路传导）较基线 PR 间期（沿快径路传导）延长，提示存在房室结双径路。阶梯图示沿慢径路前传（蓝色星号所示）和经快径路逆传回心房（红色星号所示），可产生心房回波但不能再次激动正处于不应期内的慢径路（红线所示）。因房室结折返并不完整而不能触发心动过速。（B）体表心电图示 V$_1$、Ⅱ 导联交界性逸搏沿慢径路逆传回心房形成长 RP 间期，激动继续沿快径路前传至心室并产生单个心室回波（箭头所示），并构成持续二联律模式

房室结折返性心动过速电生理特征

1. 频率：心动过速频率约为 100 ～ 280 次 / 分，但大多波动于 200 ～ 250 次 / 分，一般而言，心动过速发作时，青年患者较老年患者心率更快。值得注意的是，因为 AVRT 或房速发作时亦可达到类似频率，因此心率并不是 AVNRT 可靠的诊断标准。

2. RR 间期中 P 波的相对位置（图 5.6）：

a. 典型的 AVNRT：心动过速发作时，激动沿快径路逆传回心房，同时沿希氏束前传至心室，因此心房（逆 P 波）和心室（QRS 波）几乎同时激动。P 波和 QRS 波出现前后关系取决于快径路向上逆传回心房的速度和希-浦系统向下传导至心室的速度（在快心率下如果没有传导阻滞，P 波与 QRS 波位置相对固定）。因此，逆 P 波有以下特点：①呈负向（类似 Q 波）；②埋在 QRS 波群内（隐匿 P 波）；③更常见的是在 QRS 波群尾端（V$_1$ 导联额外的 R′ 波和下壁导联额外的 S 波），RP 间期通常波动在 - 40 ms 至 70 ms，老年人群因快径路传导功能退化 RP 间期可长于 70 ms（图 5.7 至图 5.9）。

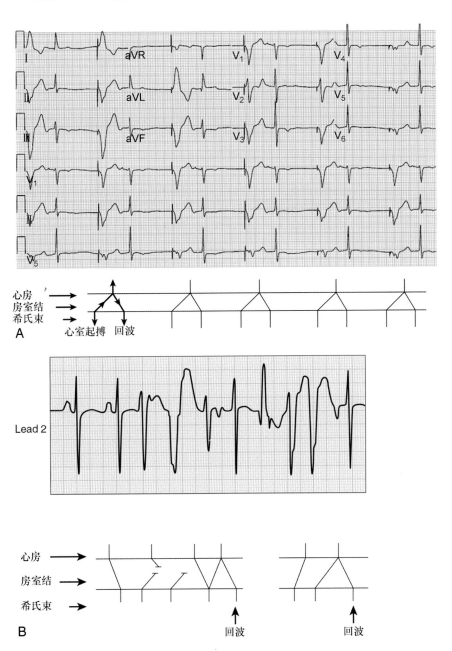

图 5.6 （A）心室激动沿慢径路逆传回心房（下壁导联 P 波倒置），形成长 RP 间期，激动可沿着房室结快径路下传至心室产生单个心室回波，并构成持续二联律模式。（B）阶梯图示第一个室早导致窦性激动前传阻滞，第二个室早沿快径路逆传阻滞，紧接着下一个窦性激动沿慢径路前传，并产生心室回波，类似现象在心电图最后成对室早中也有体现

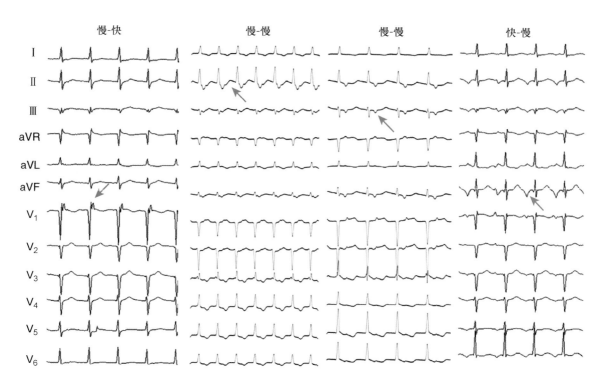

图 5.7 不同类型 AVNRT（箭头指示 P 波）。在慢-快型 AVNRT 中，P 波可埋藏在 QRS 波中或者出现在 QRS 波尾端（第一组在 V₁ 导联类似 R 波）；在慢-慢型 AVNRT 中，P 波离开 QRS 波出现在 ST-T 段，RP 间期较慢-快型 AVNRT 更长（中间两组，RP 间期取决于慢径路逆传时间而略有变化）；在快-慢型 AVNRT 中，P 波在 QRS 波之前形成长 RP 间期（最后一组）。在所有 AVNRT 类型中，P 波相对较窄，在下壁导联呈负向，而在 V₁ 导联呈正向

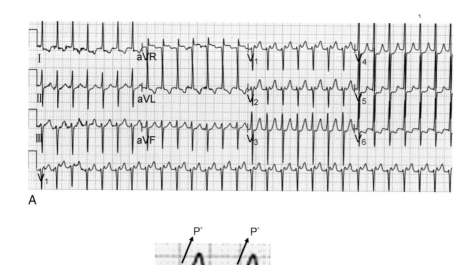

图 5.8 短 RP′ 心动过速。（A）窄 QRS 波心动过速在下壁导联 P 波不明显，V₁ 导联出现伪 R′ 波，该波在窦性心律下并不出现（箭头所示），极短的 RP′ 间期提示可能是 AVNRT；（B）心电图示窦性心律下不伴不完全性右束支传导阻滞或心动过速发作时可见的 V₁ 导联 R′ 波（箭头所示）

b. 不典型 AVNRT：不典型 AVNRT，激动沿快径路前传到心室，沿慢径路逆传回心房时间延长，将导致长 RP′ 心动过速（图 5.9）。

c. 慢-慢型或慢-中间径路型 AVNRT：极少数情况下，房室结双径路可由两条慢径路、一条慢径路 / 中间径路和一条快径路组成（图 5.10）。P 波和 R 波出现的前后顺序将发生相应变化。在慢-慢型 AVNRT 中，通常 RP 间期 ≤ PR 间期。偶尔 P 波落

在 RR 间期中间位置，如果频率在 150 次 / 分则类似于心房扑动，或者类似于侧后间隔慢传导旁路介导的心动过速（如持续性交界性心动过速）（图 5.11）。因为持续性交界性心动过速和 AVNRT 最早心房激动侧都在后间隔区域，而 AVNRT 发作时激动沿慢径路传导至上间隔（邻近希氏束），该传导时间明显长于持续性交界性心动过速，这导致在 V₁ 导联 RP 间期显著延长，在 AVNRT 发作时 V₁ 导联和下壁导联 RP

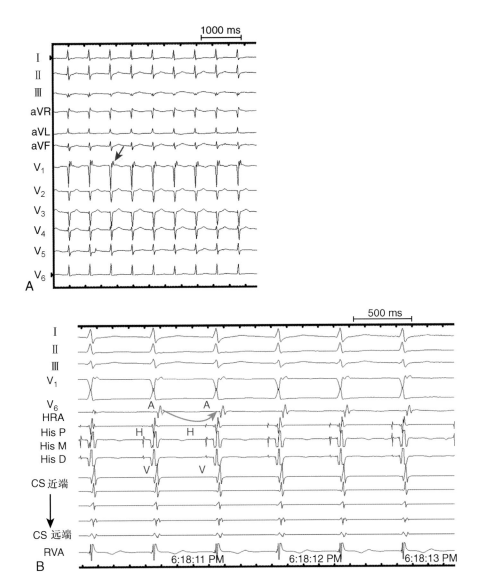

图 5.9　同一患者典型和不典型 AVNRT。（**A**）心动过速发作时 V₁ 导联可见伪 R′ 波，体表心电图示短 R′ 心动过速，心率 110 次 / 分时，RP 间期为 40 ms。V₁ 导联可见明显逆 P 波（红色箭头所示），Ⅲ 导联隐约可见逆 P 波。（**B**）心腔内电图示短 RP′ 心动过速（周长 500 ms）伴向心性逆向传导，体表心电图示 V₁ 导联 P 波及 RP′ 间期 40 ms 提示 AVNRT。在典型 AVNRT 中，激动沿慢径路传导体现在 A-H 间期，激动沿快径路传导体现在 H-A 间期（箭头所示）。电生理检查，可以通过希氏束不应期内引入室早刺激、通过心动过速发作时 A-H 间期对比心房起搏时 A-H 间期、通过逐渐延长的房早刺激触发心动过速而使 A-H 间期突然延长或者通过 Parahisian 刺激方案来确定 AVNRT。（**C**）心电图示长 RP′ 心动过速（不典型 AVNRT，红箭头指示逆 P 波）。（**D**）心腔内电图示长 RP′ 心动过速的心房逆传模式和体表心电图 P 波在下壁导联倒置，这提示不典型 AVNRT。（**E**）心动过速时沿快径路前传，沿慢径路逆传。A，心房；AVN，房室结；CS，冠状窦；H，希氏束；His D，希氏束远端；His M，希氏束中间；His P，希氏束近端；HRA，高位右房；RVA，右室心尖部；V，心室

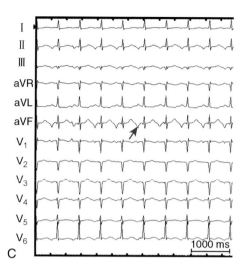

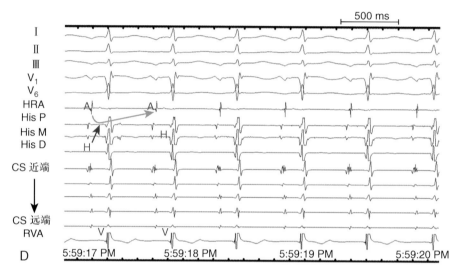

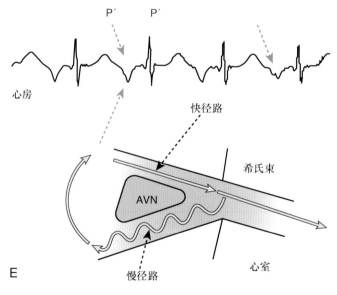

图 5.9 （续）

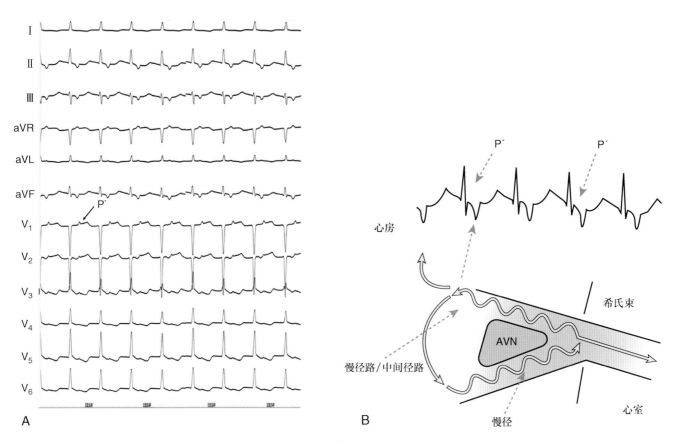

图 5.10　中间径路 RP′ AVNRT。（**A**）中间径路 RP′ 心动过速心率在 175 次 / 分时，下壁导联 P 波倒置（箭头所示），该心电图可以是不典型快-慢型 AVNRT，后间隔慢旁路介导的 AVRT 或低位心房起源的房性心动过速表现。电生理检测证实为 AVNRT。（**B**）患者有两条通道，通常房早沿中间径路前传受阻，转而由慢径路前传而触发 AVNRT。AVN，房室结

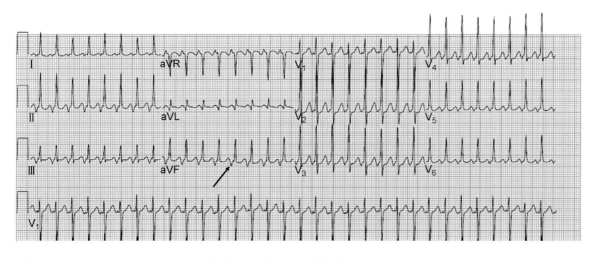

图 5.11　体表心电图示长 RP′ 心动过速。在慢-慢型和慢-中间径路型 AVNRT，逆 P 波落在 QRS 波之后的 ST-T 段（箭头所示），且 RP′ 间期较典型的慢-快型 AVNRT、持续性的交界性心动过速、低位心房起源的房性心动过速都更长

间期有显著差异，因此，如果 ΔRP 间期（V₁ 导联与 Ⅲ 导联 RP 间期差值）大于 20 ms，则提示慢–慢型 AVNRT（敏感度 71%，特异度 87%）。

3. 心动过速的起始 / 终止特点及心率变异度：AVNRT 通常由房早触发并沿慢径路下传至心室，因为此时快径路正处于不应期内，激动沿慢径路传导产生长 PR 间期（图 5.12）。此外，室早沿快径路逆传回心房也可以触发 AVNRT 发作，但激动在传回心房前被阻滞（隐匿性传导，见第 1 章）（图 5.13），这导致下一个窦性激动无法沿快径路下传，该激动将沿慢径路前传，沿快径路逆传（此时快径路已不再处于不应期）而触发心动过速。AVNRT 在起始和终止时周长往往会不一致，这是由于慢径路传导速度的变化所致。但这一现象不足以区分 AVNRT 和 AVRT，AVNRT 常由房早或室早终止，但有时候也可因为慢径路传导特性改变而终止（图 5.14），此时，心动过速终止前常伴有 PR 间期延长。

4. P 波形态和电轴：AVNRT 发作时，激动沿折返环逆传回心房，因此下壁导联 P 波倒置，如果倒置的 P 波落在 QRS 波之前将形成伪 Q 波，而在 V₁ 导联直立形成伪 R 波（图 5.15），如果下壁导联 P 波直立则不支持 AVNRT 的诊断。值得注意的是：AVRT 中经后壁或侧后壁旁路逆传或低位心房起源的房性心动过速也可产生逆 P 波。在 AVNRT 发作时，由于心房激动从间隔部传导至左右心房，因此逆 P 波将比窦性 P 波更窄。

5. 对自发室早或室早刺激的反应以及希氏束不应期内短 RP' 心动过速的鉴别：在窦性心律时，室早可经过房室结逆传回心房，当希氏束处于不应期内，如存在旁路，室早可经过旁路逆传。在 AVNRT 发作时，室早逆向传导，当希氏束处于不应期内，将无法逆传回心房。因此尽管心室激动提前，室早后 PP 间期不变，心动过速周长不变，这证明心室并不是心动过速折返环必不可少的部分；在 AVRT 发作时，室早逆向传导，希氏束不应期内，激动可经旁路逆传回心房，心房激动（逆 P 波）提前，该现象证明存在旁路，这是 AVNRT 与间隔旁路介导的 AVRT 重要鉴别点（图 5.16 和图 5.17）。

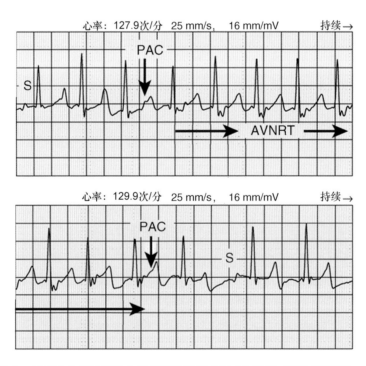

图 5.12　AVNRT 的起始和终止。体表心电图示窦性心律伴频发房早（PAC）及慢–快型 AVNRT。AVNRT 由房早经慢径路前传触发，而另一个房早致慢径路处于不应期而终止 AVNRT

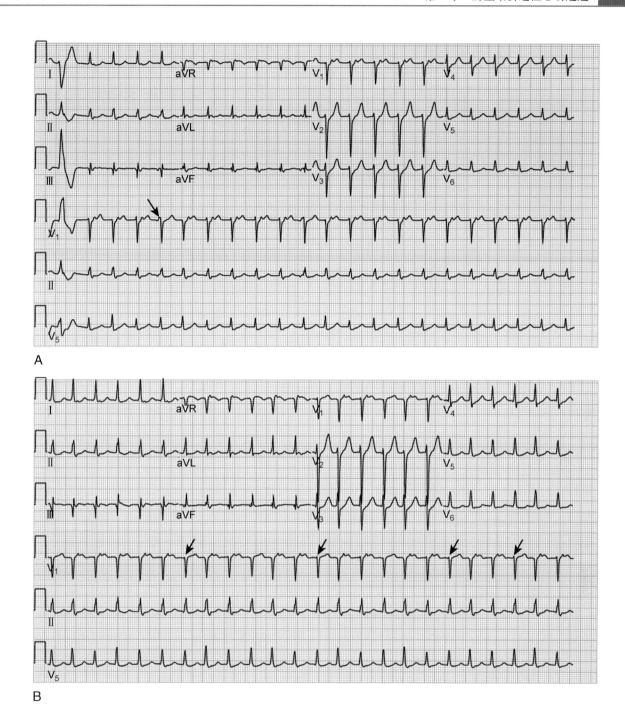

图 **5.13**　室早触发的 AVNRT（图中未展示）。短 RP′ 心动过速（AVNRT）由单个室早诱发，箭头示频发房早，发生在 QRS 波之前（**A**）或者融入 QRS 波（**B**）

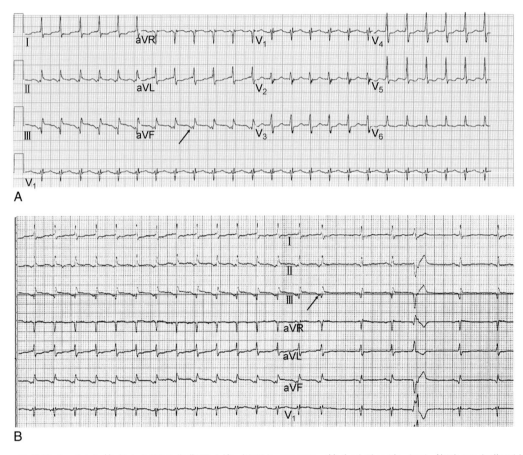

图 5.14　AVNRT 的终止。（**A**）体表心电图示非典型（快-慢型）AVNRT，箭头示逆 P 波；（**B**）伴随 RR 间期延长后心动过速自发终止，由于慢径路进入不应期，不伴 P 波提前（箭头所示），类似的终止也可见于颈动脉窦按摩和腺苷注射，通常其后紧随窦性心律减慢和（或）房室传导阻滞

6. 心动过速周长变异性：

a. 心动过速周长变化：心动过速发作时心动过速周长可发生细微变化，如果心动过速周长变化但 QRS-P 间期（室房传导时间）不变（RR 间期变化先于 PP 间期），说明心动过速折返环依赖房室结（AVNRT、AVRT 或交界性心动过速）（图 5.18），该特征可排除房速。如果 PP 间期变化先于 RR 间期变化，该特征不支持 AVNRT 诊断，多数情况下可能是房速。

b. 心动过速周长延长伴差异性传导：在频率依赖的差异性传导起始时心动过速周长突然延长（束支传导阻滞），该现象提示存在于传导阻滞同侧的房室旁路。而如果短 RP′ 心动过速，心动过速周长保持不变，则可能是传导阻滞对侧房室旁路参与的

AVRT、AVNRT 或房速。

c. 心动过速周长交替：在 AVNRT 中由于慢径路可交替性减慢传导可出现心动过速周长交替，这也可能是由于多于两条径路参与传导造成的，如慢-慢型或慢-中间型（图 5.19）。

7. QRS 波形态：

a. 宽 QRS 波心动过速：束支传导阻滞（差异性传导）可造成宽 QRS 波心动过速，常规 12 导联心电图可不显示 P 波（图 5.20 和图 5.21）。

b. QRS 波电交替：快心率下 QRS 波可发生电交替，该现象不具有特异性（图 5.22），该现象多见于顺钟向 AVRT（25% ~ 38%），少见于 AVNRT（13% ~ 23%）[2]，而在房速中不常见。

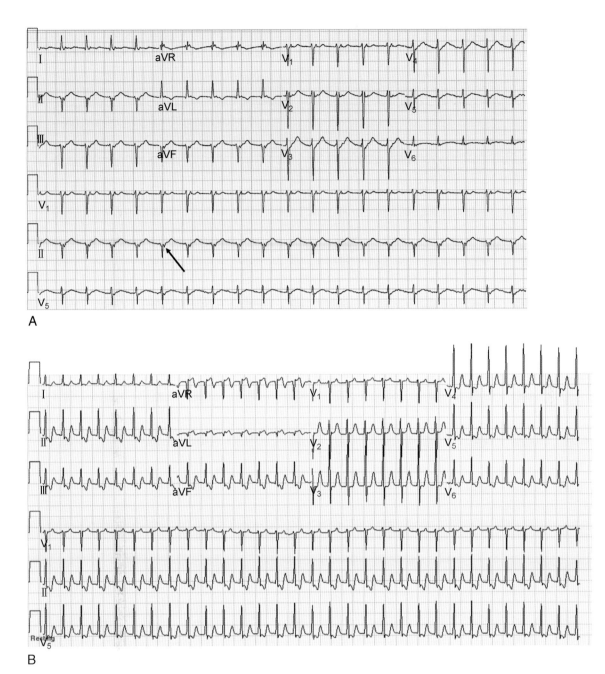

图 5.15 P 波形态和电轴。典型（慢-快型）AVNRT，心房由快径路逆传所激动；而不典型（快-慢型）AVNRT 则由慢径路逆传激动，因此逆 P 波在下壁导联负向，V_1 导联正向（伪 R 波），下壁导联负向 P 波支持 AVNRT 诊断（箭头所示）。（**A**）下壁导联负向 P 波伴短 R-P（< 70 ms）支持典型 AVNRT 诊断。因为激动同时经房间隔激动左右心房，AVNRT 时 P 波变窄；（**B**）短 RP' 心动过速伴下壁导联 QRS 波之后出现负向 P 波可能是典型 AVNRT，而更多的是 AVRT，心动过速类型需要电生理检查确定；（**C**）长 RP' 心动过速伴下壁导联正向 P 波（箭头所示）可除外 AVNRT，本例为房速心电图；（**D**）长 RP' 心动过速伴极短 PR' 间期及下壁导联正向 P 波可排外 AVNRT 及后间隔旁路介导的 AVRT。在显著 PR 间期延长（一度房室传导阻滞）时，P 波（箭头所示）延迟到下一 QRS 波起始并传导至随后 QRS 波（跳跳传导的 P 波；见图 3.2）。本例为运动试验中窦性心动过速伴明显的一度房室传导阻滞心电图

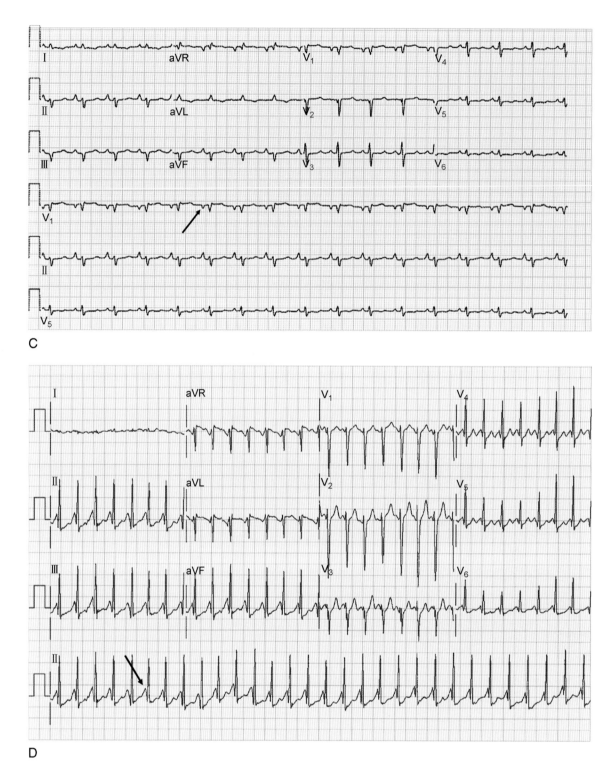

图 5.15 （续）

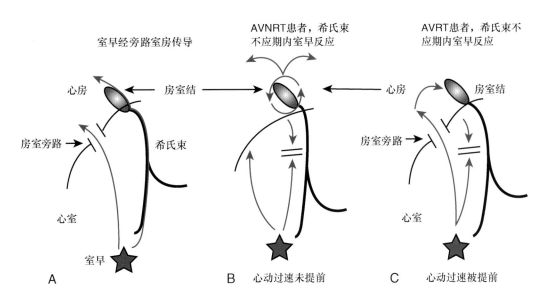

图 5.16 希氏束不应期内对室早反应或心动过速时对室早的反应。(**A**) 在窦性心律下，室早经房室结逆传心房，当希氏束处于不应期内，如果存在旁路，室早可经旁路逆传回心房；(**B**) 在 AVNRT 发作时，当希氏束不应期内，室早无法逆传回心房，因此下一个 P 波不提前且心动过速周长不变（心动过速没有被提前）；(**C**) 在 AVRT 时，当希氏束不应期内，室早经旁路逆传回心房，因此下一个 P 波提前且心动过速周长改变（心动过速被提前）

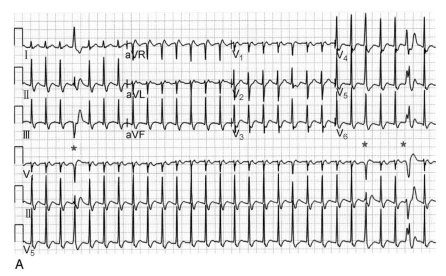

图 5.17 AVNRT 发作时希氏束不应期内室早反应。(**A**) 心电图示短 R-P′ 心动过速伴下壁导联负向 P 波及 V$_1$ 导联伪 R 波，对三个室早的反应（红色星号所示）：第 1 及第 2 个室早与室上性心动过速形成室性融合波，第 3 个室早（红色星号所示）比预期提前 50 ms 出现，但对应的 P 波没有提前，第 3 个室早发生在希氏束不应期内（HV 间期正常，为 35 ～ 55 ms），这不支持 AVRT 诊断，因为 AVRT 时希氏束处于不应期内，但逆 P 波（室早，蓝色星号所示）可经过旁路逆传而提前出现（**B**），心腔内电图示短 R-P′ 心动过速伴冠状窦近端最早激动，在希氏束不应期内引入室早将不提前 A 波，这支持典型 AVNRT，如图 5.16B 所示；(**C**) 心腔内电图示长 R-P′ 心动过速伴冠状窦近端最早激动点，在希氏束不应期内引入室早将不提前 A 波，这支持不典型 AVNRT；(**D**) 心腔内电图示长 R-P′ 心动过速伴最早激动点在冠状窦近端，在希氏束可兴奋期内引入室早没有提前 A 波，证明希氏束不是构成折返环的关键环节，提示不典型 AVNRT。A，心房；CS，冠状窦；H，希氏束；His D，希氏束远端；His M，希氏束中段；His P，希氏束近端；HRA，高位右房；RVA，右室心尖部；V，心室

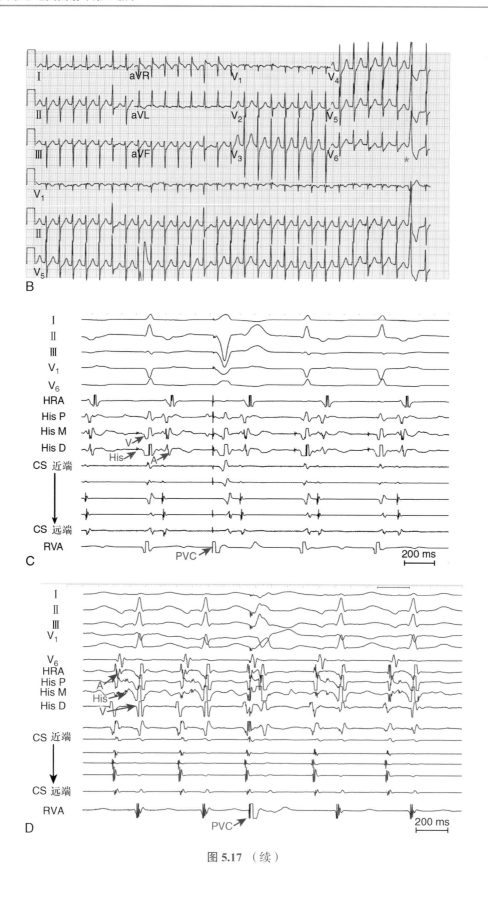

图 5.17 （续）

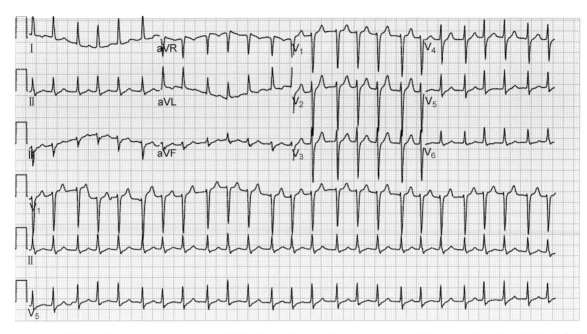

图 5.18　心动过速周长变化。心电图示 AVNRT 伴周长轻度变异。在短 R-P′ 心动过速发作时，如果心动过速周长变化但 QRS-P 时间（室房传导时间）不变，提示为房室结依赖的室上速（AVNRT、AVRT、交界性心动过速）。AVNRT 中，心动周期变化通常由慢径路传导时间变化导致

8. 左侧房室结插入端：左右心房插入端已经被证明可能参与 AVNRT 折返环形成。大约 5% 慢–快型 AVNRT，折返环前传支（慢径路）在房室结左侧后延伸（图 5.23）。目前假设左侧变异慢–快型 AVNRT 折返环快径路（右房或者左房延伸）连接房室结，而慢径路则从二尖瓣环经过冠状窦及房间隔连接至房室结，因此虽然有时需要在左房侧二尖瓣环进行慢径路消融，但往往在冠状窦内可成功消融慢径路。

9. AVNRT 伴高位或低位共径阻滞：目前认为慢快径远端连接区域位于房室结延伸区域（低位共径），但低位共径局部解剖关系仍不清楚。该区域由房室结部分参与，因此可解释典型 AVNRT（慢–快型）出现短阵传导阻滞现象，可表现为 2∶1 或高度房室传导阻滞，类似房速（图 5.24 和图 5.25），但该现象较罕见。快慢径路近端连接区域（高位共径）也可表现为 2∶1 室房传导阻滞，而高位共径较常见。

10. 窦性心律伴 1∶2 心室反应：房室结双径路患者，激动沿快径路前传至希氏束，而沿慢径路隐匿性逆向传导，但在到达心房前被阻滞。同时，隐匿性传导阻滞将导致慢径路传导阻滞，如果隐匿性逆传不发生，激动沿慢径路前传。如果隐匿性传导发生，则形成窦性心律下 1∶2 房室传导（图 5.26）。该患者电生理检查证实为 AVNRT，慢径路消融后导致心房激动仅能沿快径路下传至心室。

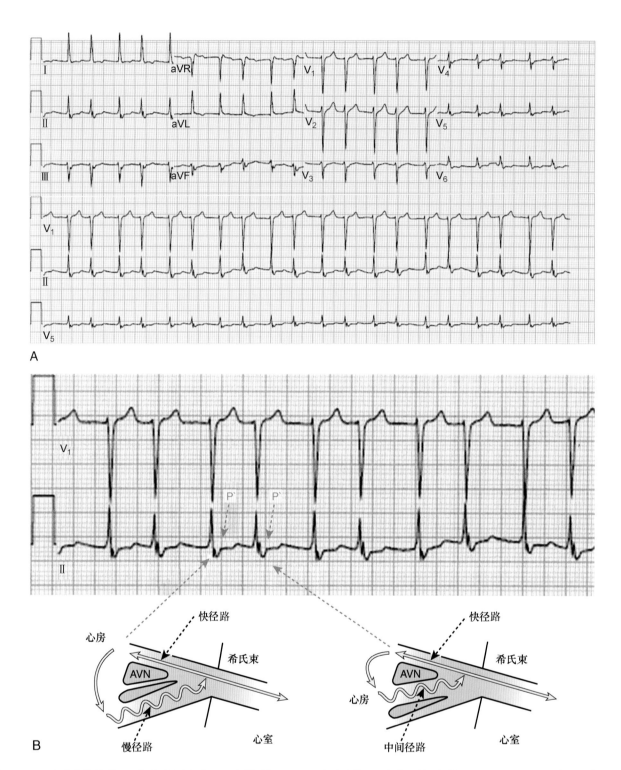

图 5.19　心动过速发作伴 RR 间期长短交替，心电图示短 R-P′ 心动过速伴 RR 间期延长或缩短。（**A**）这发生于存在两条慢径路或一条慢径路和一条中间径路，心动过速发作时，激动向下沿两条不同传导特性的径路传导时引起 PR 间期变化，因此 RR 间期变化（**B**）；而需要注意是，经过快径路逆传的 RP 间期是固定不变的。AVN，房室结

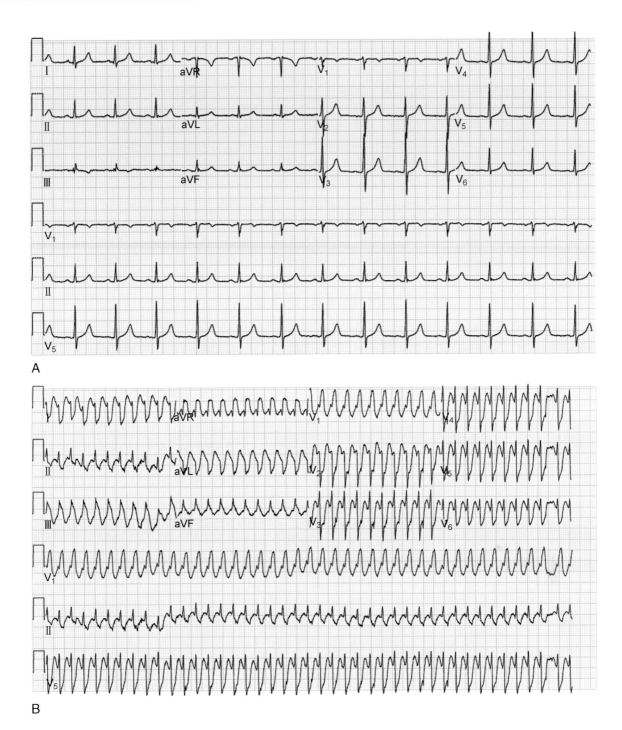

图 5.20 AVNRT 发作时频率依赖的右束支差异性传导。（**A**）基线心电图示窦性心律下 QRS 间期正常；（**B**）电生理检查中，心动过速被证实为 AVNRT 伴右束支差异性传导

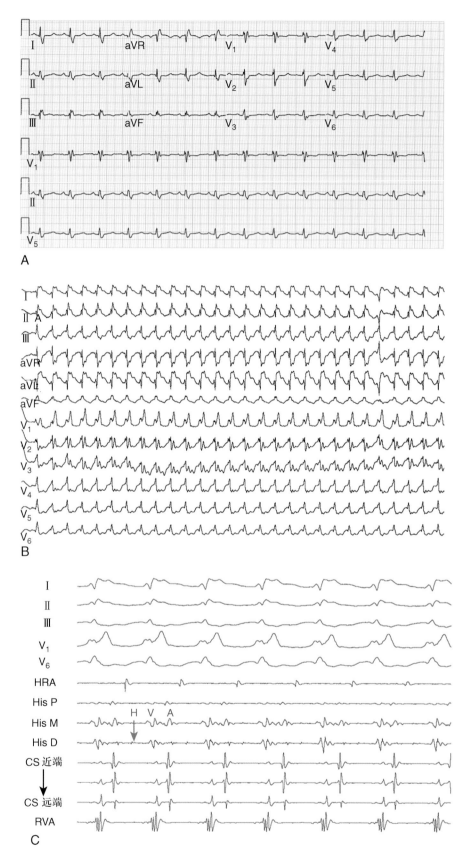

图 5.21　宽 QRS 波 AVNRT。（ A ）基线心电图示窦性心律伴右束支传导阻滞；（ B ）心动过速发作时，右束支传导阻滞持续；（ C ）电生理检查证实为典型的慢-快型 AVNRT。CS，冠状窦；His D，希氏束远端；His M，希氏束中段；His P，希氏束近端；HRA，高位右房；RVA，右室心尖部

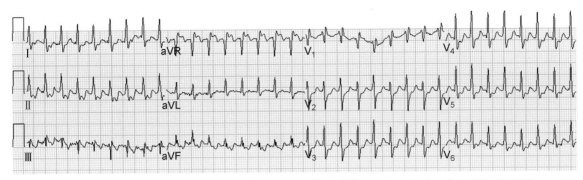

图 5.22　室上性心动过速发作时 QRS 波电交替。V_2 及 V_3 导联可见 QRS 波电交替，电生理检查证实为 AVNRT

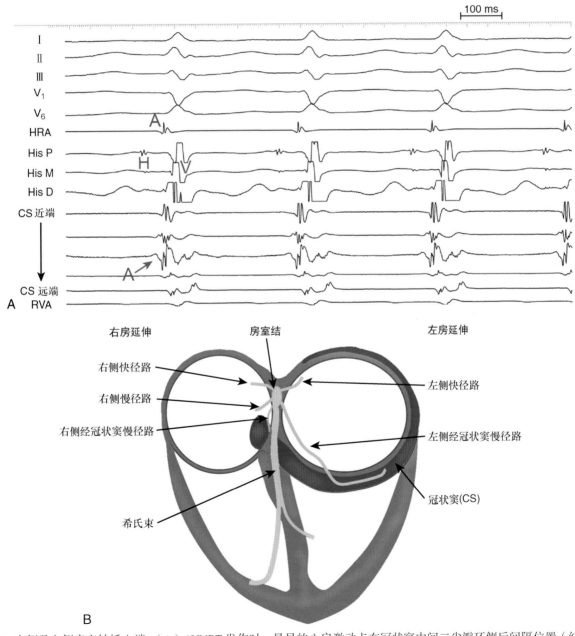

图 5.23　右侧及左侧房室结插入端。（**A**）AVNRT 发作时，最早的心房激动点在冠状窦中间二尖瓣环侧后间隔位置（红色箭头所示）。当起搏左室后测量与最早心房激动点之间间期更长且呈向心性传导，这提示为 AVNRT；（**B**）房室结插入端简图。右侧快径路插入端分布在前壁到卵圆窝，右侧慢径路插入端（后侧）在冠状窦前侧并插入冠状静脉肌束内，左侧快径路插入端通过卵圆窝连接房室结，左侧慢径路插入端延伸至二尖瓣中部及侧部并插入冠状静脉肌束经过室间隔与房室结连接。A，心房；H，希氏束；His D，希氏束远端；His M，希氏束中段；His P，希氏束近端；HRA，高位右房；RVA，右室心尖部；V，心室

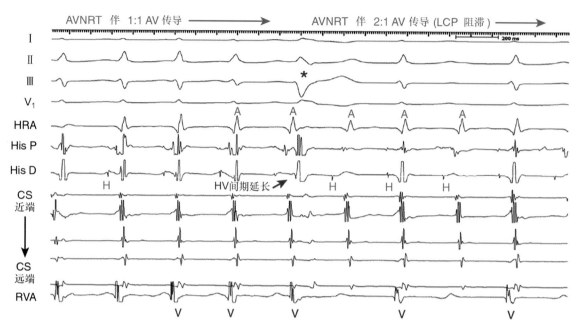

图 5.24　AVNRT 伴 2∶1 房室传导阻滞提示心室不参与折返环。心腔内电图示短 R-P′ 心动过速（心动过速周长：360 ms）呈向心性传导且下壁导联 P 波倒置，提示 AVNRT。在心动过速时，因右束支差异性传导导致 H-V 间期轻微延长（星号所示）随后伴 2∶1 房室传导阻滞，提示快心房率伴 2∶1 房室传导，该心动过速被电生理检查证实为慢–快型 AVNRT，2∶1 房室传导阻滞由低位共径（LCP）阻滞引起。A，心房；CS，冠状窦；H，希氏束；His D，希氏束远端；His M，希氏束中段；His P，希氏束近端；HRA，高位右房；RVA，右室心尖部；V，心室

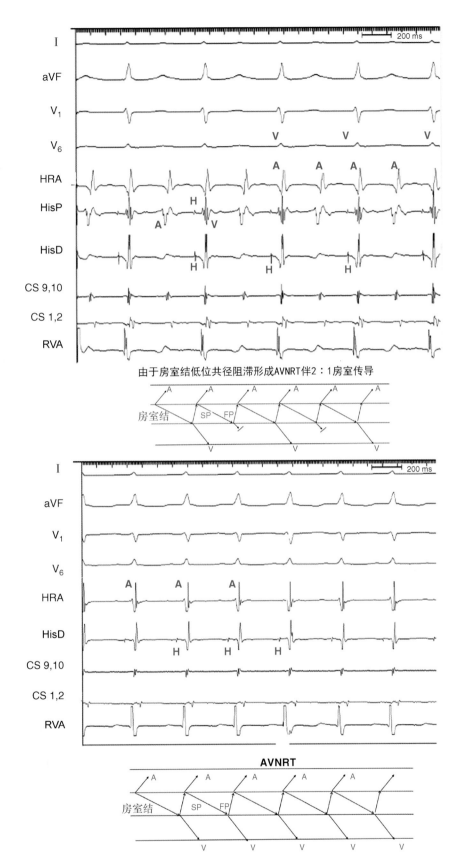

图 5.25　AVNRT 伴 1 : 1 房室传导和 2 : 1 房室传导阻滞。心腔内电图提示短 R-P' 心动过速（心动过速周长：340 ms）向心性传导且下壁导联 P 波倒置，这更支持 AVNRT 诊断。因房室结参与的低位共径阻滞，电生理检查为 2 : 1 房室传导。A，心房；FP，快径路；H，希氏束；His D，希氏束远端；His P，希氏束近端；HRA，高位右房；RVA，右室心尖部；SP，慢径路；V，心室

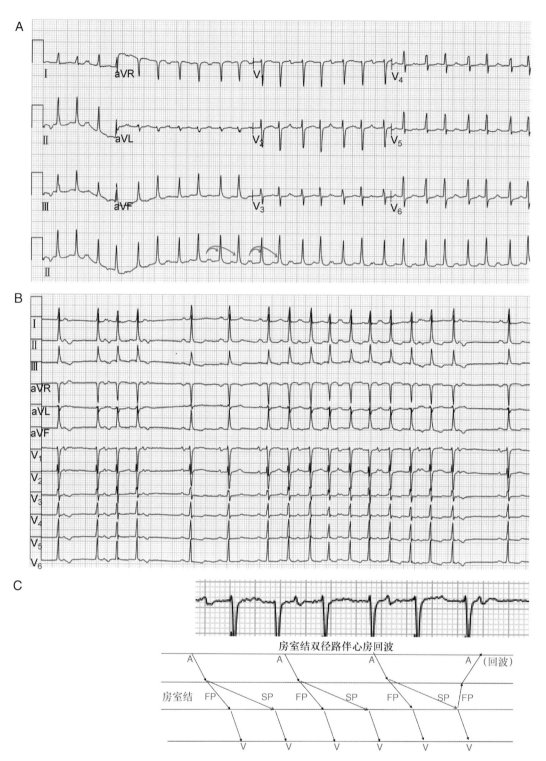

图 5.26 （**A**）心率 150 次 / 分时为窄 QRS 波心动过速。但仔细观察心房率实际为 75 次 / 分而伴长短心动周期交替。由快径路及慢径路 1∶2 交替房室传导（蓝色箭头所示），心电遥测中发现该现象；（**B**）同一患者的另一份心电图发现相似现象，（**C**）激动传导模式示意图及单个逆传心房回波。FP，快径路；SP，慢径路

参考文献

1. Kalbfleisch S, el-Atassi R, Calkins H, Langberg J, Morady F. Differentiation of paroxysmal narrow QRS complex tachycardias using the 12-lead electro-cardiogram. *J Am Coll Cardiol.* 1993;21:85−89.

2. Fox DJ, Tischenko A, Krahn AD, et al. Supraventricular tachycardia: diagnosis and management. *Mayo Clin Proc.* 2008;83:1400−1411.

6

房室折返性心动过速

雷敏 译 孙奇 审校

隐匿旁路和 Wolff–Parkinson–White 综合征和变异

旁路是由于房室环胚胎发育不良从而导致心房与心室之间纤维分离不完全的一条或多条心肌纤维。当它们通过二尖瓣或三尖瓣环将心房与同侧心室连接时，可以通过房室沟传导电激动（图 6.1）。这些旁路有些可以双向传导电激动；有些只能逆传；或者在极少数情况下，只有前传功能。只能逆行传导的旁路称为隐匿性旁路，常规心电图无法检测到这种传导的存在。当旁路仅能逆行传导（从心室到心房）时，心电图（ECG）是正常的，未见 delta 波（隐匿性旁路）（图 6.2）。因此，能够双向传导或较少见的仅能前向传导的通路被称为显性旁路束或 Wolff-Parkinson-White（WPW）综合征或预激模

式，因为常规 12 导联心电图可以检测到该通路的存在。WPW 综合征通常仅限于伴有快速心律失常和典型 ECG 异常的患者，而 WPW 模式则指伴有典型 ECG 异常的预激传导的无症状患者。从心房到心室的正常传导通过房室结（其中发生轻微的生理延迟）和希-浦系统，产生了正常的 PR 间期和窄 QRS 波。在 WPW 综合征中，由于房室结传导存在生理延迟，故心房的传导通过旁路提前到达相邻的心室（旁路在正常情况下没有传导延迟），因此部分心室被提前激动（预激），并在心电图上表现为 QRS 波起始部的顿挫波形（即 delta 波）。在 WPW 综合征中 QRS 波是通过房室结—希氏束的正常心室去极化和通过旁路的部分心室去极化的融合。旁路可以是单个的，也可以是多个的，也可位于房室环的不同位置（图 6.3）。预激的程度取决于在心室去极

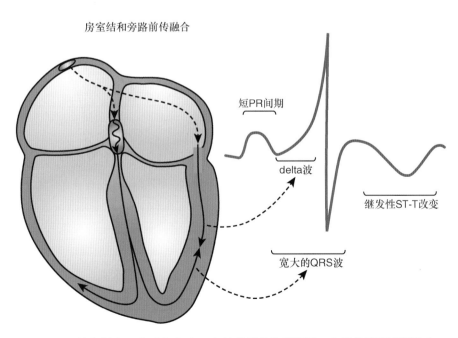

房室结和旁路前传融合

短PR间期

delta波

继发性ST-T改变

宽大的QRS波

图 6.1 在 Wolff-Parkinson-White 综合征中，由于房室（AV）结传导的生理延迟，心房传导通过旁路（AP；图中为绿色矩形），旁路通常没有传导延迟，因此心室的一部分是预先激动的，导致 QRS 波群［即 delta（δ）波］开始时出现顿挫的上抬。预激程度取决于旁路与窦房结的距离以及房室结与旁路传导快慢的特性

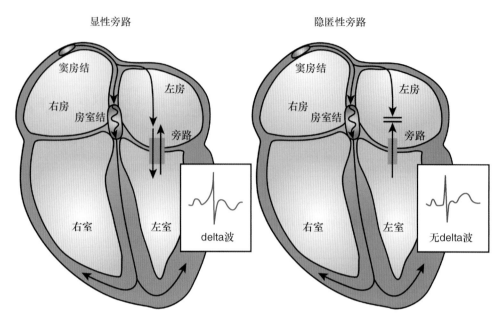

图 6.2 大约 60% 的旁路（AP）具有双向传导能力（左图：心房到心室、心室到心房）。当旁路仅能逆传（从心室到心房）时，心电图正常，未见 delta（δ）波（隐匿性旁路，右图）。在 Wolff-Parkinson-White 综合征中，只有不到 5% 的旁路仅能顺行传导。绿色矩形表示旁路；箭头表示传导途径

旁路束通过房室瓣环的解剖位置

旁路束
主动脉窦 (CS)
CS
瓣环
冠状动脉
瓣膜
心外膜脂肪垫

图 6.3 旁路通常是非常薄的肌肉束（厚度很少超过 1 ～ 2 mm），但偶尔也可以以多个丝状或宽带状组织存在。这些旁路可以斜行而不是垂直于房室沟。因此，这些纤维可在距心室嵌入点几厘米远的横向上有一个心房嵌入点。本图描述了旁路的潜在位置。图中线条描绘了沿着房室结（希氏束）到心室和沿着旁路的传导路径，在心室中碰撞产生 QRS 融合波

化过程中通过旁路和房室结传导的相对比例。旁路传导可导致 PR 间期缩短（< 120 ms）和 QRS 波增宽（≥ 120 ms），伴继发性的 ST-T 波改变。这些旁路可作为折返的基质，并可引起室上性心动过速（SVT），其折返环为房室结（心房和心室的连接点）和旁路（心房和心室的另一个连接点），这种类型的室上性心动过速被称为房室折返性心动过速（AVRT）。AVRT 是预激综合征患者中最常见的心律失常，约发生于 70% ～ 80% 有症状的 WPW 综合征患者。AVRT 通常的形式是通过房室结—希-浦系

统顺行传导到心室，并通过旁路逆行传导激动心房。这就是所谓的顺向型折返性心动过速（ORT）（图6.4）。比较少见的是（约5% ～ 10%的病例）AVRT由与ORT相反方向的电激动传导（即由心房经旁路传导至心室，再由心室通过希-浦系统和房室结传导进入心房）。因此，这是一种规则的宽QRS波心动过速（心室激动是通过插入的旁路而不是特殊传导组织）。这种类型的AVRT被称为逆向型折返性心动过速（ART）（图6.4）。与房室结不同（房室结的传导速度会随着房室率的加快而减慢，即减量传导），大部分（约90%）旁路传导速度很快，可以与心房和同侧心室共同形成折返性心动过速，旁路为折返环路（AVRT）的一端，房室结为另一端。在WPW综合征中，有大约10%的旁路表现为缓慢传导（房室结样）。通常，房性期前收缩或室性期前收缩可以进入旁路或房室结的不应期，导致单向阻滞并引发折返，进而分别导致ORT（图6.5）或ART（图6.6）。在发生心房颤动（AF）时（多达1/3的WPW综合征患者伴发AF），心房激动经旁路可迅速传导至心室，导致快速心室激动，但很少引起心室颤动（VF）和心脏性猝死（SCD）。

基于心电图的旁路的定位

大约40% ～ 60%的旁路位于左室游离壁，25%位于右侧或左侧后间隔，13% ～ 21%位于右侧游离壁，2% ～ 10%位于前室间隔，小于5%位于室间隔中部。5% ～ 10%的患者会出现多发的旁路。这些旁路的准确定位有助于评估导管消融术的成功率和风险，并制订消融术策略。我们应该慎重地认识到，只有当ECG显示出最大的预激时，才能精确地确定delta波。目前已经发表了几种关于定位旁路的算法，一般规律是，V_1 导联中delta波（QRS波群前40 ms）为正向，则旁路在左侧，V_1 导联中delta波为负向，则旁路在右侧（图6.7和图6.8）。下壁导联的正向delta波伴电轴向下提示前间隔旁路（图6.9）。电轴左偏伴 V_1 导联呈负向delta波提示右侧游离壁旁路（图6.10）。如果下壁导联的delta波为负向，则提示右侧（图6.11）或左侧（图6.12）后间隔旁路，这取决于前文所述 V_1 导联的delta波向量。Ⅱ导联中的负向delta波（且比Ⅲ导联负向程度大）和aVR导联的正向delta波提示后间隔旁路累及冠状动脉窦或心中静脉（图6.13）。在QRS波电轴右偏时，

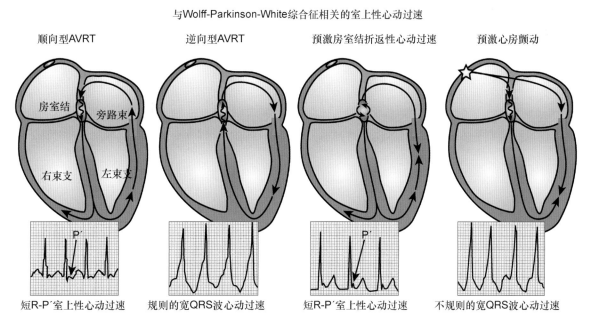

图 6.4　顺向型房室折返性心动过速（AVRT）、逆向型房室折返性心动过速（AVNRT）、左侧旁路预激房室结折返性心动过速（AVNRT）和预激性房性心动过速或房颤（AF）的折返回路示意图。在顺向型AVRT时，房室结-希氏束发生顺行传导，旁路发生逆行传导。在逆向型AVRT时，旁路发生顺行传导，房室结-希氏束发生逆行传导。在预激AVNRT时，房室结慢、快路径上出现折返，通过希氏束和旁路向心室顺行传导，导致QRS融合波。在房颤伴预激时，心房的快速激动通过希氏束和旁路向心室顺行传导，导致QRS融合波。绿色矩形表示旁路；箭头表示传导途径

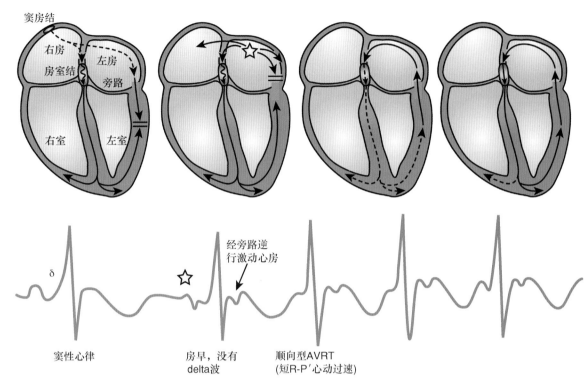

图 6.5   顺向型房室折返性心动过速（AVRT）是一种大折返性心动过速，在沿正常房室传导系统顺行传导至心室，并经旁路逆行传导至心房的过程中，具有解剖学上明确的回路。房早（PAC）或室早的脉冲通常可进入旁路的不应期，引起单向阻滞并引发折返，并导致顺行型 AVRT。第一个波形展示了窦性心律中的预激，随后是房早，它进入旁路的不应期。激动通过房室结和传导组织到达心室，并通过旁路逆行激动心房（第 3 个波形），并开始折返激动，从而导致顺向型心动过速（第 4 个波形）。绿色矩形表示旁路

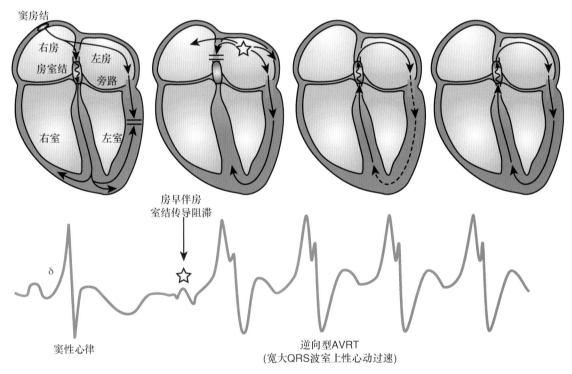

图 6.6   逆向型房室折返性心动过速（AVRT）或逆向型折返性心动过速是一种大折返性心动过速，是具有解剖定义的回路，沿旁路（AP）顺行传导至心室，并经正常房室传导系统（AV）逆行传导至心房。通常房早或室早进入房室结不应期，引起单向阻滞并引起折返，从而导致逆向型折返性心动过速。第一个波形表现为窦性心律预激，其后跟随着房早，进入房室结不应期（第 2 个波形）。脉冲经旁路顺行传导至心室，经房室结（第 3 个波）逆行传导至心房，启动广泛的循环往复室折返性心动过速（第 4 个波）。绿色矩形表示旁路

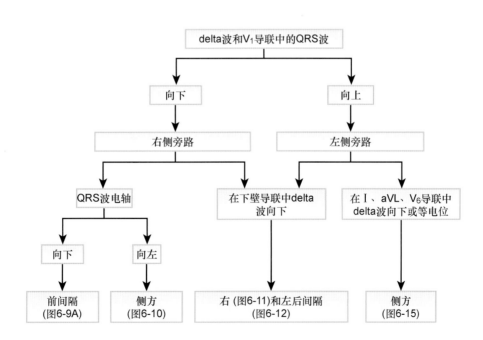

旁路束通过二尖瓣和三尖瓣瓣环的位置及其12导联心电图的delta波极性

前间壁
(V₁−或±,下轴)
图5-18

中段室间隔
(V₁−, aVF+, QRS <0°)
图5-18

His

右侧壁
(V₁−,左轴)
图5-19

二尖瓣

AVN

二尖瓣

左侧壁或前侧壁
(V₁+, Ⅰ和aVL−,下壁导联+)
图5-21

右后间隔
(下壁导联−)
图5-13和5-15

左后(冠状静脉窦/中心静脉)
(Ⅱ−, aVR+)

右后间隔/后壁
(V₁+, Ⅰ−或±,下壁导联−)
图5-20

图 6.7　几个算法已被发表用于判断旁路的位置，一般来说，V_1 导联表现为正向的 delta 波（QRS 波的前 40 ms）提示左侧旁路（AP）；反之，V_1 导联呈负向 delta 波提示右侧旁路。下壁导联的正向 delta 波伴电轴向下表示前间隔的旁路；电轴左偏伴 V_1 导联呈负向 delta 波提示右侧游离壁旁路；如果下壁导联的 delta 波为负向，则表示后间隔旁路，右侧或左侧则取决于 V_1 导联的 delta 波向量。Ⅱ 导联负向 delta 波（且比 Ⅲ 导联负向程度大）和 aVR 导联正向 delta 波提示后间隔旁路累及冠状动脉窦或心中静脉（MCV）。Ⅰ、aVL 和 V_6 导联 delta 波呈负向（QRS 波电轴右偏），V_1 导联 delta 波呈正向，提示左侧游离壁或前外侧游离壁旁路

delta波和V₁导联中的QRS波

向下

向上

右侧旁路

左侧旁路

QRS波电轴

在下壁导联中delta波向下

在Ⅰ、aVL、V₆导联中delta波向下或等电位

向下

向左

前间隔
(图6-9A)

侧方
(图6-10)

右 (图6-11)和左后间隔
(图6-12)

侧方
(图6-15)

图 6.8　根据 Wolff-Parkinson-White 综合征 delta 波矢量在 12 导联心电图上定位旁路的常用指南

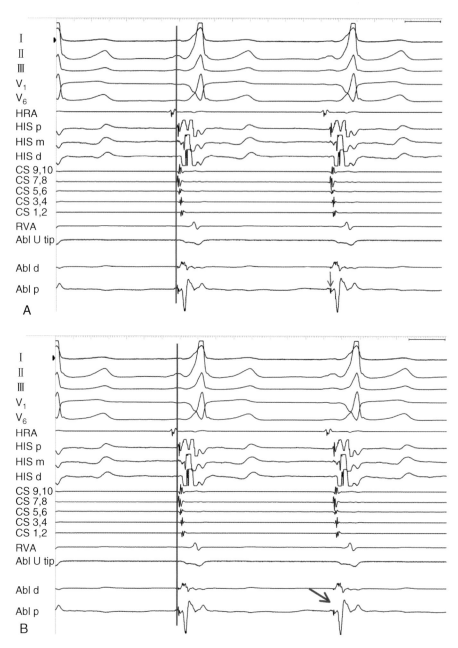

图 6.9 （A）12 导联心电图示 V₁ 导联呈负向 delta 波，结合电轴向下提示前间隔旁路（红色箭头表示旁路电位）。（B）消融导管的心内电图显示希氏束旁的提前激动电位（红色箭头）。电位需要被明确是代表心房、希氏束还是心室的除极。（C）冠状窦快速起搏可以区分心房、希氏束和心室电位。旁路电位（星号）早于心室去极化。第二次冠状窦起搏时旁路处于不应期，消融导管远端上希氏束电位清晰可见。红线表示 QRS 波起始。（D）回撤消融导管，但在心室最早去极化部位仍可记录到希氏束电位。红色星号表示希氏束电位。（E）冷冻消融消除了由希氏束旁旁路引起的 delta 波。红色星号表示预激消失。（F）右前斜位（RAO）图显示在前间隔区旁路消融过程中，消融导管紧邻希氏束导管。（G）左前斜位（LAO）图显示在前间隔区旁路消融过程中，消融导管紧邻希氏束导管。ABLd，消融导管远端；ABLp，消融导管近端；ABL U tip，消融导管远端单极电图；CS，冠状静脉窦；HIS d，希氏束远端；HIS m，希氏束中段；HIS p，希氏束近端；HRA，高位右房；RVA，右室心尖部

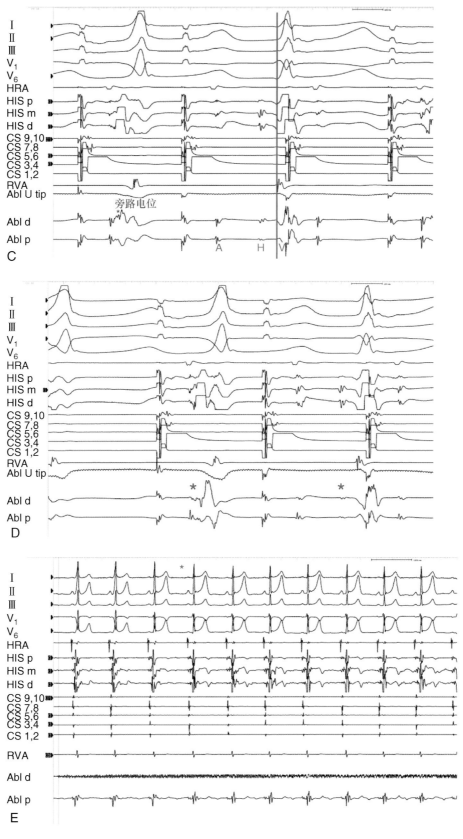

图 6.9 （续）

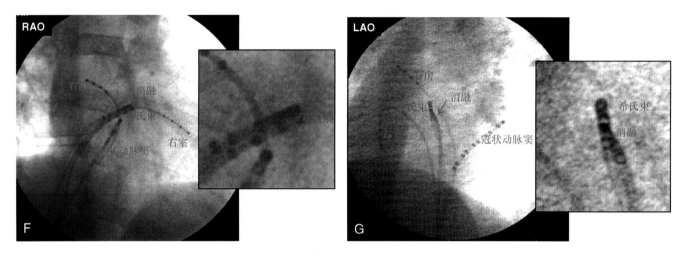

图 6.9 （续）

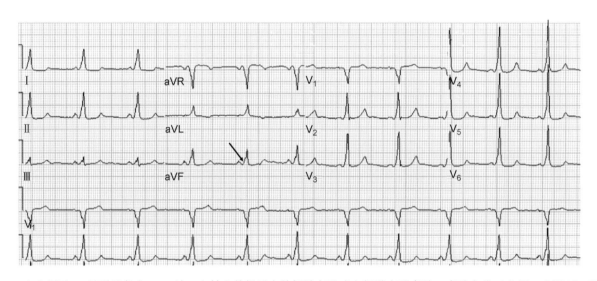

图 6.10 心电图示 V₁ 导联呈负向 delta 波，电轴左偏提示右前侧游离壁或右侧游离壁旁路。旁路定位于右侧三尖瓣环。箭头表示 delta 波

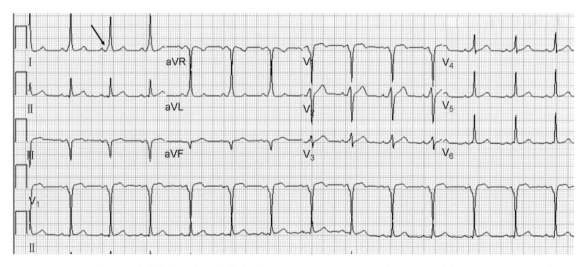

图 6.11 心电图示 V₁ 导联 delta 波为负向，提示右侧旁路。Ⅲ 导联和 aVF 导联呈负向 delta 波提示后间隔或后侧旁路。箭头表示 delta 波

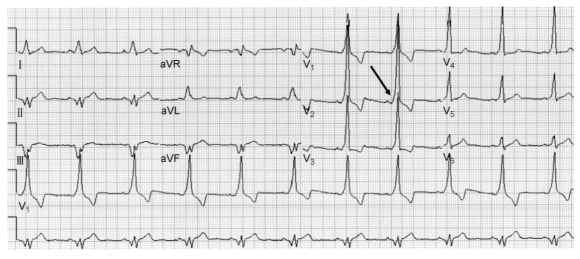

图 6.12　心电图示 V_1 导联 delta 波正向，下壁导联 delta 波负向，提示左侧后间隔旁路。箭头表示 delta 波

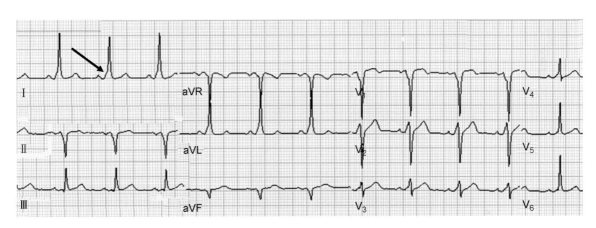

图 6.13　心电图示 Ⅱ 导联 delta 波较 Ⅲ 导联更负，提示传导路径位于冠状动脉窦或心中静脉。箭头表示 delta 波

Ⅰ、aVL 和 V_6 导联 delta 波呈负向，V_1 导联 delta 波呈正向，提示旁路位于左侧游离壁或左前侧游离壁。图 6.14 示左前侧游离壁旁路参与的 ORT。

隐匿性旁路

值得注意的是，由于左侧旁路距离窦房结较远，因此在电激动通过正常途径到达前，左侧旁路可能无法提前激活左心室。或者，房室结传导的速度足够快，可以在电激动通过较远的左外侧旁路到达心室之前刺激整个心室肌（图 6.14B）。因此，基线心电图可以不显著，或者显示轻度预激，PR 间期正常，心电图上没有 delta 波。只有当房室结传导因自主神经张力改变或窦性心动过速（如运动时）或房性心律失常而相对缓慢时，这些旁路才会表现出来。

这就是所谓的潜伏 WPW 综合征。图 6.15 显示了发生 AVRT 的轻度预激患者的心电图。图 6.16 显示了发生 ORT 的轻度预激患者的心电图（图 6.16B）。心内记录显示在 SVT 期间二尖瓣环外侧最早出现心房激动（图 6.16C）。患者在不同场合出现了 ART（图 6.16D）。图 6.17 为表现为轻度预激的右侧旁路，其后间隔位置在 ART 之前无法确定。

顺向型房室折返性心动过速中束支传导阻滞对心动过速周期长度的影响

当患者在顺向型房室折返性心动过速（ORT）时发生束支传导阻滞（BBB）的部位与旁路同侧时，心动过速通常会减慢，因为从希氏束传导到心室的顺行电激动必须经过对侧束支和心室，然后经旁路

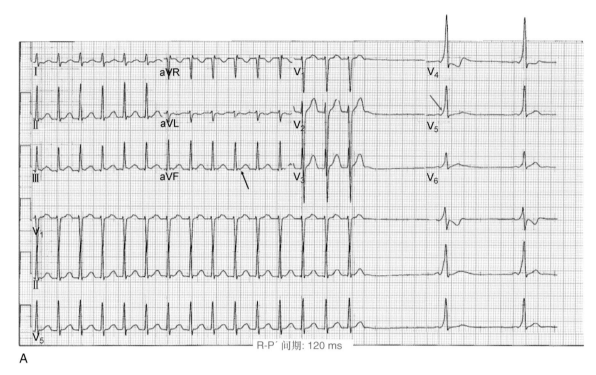

A

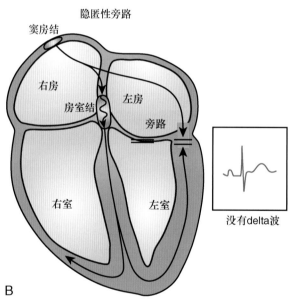

B

图 6.14 （**A**）心电图示自发性终止的短 R-P′ 心动过速。RP′ 间期大于 70 ms，提示房室折返性心动过速，而不是房室结折返性心动过速。黑色箭头表示逆行 P 波。后 2 次心跳呈窦性节律，V₁ 导联呈正 delta（δ）波，Ⅰ、aVL 和 V₆ 导联呈负向 delta 波（电轴右偏），提示左侧或左前侧游离壁旁路。红色箭头表示 delta 波。（**B**）隐匿性旁路：左侧旁路距离窦房结较远，当窦性激动到达旁路（AP）时，房室结的电激动可到达旁路嵌入处相邻的心室心肌，部分患者无法预激。然而，房性或室性早搏可以通过这些旁路引起顺向型折返性心动过速或逆向型折返性心动过速

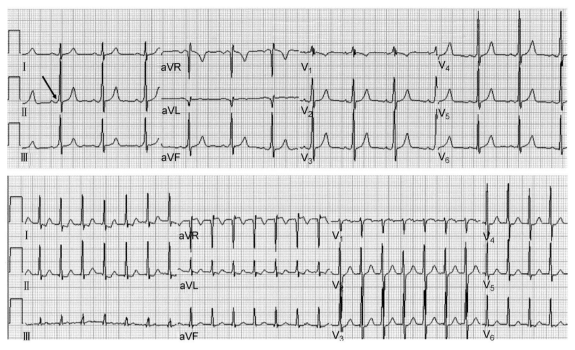

图 6.15　基线心电图示 V$_1$ 导联和下壁导联正向 delta 波（箭头）。aVR 和 aVL 导联的负向 delta 波表明旁路位于中间位置。患者表现为折返性心动过速（下面心电图）。旁路位于二尖瓣环的前外侧

（AP）传导至同侧心室和心房。这使从房室结到 AP 的电传递时间延长了 30 ~ 50 ms，因此在同侧束支传导阻滞时，心动过速周期时间（CL）延长（图 6.18）。然而，如果同一患者在旁路位置的对侧发生束支传导阻滞时，心动过速周长不会改变，因为束支在 ORT 时不参与顺行传导。

Wolff–Parkinson–White 综合征的房性心律失常及心脏性猝死（SCD）的风险

心室颤动（VF）引起 SCD 是 WPW 综合征的一种罕见表现，发病率为 0.09% ~ 0.13%。高危患者包括具有快速传导功能的旁路（1：1 房室传导频率通常 > 250 次 / 分）以及多条旁路患者。SCD 可以是这些 WPW 综合征患者的首发表现，约占这些患者的 50%。图 6.19 显示了一名无症状患者的心电图，该患者表现为房颤和快速心室反应，后来转化为 VF。心电图上的伪迹提示快速性心律失常时灌注不足引起的脑缺氧进而导致全身性惊厥。除颤后的心电图（图 6.12）显示左后间隔旁路，后成功消

融。仔细检查 ECG 是必要的，在相对规则的宽 QRS 波心动过速中识别预激，因为它可以模拟室性心动过速。图 6.20A 显示房颤和心房扑动期间 QRS 波心室率的细微变化，伴有模糊的上抬。几分钟后复查的心电图显示房颤期间有预激前传（图 6.20B）。伊布利特药物复律后的心电图显示窦性心律伴 V$_1$ 导联 delta 波为正向，Ⅲ 和 aVF 导联 delta 波为负向（图 6.20C）。旁路定位于二尖瓣环后间隔处。心房扑动或房性心动过速也可通过旁路快速前传（图 6.21）。

间歇性预激

在 WPW 人群中，22% 的受试者初始心电图中没有预激表现，40% 的受试者初始心电图有预激表现，但随后的心电图无预激表现。间歇性预激是由于旁路的年龄相关性退行性改变引起的，通常这些旁路具有较长的不应期。间歇性预激提示旁路无法快速传导至心室，在快速房颤或心房扑动（房扑）等快速房性心律失常发作时诱发室颤的风险较低（图 6.22）。低风险的一个重要标志是，由于旁路的长前传不应期，运动中心电图的预激成分消失（图 6.23）。

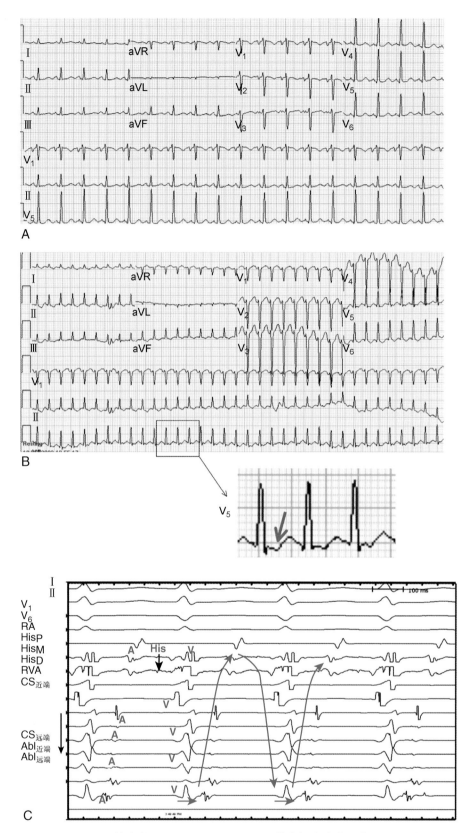

图 6.16 隐匿型 Wolff-Parkinson-White 综合征。Wolff-Parkinson-White 综合征患者的基线心电图（ECG）未显示任何预先激动的证据。（**A**）在电生理检查中，快速心房起搏显示 delta 波。（**B**）同一患者心电图表现为顺向型折返性心动过速。除 V$_5$ 导联外，逆行 P 波不明显。负向 P 波提示可能存在左侧旁路（AP）。（**C**）顺向型折返性心动过速的心内电图记录显示，最早心房激动出现在置于二尖瓣环外侧的消融导管处。红色箭头表示激动传导的路径，从左心房（A）顺行经房室结到希氏束（His）再到心室（V），然后经二尖瓣环外侧旁路返回心房。（**D**）同一患者的心电图显示逆向型折返性心动过速，V$_1$ 导联顿挫上抬，I 导联和 aVL 导联呈等电位 delta 波。下壁导联呈正向 delta 波（箭头）。旁路定位于二尖瓣环外侧

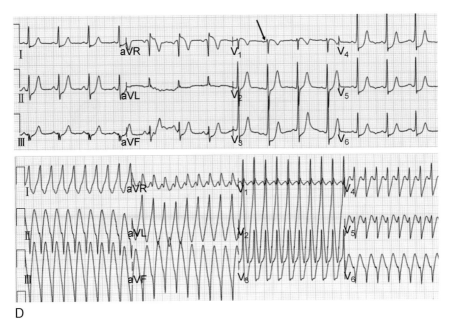

图 6.16（续）

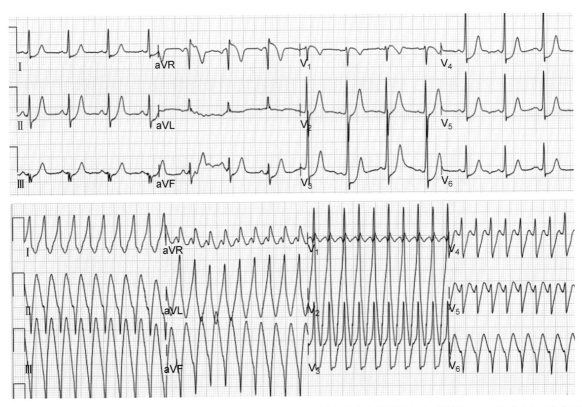

图 6.17　基线心电图示窦性心律，Ⅱ导联预激程度较低。下面的心电图示逆向型折返性心动过速，V_1导联 delta 波为正向，下壁导联 delta 波为负向

束支传导阻滞对心动过速心率的影响

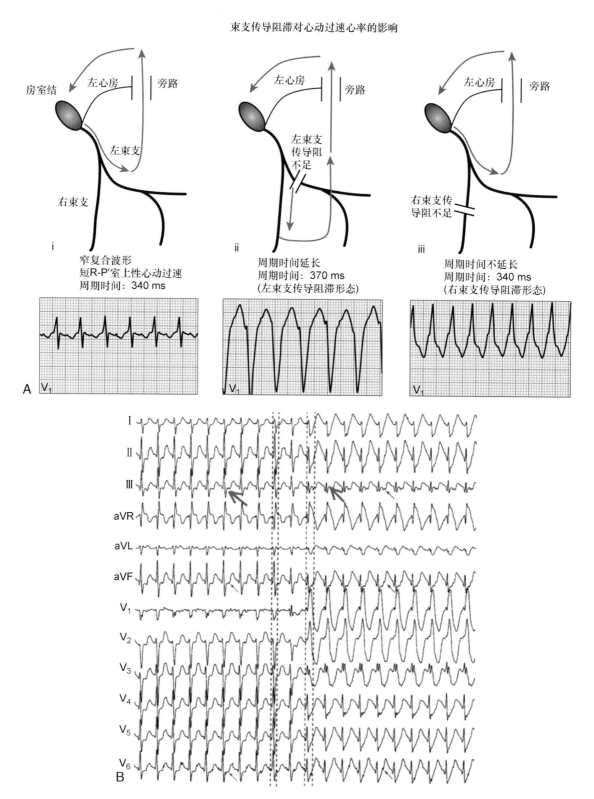

图 6.18 （A）（i）左侧旁路患者周长（CL）为 340 ms 的短 R-P′顺向型折返性心动过速（ORT）。来自左心房的电激动沿房室（AV）结、希氏束和左束支（LBB）下行，再经旁路（平行垂直线）返回到左心房。（ii）心动过速在左束支传导阻滞（LBBB）异常时减慢，因为从希氏束的脉冲传递到右束支（RBB），然后通过心肌从右心室到左心室再到左心房，从房室结到旁路的激动传递时间延长了 30 ～ 50 ms，因此在同侧束支传导阻滞期间心动过速周长延长。（iii）同一患者出现右束支异常，但心动过速周期时长没有改变，因为右束支不参与顺向型折返性心动过速（ORT）的情况下，电传导通路不受影响。因此，心动过速频率在本质上保持与窄波形 ORT 相似。（B）顺向型房室折返心动过速使用右侧隐匿性间隔旁路的心电图。注意 ST-T 波段内的 P 波（箭头）（短 R-P′间期）。也可以观察到缺血性 ST 段压低。心电图右侧出现功能性右束支传导阻滞（RBBB），同时 R-P′（室房）间期延长，提示室上性心动过速（SVT）时室房逆行传导是由右侧旁路介导的。虚线表示 QRS 波和 P 波[3]

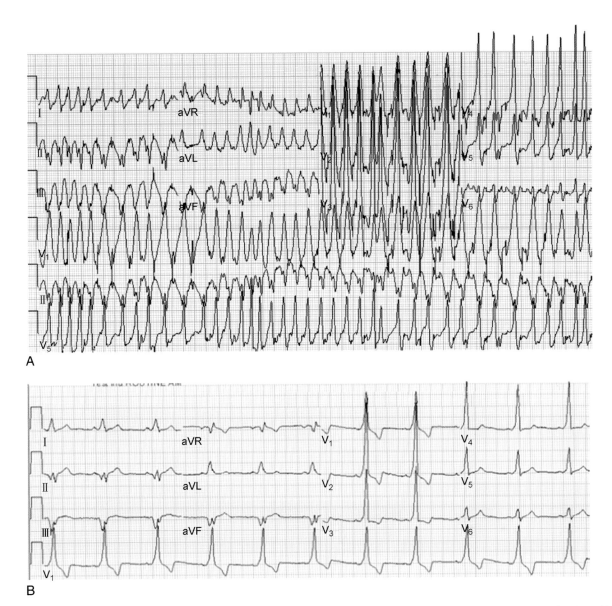

图 6.19　1 例无症状患者心电图表现为快速不规则宽 QRS 波心动过速，$V_1 \sim V_5$ 导联粗顿上抬，伴随着 QRS 波振幅和持续时间变化。然而，每条导联的 QRS 矢量保持不变。这提示心房颤动和通过旁路快速传导引起的快速心室反应。心律后来转为心室颤动。患者被连续两次 360 J 的双相直流电除颤复苏。复苏后的心电图（图 6.12）显示左侧后间隔旁路，后被成功消融

多发性旁路

5% ～ 10% 的患者存在多个旁路，其中以 Ebstein 畸形患者居多（10% ～ 38%）。在室上性心动过速时，旁路可作为折返环的一侧进行传导，房室结或另一条旁路作为另一侧传导。如果旁路在解剖上很接近，心动过速可能变化不大，在 12 导联心电图上很难诊断。如果在 ART 过程中，当激动从一条旁路切换到另一条旁路时，QRS 波的形态发生变化，心动过速频率发生变化，则可能出现涉及两种不同途径的逆向型心动过速（图 6.24 和图 6.25）。当心动过

速只涉及旁路时，则 SVT 可较快，可诱发室速，并有发生心脏性猝死的风险。图 6.25A、B 为一例患者合并 2 条旁路的心电图。

先天性异常和遗传性 Wolff–Parkinson– White（WPW）综合征

WPW 综合征可以是家族性的，可发生于先天性心脏病，如 Ebstein 畸形（图 6.26），并与多条旁路相关。遗传性心肌病，如肥厚型心肌病，由 γ2 调控亚基单磷酸腺苷活化蛋白激酶 *PRKAG2* 和 *PRKAG3*

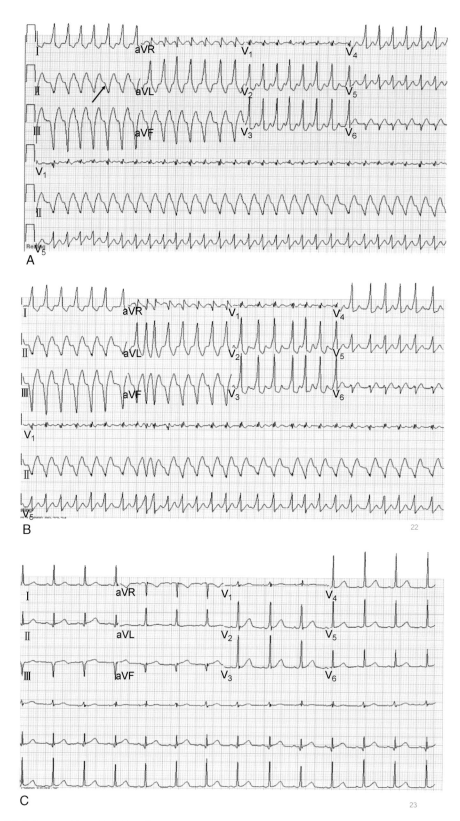

图 6.20（**A**）心电图示宽 QRS 波心动过速，胸导联（V₂ ～ V₅）顿挫上抬，下壁导联（箭头）压低。心动过速呈规律性，类似单形性室性心动过速。然而通过仔细测量，心动过速的周长是不固定的。（**B**）几分钟后，心电图显示不规则的宽 QRS 波心动过速，胸导联（V₂ ～ V₅）顿挫上抬，下壁导联压低。这是心房颤动通过旁路快速前传激动心室。静脉注射伊布利特终止心动过速。（**C**）ECG 示药物复律后的窦性心律，V₁ 导联 delta 波为正向，Ⅲ 和 aVF 导联 delta 波为负向。旁路定位于二尖瓣环后间隔处

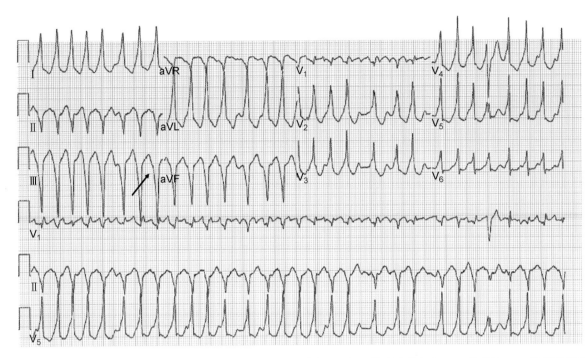

图 6.21　心电图示下壁导联呈负向 delta 波的非典型心房扑动（箭头）。由于扑动波的存在，V_1 导联的 delta 波极性不明显。旁路未能经间隔入路于三尖瓣环右后间隔侧或二尖瓣环左后间隔侧消融成功，经主动脉逆行入路消融二尖瓣环后间隔旁路成功

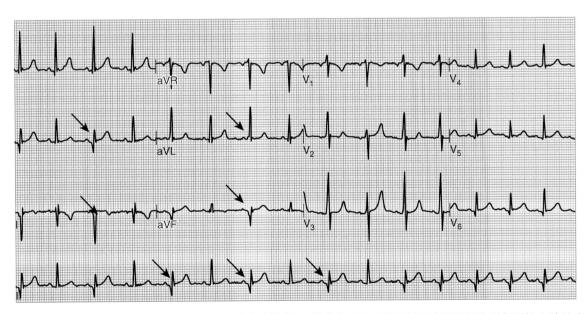

图 6.22　间歇性预激。心电图示窦性节律伴间断预激波（箭头）。该旁路不太可能通过心室引发逆向型折返性心动过速，也不太可能在房性心动过速、房扑或房颤时快速前传激动心室

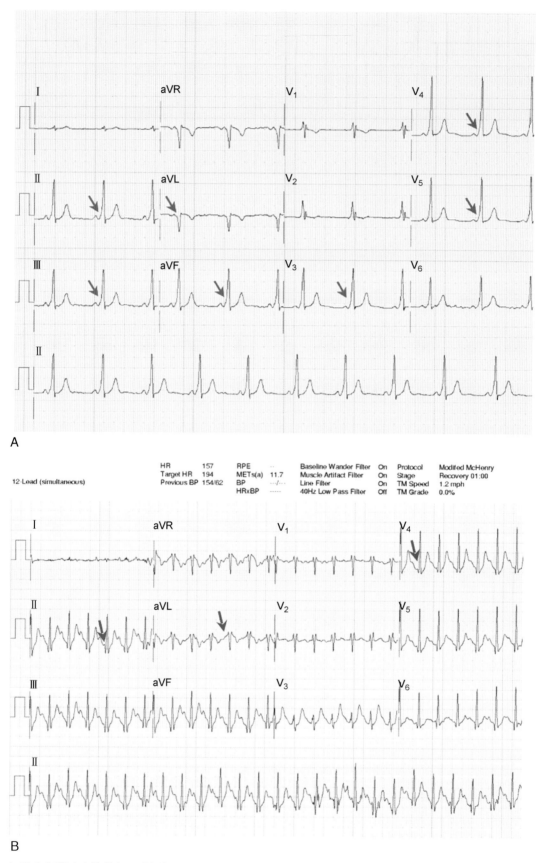

图 6.23 （A）运动应激试验前静息 12 导联心电图显示 V₁ 导联和下壁导联（红色箭头）delta 波为正向，提示左外侧旁路或极有可能是前外侧旁路（aVR 和 aVL 导联 delta 波为负向，提示通路位于中线）。（B）在平板运动中，当心率达到 157 次 / 分时，ECG 显示所有导联 delta 波消失（红色箭头）。提示旁路的顺行不应期相对较长，几乎没有房颤经旁路快速激动心室导致心室颤动和心脏性猝死的风险

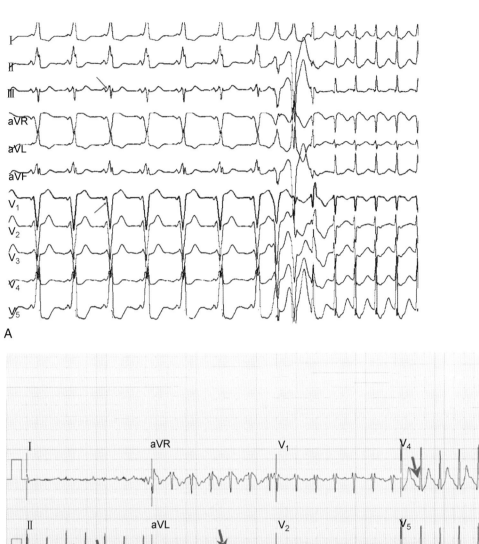

A

B

图 6.24 （A）心电图显示右外侧旁路引起的预激波［V₁ 导联负向 delta 波，下壁导联正向 delta 波（箭头）］。在电生理检查中，成对室早后诱发顺向型折返性心动过速（ORT）。（B）心电图显示 ORT R-P′（红色箭头）间期大于 80 ms，提示房室折返性心动过速。（C）在电生理检查中，同一患者发生了另一次较短的 R-P′ 型心动过速，且 R-P′ 间隔稍长。（D）同一患者冠状窦起搏时（红色箭头）心电图充分预激提示旁路位于右侧游离壁（V₁ 导联呈负向 delta 波，下壁导联呈正向 delta 波）。（E）心内记录显示了左外侧旁路参与的 ORT，冠状窦远端部位的心房最早兴奋（红色箭头）。蓝色箭头示希氏束导管记录的心房波。心动过速的激动顺序自发改变，高位右心房 / 希氏束（蓝色箭头）变为最早的心房激动部位，提示右侧旁路参与 ORT。综上所述，该患者有 2 条旁路（右外侧和左外侧）

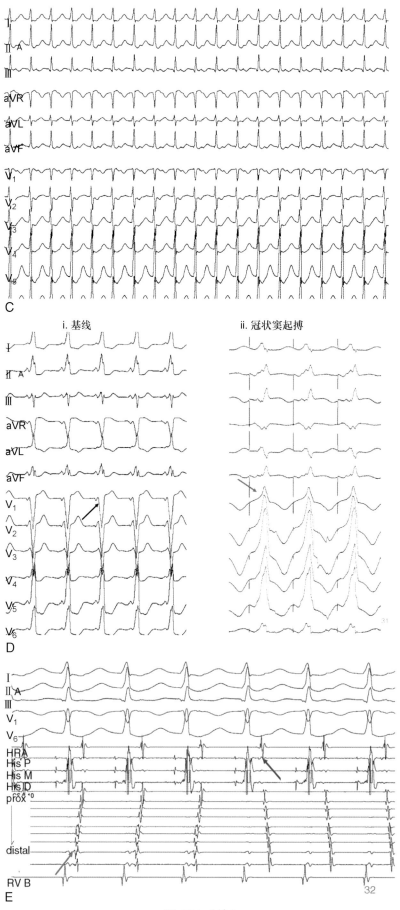

图 6.24 （续）

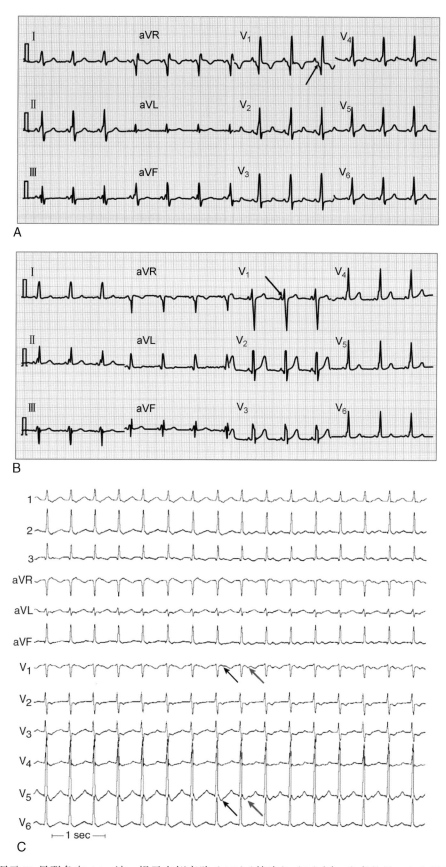

图 6.25 （**A**）心电图示 V₁ 导联负向 delta 波，提示右侧旁路（AP）（箭头）。（**B**）同一患者的另一心电图示 V₁ 导联 delta 波为正向，提示左侧旁路（箭头）。（**C**）同一患者在顺向型折返性心动过速发作时，逆行 P 波形态（黑色箭头）在第 9 个 QRS 波（红色箭头）后发生转变，表明存在 2 条逆行传导旁路。逆行传导在心动过速时从一条旁路转换到另一条旁路

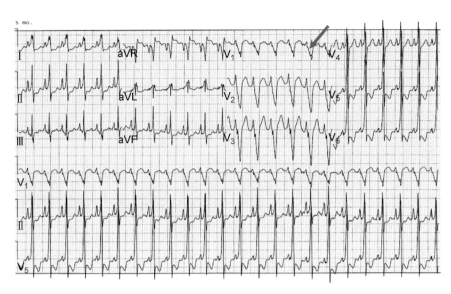

图 6.26 右侧旁路 Ebstein 畸形患者心电图。P 波高尖（> 0.5 mV）伴电轴向下提示右房增大。V₁ 导联呈负向 delta 波（箭头），Ⅱ 和 aVF 导联呈正向 delta 波，提示可能存在右侧旁路。高达 10% 的此类患者可能有多条旁路

基因突变引起，也可以与旁路相关（图 6.27）。

预激的变异

非典型旁路是一组罕见的旁路，具有不常见的连接，称为 Mahaim 纤维。Mahaim 和 Bennett[1] 在心脏病理检查中描述了这些现象（图 6.28）。它们包括心房束、结室和结束通路。虽然这些旁路有时被统称为 Mahaim 纤维，但不鼓励使用这个术语，因为根据其连接来命名精确的旁路更有启发性。因此，这些旁路通常被统称为非典型旁路，以区别于导致 WPW 综合征的更常见（典型）快速传导旁路。这些连接在心动过速启动中的作用在许多情况下没有得到证实。最常见的非典型旁路是房束旁路。这些旁路的组织结构与正常房室结相似，房室结样结构连接希氏束样结构，并具有递减性传导的特性（即心率越快，传导速度越慢），可以被腺苷阻断。与 WPW 综合征相反，房束纤维传导不存在 delta 波，因为这些纤维连接到远端右束支分支。此外，房束旁路具有减量特性，因此基线 ECG 较窄或预激程度较低，房室间期随着快速心房起搏而延长。这些旁路只能顺行前传。由于房束旁路常位于右心室侧，故与房束旁路相关的 ART 表现为左束支传导阻滞样和电轴左偏的 QRS 波形态（图 6.29）。

房室结传导增强被描述为短的 P-R 间期（< 120 ms），心电图 QRS 波正常（图 6.30）。由 Lown 等[2] 描述的结周结构被认为是这种现象的解剖基础。然而，这种通路的存在是值得怀疑的，该现象可能只是代表房室结传导增强，同时也可能有心动过速，可能是由共存的旁路或双房室结生理引起的。术语"LGL 综合征"很吸引人，因为它的措辞类似于"WPW"，但它可能不作为一个独特的实体存在。房颤和房性心动过速在 P-R 间期较短的患者可迅速向心室传导。这种短 P-R 间期可能有不同的机制，如低位房性节律通过不同的路径进入房室结或是插入等节律的房室分离，在这种情况下，短 P-R 间期并不是 P 波下传引起的（图 6.31）。

由隐匿性旁路引起的顺向型房室折返性心动过速的心电图特点

由隐匿性旁路引起的短 R-P' 间期心动过速时的 ECG 需与房室结折返性心动过速（AVNRT）或房性心动过速相鉴别。

1. 1∶1 的 A-V 关系是维持顺向或逆向 AVRT 的先决条件，因为心房和心室都是可折返环路的重要组成部分。因此，如果在房室传导阻滞的情况下仍存在心动过速，或者在心动过速过程中 QRS 波比 P 波多（可能是室性心动过速），或者 P 波比 QRS 波多（可能是房性心动过速），则排除顺向型 AVRT。

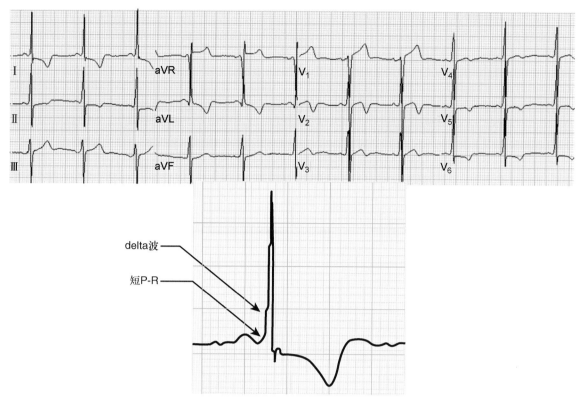

图 6.27　肥厚型心肌病患者心电图示窦性心律伴短 P-R 间期，delta 波伴左室肥厚（R 波振幅 1.7 mV，心前导联和侧壁导联 T 波反转）

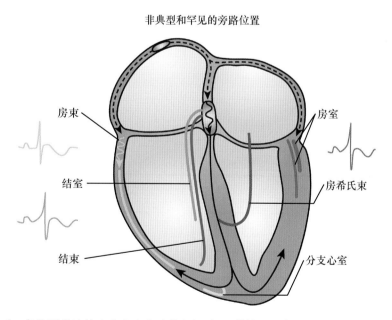

非典型和罕见的旁路位置

图 6.28　非典型旁路（AP）。旁路通常连接心房和心室（紫色）。极少数情况，旁路表现为特殊的解剖结构。最常见的非典型 AP 是房束（绿色）旁路，它连接右心房和右心室（RV）。旁路通常穿过右心室外侧，在心内膜下到达右心室心尖。它插入右束支远端。该通路传导缓慢，具有减量特性，因此在正常心率下不表现预激或有轻度预激。逆向型心动过速的心电图表现为左束支传导阻滞样，电轴左偏。结室（蓝色）旁路连接房室（AV）结和心室（通常为右心室）。心电图显示预激，但旁路不会引起心动过速。结束（红色）旁路连接房室结和束支，因此在心电图上没有预激的证据。房室旁路通常通过瓣环连接心房和同侧心室，通常靠近瓣膜环插入。这些旁路可能是斜行的。有时这些通道可以插入离心房或心室瓣膜环更远的地方。很少的情况下，这些通路可能连接心耳和心室。房希氏束（深绿色）旁路连接心房和希氏束，与短 P-R 间期相关。这种类型旁路的存在有争议，大多数旁路被认为只是房室结传导增强。分支心室（浅蓝色）旁路将其中一束连接到心室心肌

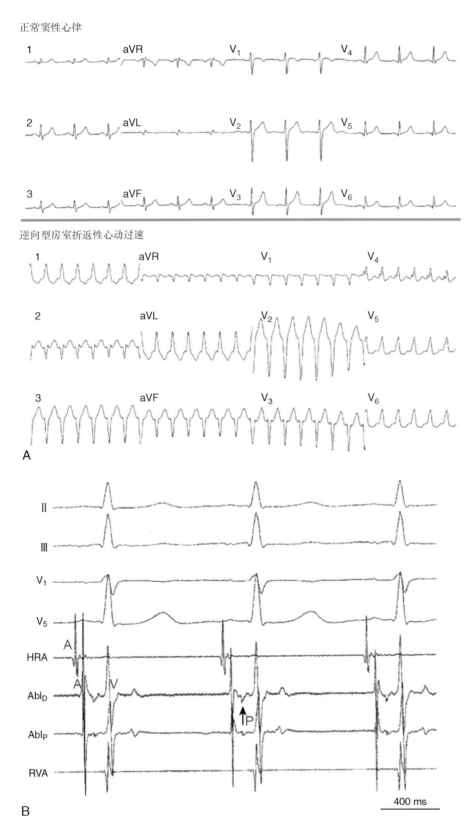

正常窦性心律

逆向型房室折返性心动过速

A

B

图 6.29 （A）由于旁路（AP）传导缓慢，房希氏束旁路患者通过正常传导组织经房室结、希氏束及束支使心室去极化，窦性心律心电图通常预激不明显。而在逆向型房室折返性心动过速时，沿旁路向右心室近心尖方向传导，再向两侧心室传导，导致左束支传导阻滞和电轴左偏形态。（B）三尖瓣环外侧的心内标测，消融导管上可见旁路电位（P，箭头）

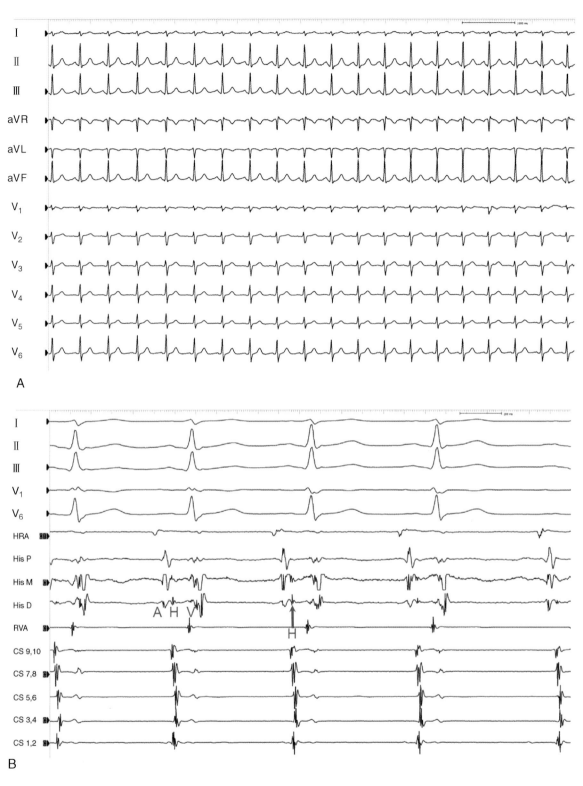

图 6.30　（**A**）1 例无症状患者因房室结传导过快导致的短 P-R 间期心电图，未发现旁路。（**B**）心内电图显示 A-H 间期 48 ms，H-V 间期 50 ms。（**C**）心内电图示 200 次 / 分时 A-H 间期 60 ms，H-V 间期 50 ms，房室 1∶1 传导，呈右束支传导阻滞模式

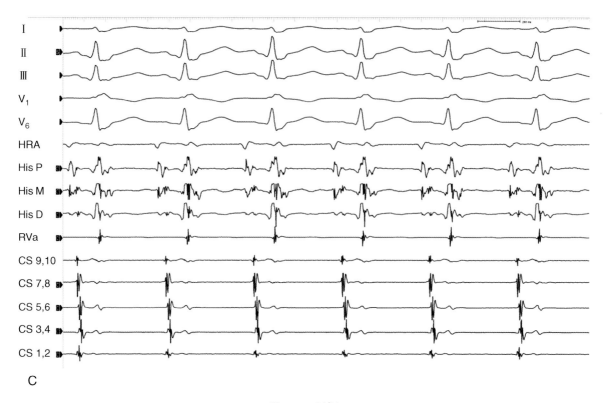

C

图 6.30 （续）

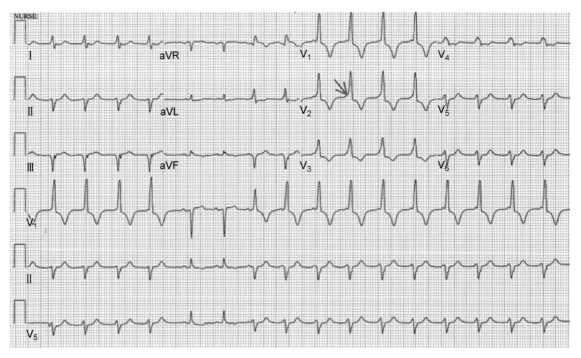

图 6.31　心电图显示 $V_2 \sim V_4$ 导联（箭头）由于融合波形成类似 Wolff-Parkinson-White 综合征表现的顿挫抬高。心电图显示窦性心律为 4 跳窄 QRS 波心动过速，其次为 2 跳正常窦性心律，P-R 间期正常。再次发生的室性心动过速的周长与窦性心动过速几乎相同，导致等节律的房室分离和短的 P-R 间期，这在 V_1 和 II 导联上更明显

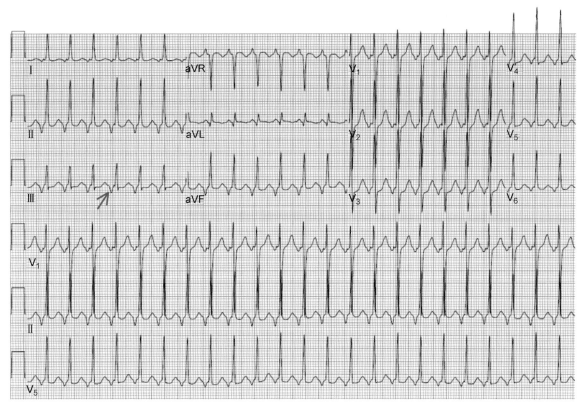

图 6.32 1 例无休止性房室折返性心动过速并诱发心肌病的患者的心电图，可见心动过速为长 R-P′ 型心动过速，下壁导联 P 波窄且倒置（箭头），提示室间隔后侧通路。心动过速应与 P 波形态相似的不典型房室结折返性心动过速鉴别

2. SVT 时 R-P 间期：

a. 顺向型 AVRT 是一种短 R-P′ 型心动过速，因为旁路上的传导时间通常为 40 ～ 120 ms（除了那些缓慢传导的旁路）。因此 R-P 间期较短，但仍比典型的 AVNRT 间期长，主要是因为激动需要经过一部分同侧心室经房室沟旁路再到达心房。在心动过速的情况下，R-P′ 间期 < 70 ms 基本上排除了顺向型 AVRT，符合 AVNRT。

b. 慢－慢 AVNRT 与后间隔旁路的 AVRT 对比：慢－慢 AVNRT 的 R-P′ 间期大于 70 ms，P 波形态与后间隔旁路参与的 AVRT 相似。虽然这两种心动过速的心房最早激动部位均是后间隔，但从该位点到希氏束区域的传导时间为 AVNRT 组明显长于 AVRT 组，从而表现为 V₁ 导联 R-P 间期明显延长，且长于下壁导联的 R-P 间期。因此 ∆ R-P′ 间期（V₁ 导联－Ⅲ 导联）大于 20 ms 提示慢－慢 AVNRT，而不是后间隔旁路介导的 AVRT。

c. 缓慢传导的隐匿性旁路，如无休止性折返性心动过速，通常为长间期的 R-P′ 型心动过速，可持续发生，可引起心动过速性心肌病（图 6.32）。

3. 心动过速周长的变化：

a. 心动过速周长变化：无论心动过速周长的变化如何，顺向型 AVRT 的 R-P 间隔保持不变。心动过速周长的改变通常是由于房室结传导特性的改变，主要是由于自主神经张力的改变。

b. 如果患者有双房室结通路，且房室结传导在慢速和快速房室结通路交替进行时，心动过速周长也会发生改变。另外，AVRT 也可以变为 AVNRT。

c. 如果患者有多条旁路，可发生心动过速周长的改变。

4. SVT 时束支传导阻滞：如前所述，同侧束支传导阻滞可延长心动过速周长（图 6.18）。

参考文献

1. Mahaim I, Bennett A. Nouvelle recherches sur les connexions sup'erieures de la branche gauche du faisceau de His-Tawara avec cloison interventriculaire. *Cardiologia*. 1938;1:61−76.
2. Lown B, Canong WF, Levine SA. The syndrome of short P-R interval, normal QRS complex and paroxysmal rapid heart action. *Circulation*. 1952;5:693.
3. Issa ZF, Miller JM, Zipes DP. *Clinical Arrhythmology and Electrophysiology*. 3rd ed. Philadelphia, PA: WB Saunders; 2019:599−677.

7

房性心动过速

华宝桐 译 吴灵敏 审校

房性心动过速（房速）是指起源于心房的异位心律，节律通常规整，频率在 100 ～ 240 次 / 分之间。而当房速发作时 P 波有 3 种以上的不同形态就提示心房存在不同的除极起源，心房律也常常不规整，该房速被称为多源性房速。以往房速的诊断主要是基于心电图可见规律的 P 波，且连续出现的 P 波之间存在等电位线。心房扑动（房扑）则是典型的折返性心律失常，其被定义为一种节律规整的心动过速，心房率高于 240 次 / 分，心房波折之间没有等电位线。经典型房扑（三尖瓣峡部依赖性，见第 8 章）下壁导联心电图通常呈锯齿样波形。房速也可以是折返性的，其折返往往环绕心房内瘢痕进行，

其心电图形态与不典型房扑（非三尖瓣峡部依赖性）相似。不过心房率及是否存在等电位线均不是诊断任何心动过速机制的特异性改变。心房存在瘢痕的房速患者的心电图可与房扑相似，伴有心房病变或者使用抗心律失常药物的患者典型房扑的心电图也可以在扑动波之间出现明显的等电位线。因此，根据心电图分为房速或房扑仅仅是语义学的概念（并不能反映心动过速的机制）。房速的机制可以是局灶性的，如自律性异常增高或触发活动。以往的定义规定局灶性房速的心率是稳定的，但是与折返性房速相比，局灶性房速周长变化更显著（＞ 15%），而且局灶性房速同样可以发生在病变的心房。表 7.1 展示

表 7.1 房速和房扑的分类

类型	机制	标测结果	诱发	终止
局灶	异常自律性	局灶起源	自发，儿茶酚胺	β 受体阻滞剂
	触发活动	局灶起源	程序性刺激	腺苷，钙通道阻滞剂
	微折返	局灶起源但是仔细标测可发现连续传导区域或舒张中期电位	房性早搏，程序性刺激	程序性刺激
大折返房速和房扑	三尖瓣峡部依赖性右房房扑	典型逆钟向折返	程序性期前刺激，房性早搏室性早搏	程序性刺激
		典型顺钟向折返		
		低位大环折返		
		双环折返		
		峡部内折返		
	非三尖瓣峡部依赖	高位大环折返		程序性刺激
		病灶（切口相关）		
		瘢痕相关（先心病，心脏外科手术史，心肌病）		
	左房或双心房	消融后	房颤消融术后或迷宫术后	程序性刺激
		环绕瘢痕或解剖结构	环绕二尖瓣环，环绕肺静脉心脏移植术后，间隔折返心脏	程序性刺激

了房速和房扑的分类。局灶性自律性增高的房速在儿童和年轻的成年患者中最常见，房速启动的P波与房速持续过程中的P波形态相同，在房速刚开始的前几秒心率会逐渐加速（温醒）。局灶性自律性增高的房速是儿茶酚胺敏感性的，不能被程序性刺激（PES）诱发或终止。触发活动所致的房速可以发生在心房任何部位，但最常起源于界嵴、三尖瓣环和二尖瓣环。这些房速可被程序性刺激诱发或终止。大多数触发活动所致局灶性房速是腺苷敏感性的。少数情况下，微折返性房速在激动标测过程中可呈局灶性特征，但通过包括拖带在内的详细电生理检查可揭示其折返机制。大折返性房速和房扑将在第8章详细讨论。

P波形态和12导联心电图向量可定位房速的起源（图7.1和7.2）。局灶性房速可起源于心房任何部位、肺静脉（PVs）和腔静脉（图7.3至图7.9）。局灶性房速通常可见清楚的P波，心房率110～240次/分，但起源于肺静脉的房速或房扑心房率可快至300次/分。抗心律失常药物可通过减慢传导速度或延长折返环路的不应期，从而减慢房速或房扑的频率，也使得两个P波之间可见等电位线。心电图上P波较窄意味着心房除极时间较短，同时伴有更长的舒张期能够把局灶性与折返性区别开来，敏感性和特异性达90%。仔细分析12导联心电图和心电监测，迷走神经刺激和药物干预（腺苷和房室结阻滞剂）有助于明确房速的机制。电生理检查有助于明确局灶性房速的起源点或者折返性房速的峡部（图7.10至图7.18）

房速发作时P波和QRS波的关系

1. 房速通常表现为长 R-P′ 间期，但当合并显著一度房室传导阻滞或合并房室结双径路且经慢径路前传时也可呈短 R-P′ 间期。

2. 房室关系取决于心动过速时房室结的传导能力。房速时通常是1:1的房室传导，但是，文氏型

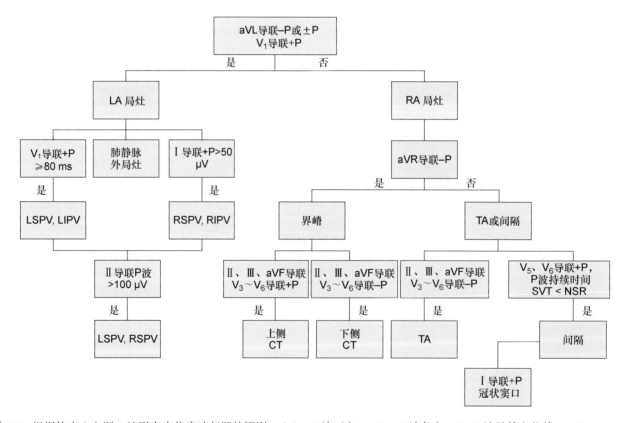

图 7.1 根据体表心电图P波形态定位房速起源的原则。＋P，P波正向；－P，P波负向；0，P波呈等电位线；－/＋P，P波双向；CS，冠状窦；CT，终末嵴；LA，左心房；LSPV，左上肺静脉；LIPV，左下肺静脉；NRS，正常窦性心律；RA，右心房；RSPV，右上肺静脉；RIPV，右下肺静脉；SR，窦性心率；SVT，室上性心动过速；TA，三尖瓣环。（From Ellenbogen KA, Koneru JN. Atrial tachycardia. In：Zipes DP, Jalife J, Stevenson WG, eds. Cardiac Electrophysiology：From Cell to Bedside. 7th ed. Philadelphia，PA：WB Saunders；2018：681-699）

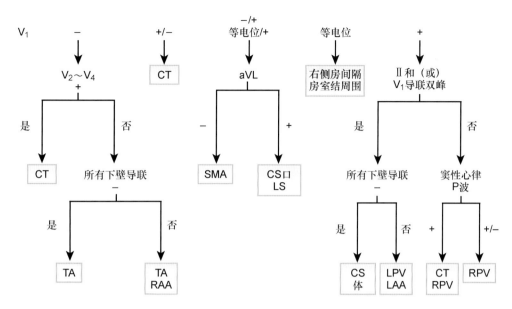

图 7.2　另一种根据 P 波形态定位房速的原则，基于此原则在一项纳入 130 例患者的研究中准确定位了 93% 的房速起源[1]。CS，冠状窦；CT，终末嵴；LAA，左心耳；LPV，左侧肺静脉；LS，左上；RAA，右心耳；RPV，右侧肺静脉；SMA，二尖瓣环上部；TA，三尖瓣环

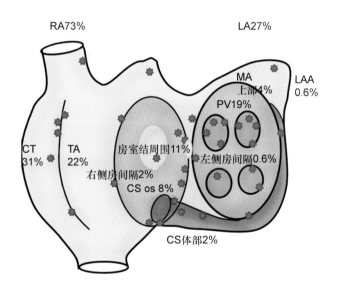

图 7.3　局灶性房速解剖分布示意图[1]。房室瓣环已被移除。CS，冠状窦；CS os，冠状窦口；CT，终末嵴；LA，左心房；LAA，左心耳；MA，二尖瓣环；PV，肺静脉；RA，右心房；TA，三尖瓣环

或 2：1 房室传导阻滞也可能发生。室上性心动过速时出现房室传导阻滞强烈提示诊断为房速，可排外房室折返性心动过速（AVRT）（见第 6 章）。少数情况下，房室结折返性心动过速（AVNRT）伴低位共径阻滞或希-浦系统疾病也能出现房室传导阻滞以及变化的 P 波和 QRS 波关系。

3. 室上速终止于 P 波而其后未跟随 QRS 波几乎可排外房速。

药物治疗对房速和房扑的影响

合并房室结病变或使用抑制房室结传导药物时可出现 4：1 或不等比的房室传导阻滞。抗心律失常药物的使用可能会延长房扑周长或使房颤变得规整转成慢房扑，从而使房室结可 1：1 下传心室产生极快的心室率从而增加了危及生命的室性心律失常发生风险。腺苷可终止触发活动所致局灶性房速。

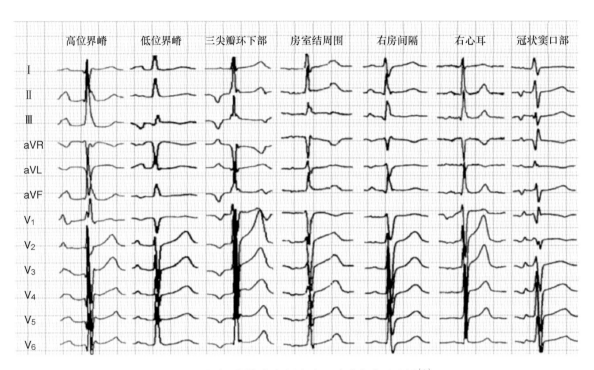

图 7.4　左房不同部位起源房速 P 波形态典型示例[1]

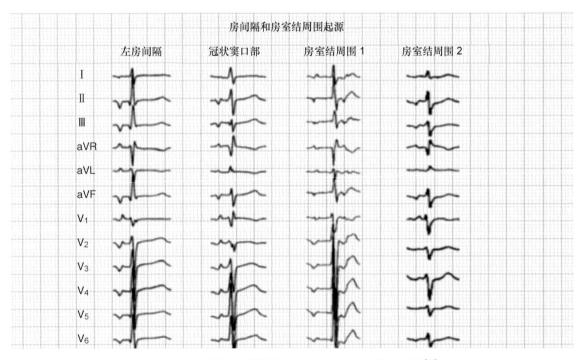

图 7.5　房间隔和中线结构起源房速 P 波形态典型示例[2]

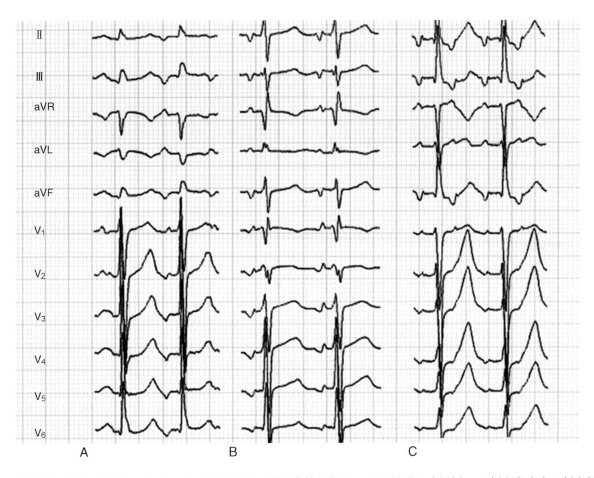

图 7.6　起源于冠状窦的房速。在 13 例患者中发现的 P 波形态特征如下：下壁导联 P 波深倒，13 例患者中有 4 例在倒置的 P 波终末有第二个正向的成分（**B** 和 **C**）。所有患者 aVL 和 aVR 导联 P 波均呈正向。V₁ 导联 P 波负向（**B** 和 **C**）或呈等电位线（**A**）[5]

局灶性房速的定位

已有几种利用 12 导联心电图 P 波形态和电轴定位房速起源的原则（图 7.1 和 7.2）。但是，由于 ST 段和 T 波的掩盖，有时候 P 波的形态很难确定。在心电监测过程中，可通过迷走神经刺激或静脉注射腺苷让 P 波和 T 波分离。此外，室性期前收缩后代偿间歇也可以使 P 波和 T 波分离从而明确 P 波的形态。在用心电图区分局灶性房速起源点的解剖部位时 V₁ 导联最有用。右心房是偏前的结构，左心房则偏后。V₁ 导联位于心房的右前方，因此，V₁ 导联 P 波的形态在确定局灶性房速起源点时起着极其重要的作用。起源于三尖瓣环或界嵴的右房房速由于心房除极的方向是背离 V₁ 导联的，所以 V₁ 导联 P 波呈负向[1-2]。由于肺静脉位于胸部靠后的位置，起源于肺静脉的房速除极向前传导指向 V₁ 导联，所以 V₁ 导联 P 波直立。胸前导联负向 P 波通常提示房速起

源于右心房前部或左心房游离壁。下壁导联负向 P 波提示低位心房起源。一项研究显示起源于肺静脉的房速（未行和已行肺静脉消融的患者平均周长分别为：289 ms±45 ms 和 280 ms±48 ms）频率明显快于左房房速（未行和已行肺静脉消融的患者平均周长分别为：392 ms±106 ms 和 407 ms±87 ms）[3]。肺静脉起源局灶性房速的 P 波通常较宽（＞110 ms）。既往曾行房颤或折返性房速导管消融、迷宫术以及先心病外科手术的患者均可影响房速或房扑起源点或折返环路的定位。

右房心动过速

V₁ 导联 P 波负向或双向（先正后负）对诊断右房房速具有 100% 特异性和阳性预测值（图 7.19 至图 7.30；亦可见图 7.9 到图 7.18）。起源于间隔附近房速的 P 波与起源于右心房或左心房游离壁者相比

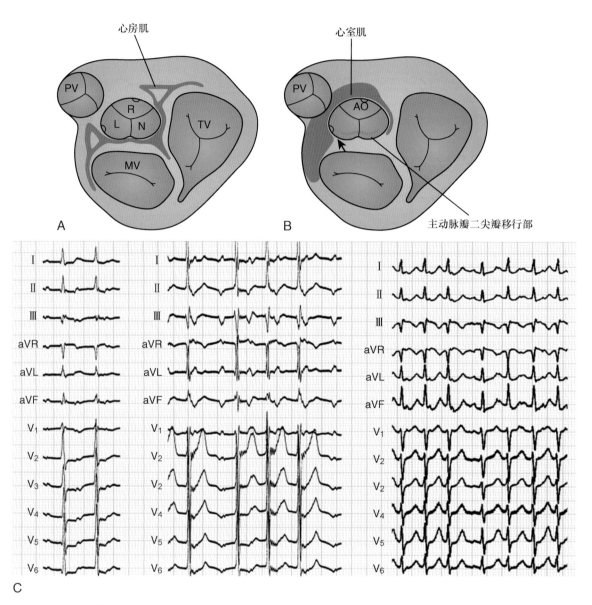

图 7.7　起源于无冠窦的房速。无冠窦邻近心房肌，从某种程度上来说主动脉窦与心房肌都相比邻（**A**），但是右冠窦和左冠窦相对更靠近心室肌一些（**B**）。部分房速和室速都能在主动脉窦内标测到，这取决于各个窦与心肌束（心房的或是心室的）的关系。图中展示了 3 例无冠窦房速患者的 P 波形态（**C**）。AO，主动脉根部；L，左冠窦；MV 二尖瓣；N，无冠窦；PV，肺动脉瓣；R，右冠窦；TV，三尖瓣

更窄。因为间隔房速从中线同时向双心房除极激动传导相对更快，而右心房或左心房侧壁起源的房速电脉冲得通过更长的距离才能兴奋对侧心房。

窦房结折返性心动过速

　　窦房结折返是指窦房结及结周组织参与的折返性心动过速，其可被程序性刺激诱发和终止，对腺苷敏感。然而目前仍无文献证实该心律失常。窦房结折返性心动过速可能仅是代表了起源于窦房结附近高位界嵴的房速，如果其机制是触发活动则该心

动过速也是腺苷敏感性的。也可能是窦房结附近组织或结周区域（高位界嵴）的微折返，因为窦房结组织参与该心动过速，对腺苷也敏感。心动过速时 P 波形态与窦性心律时完全一样。

不适当窦性心动过速

　　不适当窦性心动过速（窦速）（图 7.12）是指静息状态下窦性心率持续增高，与生理、心理、病理需求水平或药理应激不相关或不成比例，也可表现为心率对轻微活动以及体位改变过度反应。医护人

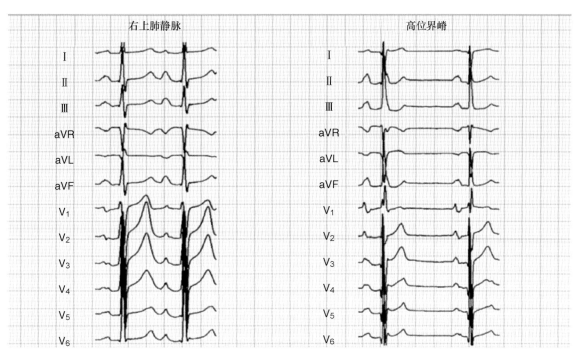

图 **7.8**　窦性心律下 P 波和分别起源于高位界嵴和右上肺静脉的异位搏动的 P 波。病灶如位于右上肺静脉，V_1 导联 P 波会从窦性心律时的双向变为心动过速时完全直立，而这一变化在右侧房速患者没有观察到[1]

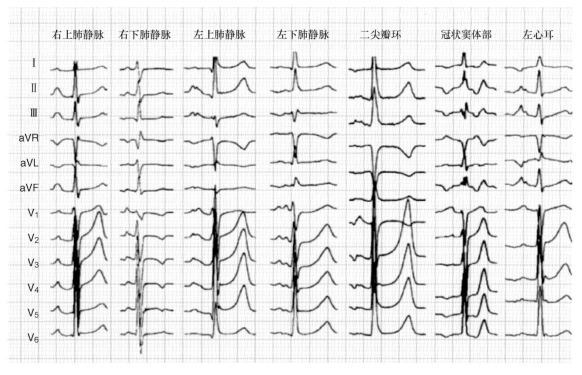

图 **7.9**　起源于左房不同部位房速 P 波的典型示例[1]

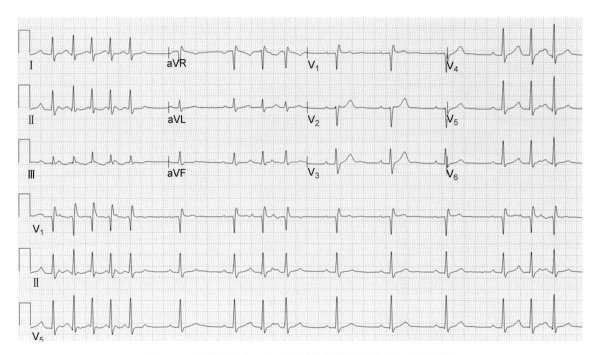

图 7.10　局灶性房速：房速频繁发作提示可能存在局灶起源

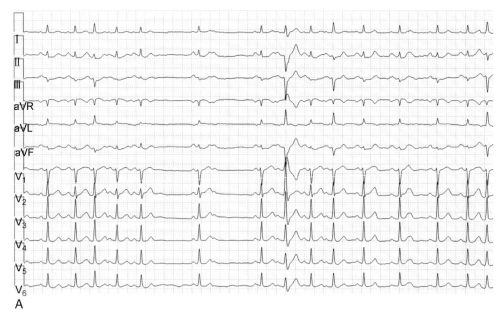

图 7.11　自律性增高所致房速：自律性增高所致房速可表现为反复发作，启动和终止时伴有心率的加速和减速（温醒和冷却现象）。（ A ）心动过速周长波动超过 15% 提示房速为局灶性。（ B ）aVL 导联 P 波负向而 V₁ 导联 P 波正向提示左房起源。P 波宽度超过 80 ms，P 波的幅度超过 0.1 mV 提示左上肺静脉起源，此房速起源位于左上肺静脉（ C ）

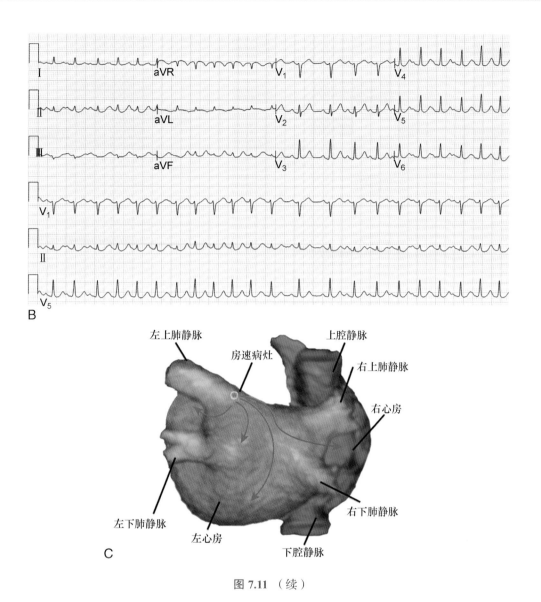

图 7.11　（续）

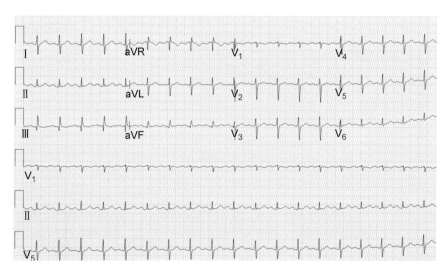

图 7.12　一例 47 岁女性的静息心电图，患者无器质性心脏病，无焦虑或甲状腺疾病。心电图显示窦性心动过速，心率 117 次 /
分。她的基础心率波动在 85 ～ 120 次 / 分之间，轻微活动心率就不成比例地增加。患者心率增加相关症状显著，导管消融窦
房结上部后症状部分缓解

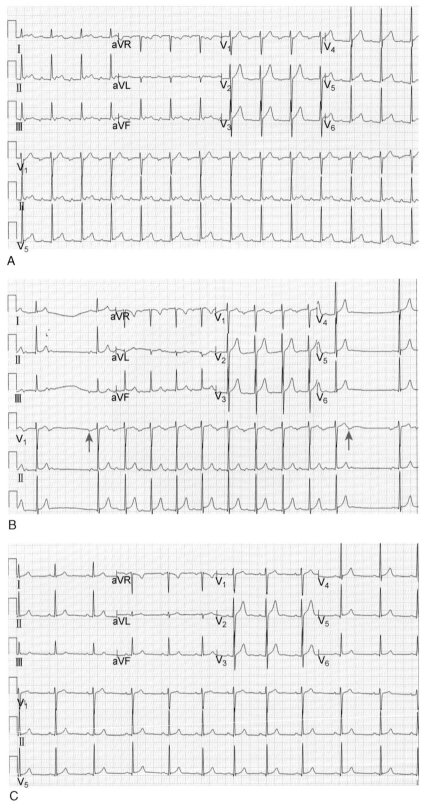

图 7.13 （**A**）心电图显示房速伴 2∶1 房室传导阻滞。（**B**）加用抑制房室结传导药物过程中，房速自发终止后再次发作（红色箭头），随即出现二度 I 型房室传导阻滞（文氏型），房速又终止于未下传的 P 波（蓝色箭头）。房速反复终止和再发。（**C**）窦性心律下 P 波形态。V₁ 和 aVR 导联 P 波负向提示房速起源于界嵴。下壁导联 P 波负向和正向分别提示起源于下侧壁和界嵴。在右房低位游离壁标测到房速起源点。（**D**）展示了房速的起源点，低位右房游离壁以及激动在右房可能的传导模式（白色箭头）。AAo，升主动脉；CS/ThV，冠状窦 / 欧氏瓣；CT，界嵴；CTI，三尖瓣峡部；ER/EV，欧氏嵴 / 欧氏瓣；IVC，下腔静脉；OF，卵圆孔；RA，右心房；RAA，右心耳；RCA，右冠状动脉；RV，右心室；SI，低位房间隔；STV，三尖瓣隔瓣，SVC，上腔静脉；TT，Todaro 腱

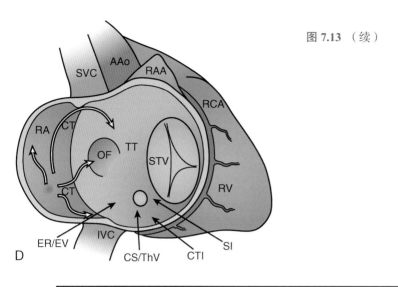

图 7.13 （续）

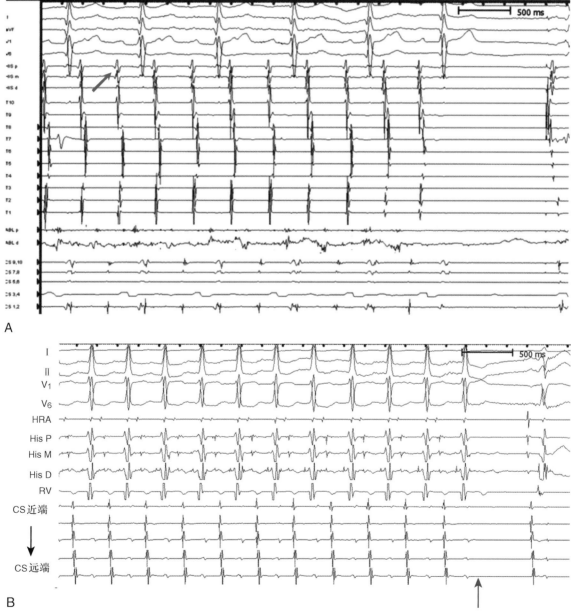

图 7.14 （**A**）腔内电图显示局灶性房速最早激动点位于高位右房（HRA）（箭头），领先于希氏束电极。（**B**）静脉推注腺苷后房速终止（红色箭头），此为触发活动所致房速的特征之一。折返性和自律性增高所致房速不能被腺苷终止。CS，冠状窦；His D，希氏束远端；His M，希氏束中段；His P，希氏束近端；RV，右心室

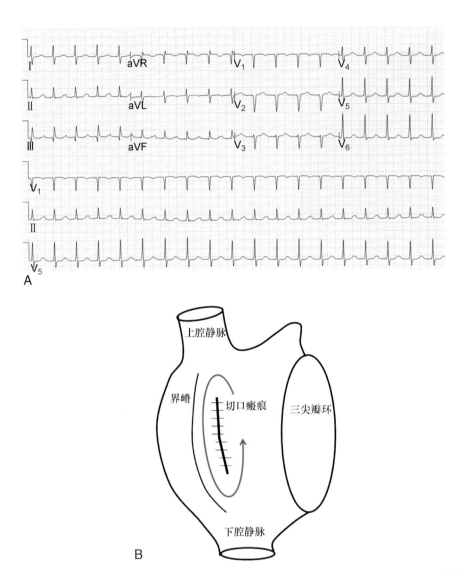

图 7.15　心脏外科术后持续性房速。电生理检查过程中通过拖带标测可揭示其折返机制（**A**）。标测明确房速机制是环绕右心房游离壁切口瘢痕的折返（**B**）

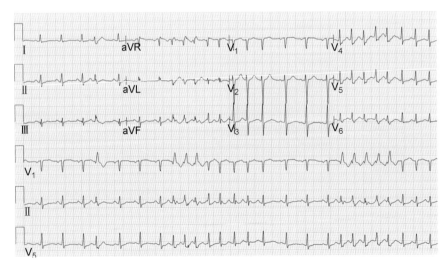

图 7.16　阵发性快速房速伴有宽和窄的 QRS 波。快速房速合并间歇性右束支差异性传导（Ashman 现象）

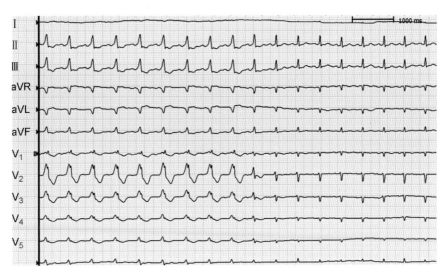

图 7.17 房速伴有宽和窄的 QRS 波。房速起始经希氏束旁旁路前传（宽 QRS 波），但后因旁路前传阻滞，房速完全由房室结下传心室，QRS 波变窄

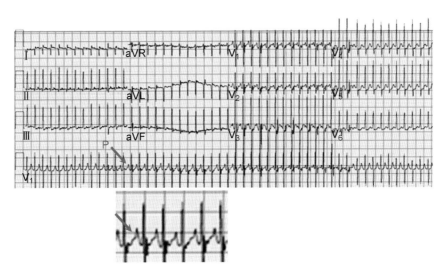

图 7.18 1 例 6 月大的儿童发作快速房速，患儿心脏结构正常但合并脓毒血症。房速心率 300 次 / 分，左心房血栓形成。通常情况下左心房血栓见于房颤和房扑的患者，但极快的房速也可导致左心房血栓形成

员发病率高于其他群体。心动过速源于窦房结上部，药物治疗效果不佳。电生理检查时，可在高位界嵴窦房结处标测。

界嵴房速

　　界嵴房速（图 7.4 和图 7.21 至图 7.23）的 P 波在 V_1 导联呈双向，在 aVR 导联呈负向。aVR 导联负向 P 波识别界嵴房速的敏感性为 100%，特异性为 93%。因为心房自右向左激动，I 和 II 导联 P 波正向而且是宽的，aVL 导联 P 波也是正向的。下壁导联 P 波

极性可区分高位、中位和低位界嵴。

三尖瓣环和右心房侧壁起源房速

　　三尖瓣环和右心房侧壁起源的房速（图 7.4 和图 7.24 至图 7.26）V_1 导联 P 波负向。下壁导联 P 波极性有助于鉴别高位或低位房速。起源于高位的房速更靠近房间隔，从 V_1 导联到侧胸导联 P 波从负向到双向最后直立逐渐移行。前下部位的房速通常在胸前导联和下壁导联 P 波都是负向的。

图 7.19 表现为宽 QRS 波心动过速（WCT）的局灶性房速。（A）患者表现为右束支传导阻滞形态的宽 QRS 波心动过速。心动过速时 QRS 波呈标准右束支传导阻滞形态提示差异性传导。下壁导联 P 波直立（箭头）可排外室性心动过速伴 1∶1 室房逆传。（B）静注地尔硫草后房速出现 2∶1 房室传导阻滞。（C）窦性心律时 P 波形态。房速发作时 V₁ 和 aVR 导联 P 波负向而下壁导联 P 波正向。房速为局灶性，在高位界嵴区域标测到起源点（D）。箭头示激动自起源点呈离心性传导

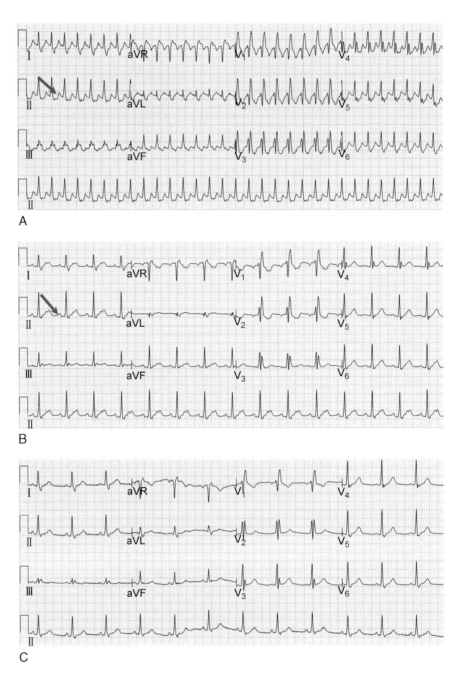

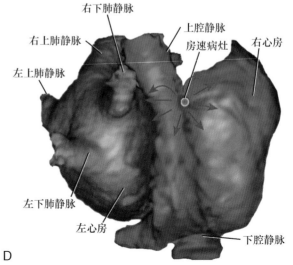

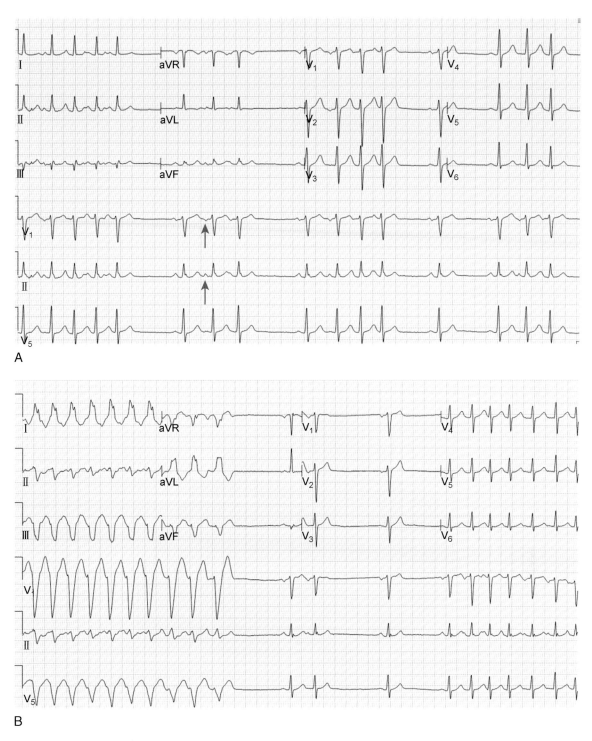

图 7.20　间隔部局灶性房速伴左束支差异性传导。（**A**）心电图示单个窦性搏动后房速短阵发作（箭头）并自发终止。房速伴左束支差异性传导（**B** 和 **C**），且逐跳 QRS 波电轴稍有变化。房速自行终止后再发且无差异性传导（**B**）。V₁ 导联 P 波负向、aVR 导联 P 波正负双向提示房速起源于三尖瓣环或间隔部。V₅ 和 V₆ 导联 P 波正向。多数情况下，心动过速发作时 P 波宽度较窦性心律时更窄。这些特征提示房速起源于间隔部。下壁导联 P 波正向提示高位间隔起源。可在希氏束近端上方的间隔区域标测房速（**D**）。AAo，升主动脉；AVN，房室结；CS/ThV，冠状窦 / 欧氏瓣；CT，界嵴；CTI，三尖瓣峡部；ER/EV，欧氏嵴 / 欧氏瓣；IVC，下腔静脉；OF，卵圆孔；RAA，右心耳；RCA，右冠状动脉；RV，右心室；SI，低位房间隔；STV，三尖瓣隔瓣，SVC，上腔静脉；TT，Todaro 腱。箭头示激动自起源点呈离心性传导

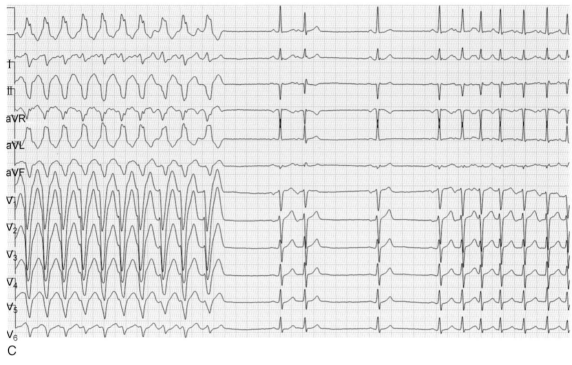

C

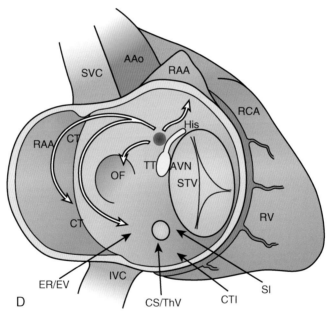

D

图 7.20（续）

间隔部房速和起源于冠状窦的房速

　　因为双心房激动模式的不同，限制了 P 波形态定位这类房速的预测价值。这些房速 P 波形态多变，而且左房间隔面和右房间隔面起源的房速 P 波形态特征很大程度上是重叠的。与窦性心律下相比，房速时 P 波宽度变窄 20 ms 左右，V_1 导联 P 波呈负向或双向。根据不同的起源，这些房速的心电图可能会与房室结折返性心动过速和间隔旁路参与的房室折返性心动过速很相似。根据房速起源于膜部间隔上方、膜部间隔和冠状窦之间，还是冠状窦口周围或窦口下方，依次可以分成高位、中位和低位间隔房速（图 7.31；亦可见图 7.4 至图 7.6 和图 7.27 至图 7.29）。

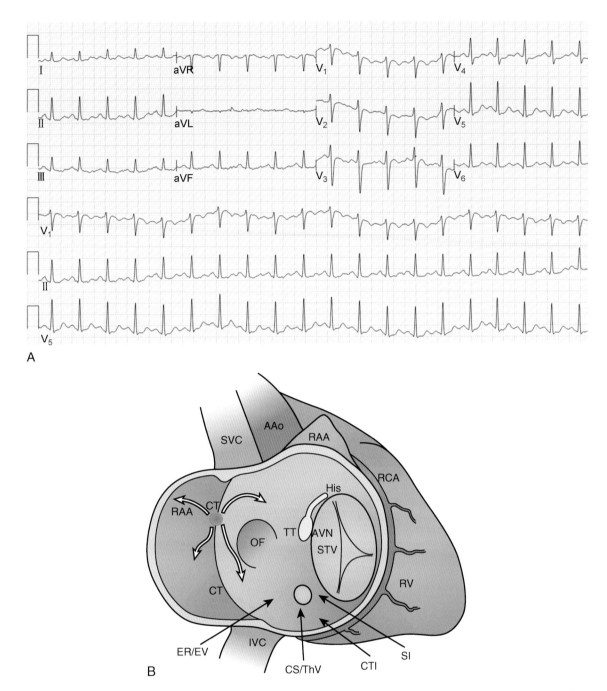

图 7.21 高位界嵴房速。局灶性房速时如 I 导联和下壁导联 P 波均正向提示高位右房起源（A）。V₁ 导联 P 波负向提示右房起源。P 波负向提示界嵴而非游离壁或三尖瓣环起源。可在高位界嵴区域标测房速（B）。AAo，升主动脉；AVN，房室结；CS/ThV，冠状窦 / 欧氏瓣；CT，界嵴；CTI，三尖瓣峡部；ER/EV，欧氏嵴 / 欧氏瓣；IVC，下腔静脉；OF，卵圆孔；RAA，右心耳；RCA，右冠状动脉；RV，右心室；SI，低位房间隔；STV，三尖瓣隔瓣，SVC，上腔静脉；TT，Todaro 腱

高位间隔房速

高位间隔房速 P-R 间期相对较长，可与慢快型房室结折返性心动过速或前间隔旁路参与的顺向型房室折返性心动过速相似。

中间隔房速

中间隔房速可与快中间型房室结折返性心动过速或中间隔旁路参与的顺向型房室折返性心动过速相似。

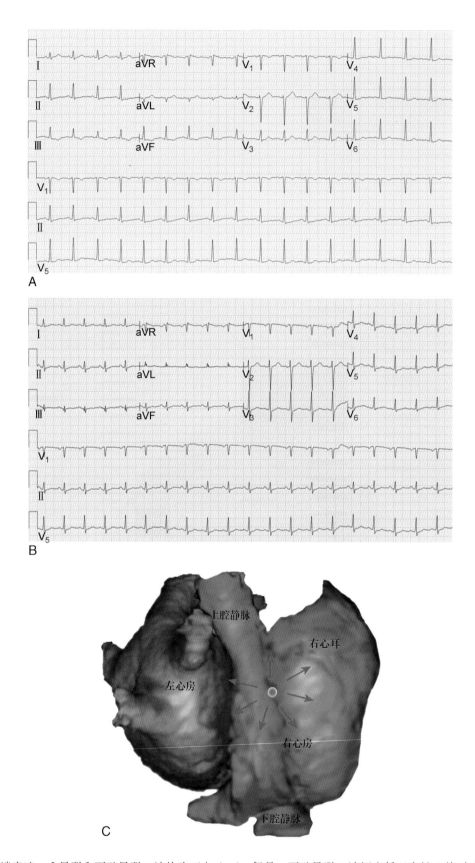

图 7.22 中位界嵴房速。Ⅰ导联和下壁导联 P 波均为正向（**A**）。但是，下壁导联 P 波幅度低于窦性心律时或窦性心动过速者（**B**），也低于房速源于高位界嵴者（图 7.21）。这些特征提示房速起源于中位界嵴区域。可在上腔静脉入口下方 2 cm 左右的区域标测房速（**C**）。箭头示激动自起源点呈离心性传导

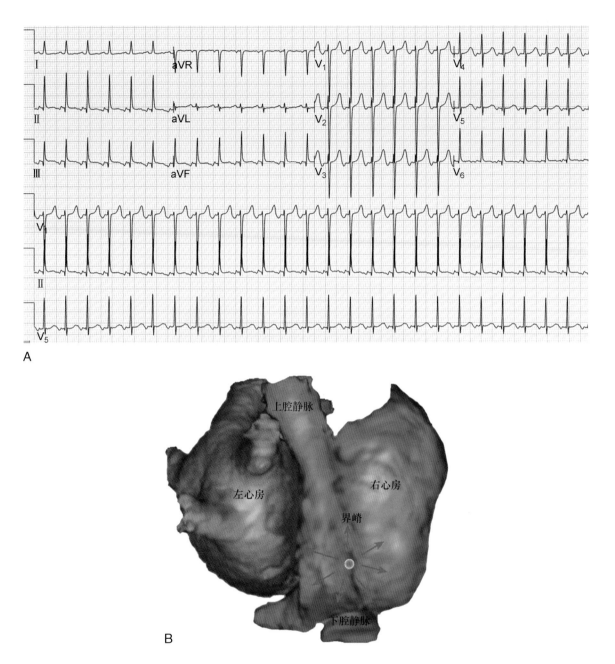

图 7.23　低位界嵴房速。心电图在 I 导联 P 波正向，而下壁导联 P 波负向（**A**）。这提示房速源于界嵴低位区域。V$_1$ 和 aVR 导联 P 波均呈负向提示界嵴或心房后部起源房速。下壁导联 P 波负向提示低位右房起源。可在低位界嵴区域标测房速（**B**）。箭头示激动自起源点呈离心性传导

后间隔房速

后间隔房速 V$_1$ 导联 P 波正向，下壁导联 P 波负向，而 aVL 和 aVR 导联 P 波正向。这些房速可与快慢型房室结折返性心动过速或后间隔旁路参与的顺向型房室折返性心动过速或持续性交界性心动过速相似。

前间隔和中间隔右房房速 V$_1$ 导联 P 波双向或负向。V$_1$ 导联 P 波双向或负向合并所有下壁导联 P 波正向或双向支持前间隔房速，而 V$_1$ 导联 P 波双向或负向合并至少两个下壁导联 P 波负向支持中间隔房速。V$_1$ 导联 P 波正向合并所有下壁导联 P 波负向支持后间隔房速。电生理检查很重要，可将房速与不典型房室结折返性或间隔旁路鉴别开。一些研究显示 27% ～ 35% 的房速患者起源于间隔侧三尖瓣环和冠状窦口。

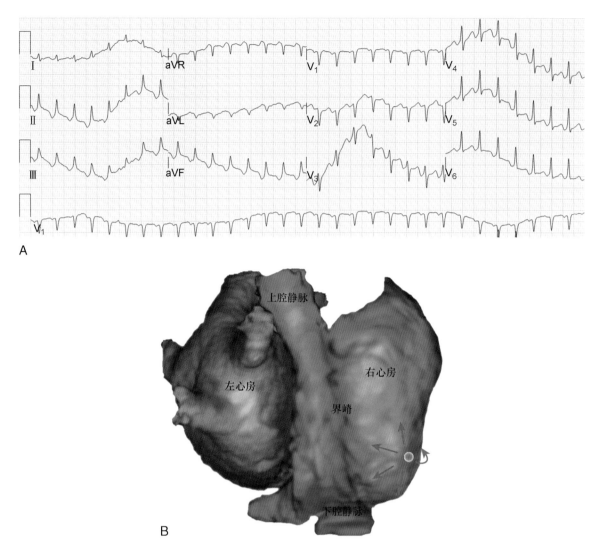

图 7.24 起源于右房下侧壁的局灶性房速。V₁ 导联 P 波负向而 aVR 导联 P 波正向提示房速起源相对偏前或起源于三尖瓣环。（A）下壁导联 P 波负向提示右房低位起源。（B）在右房下侧壁标测到房速起源点。箭头示激动自起源点呈离心性传导

主动脉窦

没有证据表明动脉肌肉组织可伸入 Valsalva 窦（图 7.33；亦可见图 7.7），但是因为主动脉在窦管结合部水平管壁很薄且后方紧邻左右心房肌组织，所以部分房速起源点可在 Valsalva 窦内标测。大多数房速起源于无冠窦，但也有少部分起源于左冠窦或右冠窦。起源于主动脉无冠窦的房速 V₁ 和 V₂ 导联 P 波呈负正双向，下壁导联和 aVL 导联 P 波大多直立或双向，aVR 导联呈负向[4]。胸前 V₁ 和 V₂ 导联 P 波负正双向，V₃～V₅ 导联 P 波负正双向或正向，V₆ 导联 P 波正向。

左房房速

左侧房速可起源于左房的任何部位，但肺静脉和二尖瓣环是主要起源点。V₁ 导联 P 波正向或双向（先负后正）对诊断左房起源房速具有 100% 敏感度和阴性预测值（图 7.32 和图 7.34 至图 7.42；亦可见图 7.8 和图 7.9）。

起源于二尖瓣环、左心耳和冠状窦的房速[1]

二尖瓣环房速最常起源于二尖瓣环上方邻近主动脉瓣二尖瓣移行部的位置。这个区域起源的房速 V₁ 导联 P 波起始有一个较窄的负向波紧跟着再出现一个

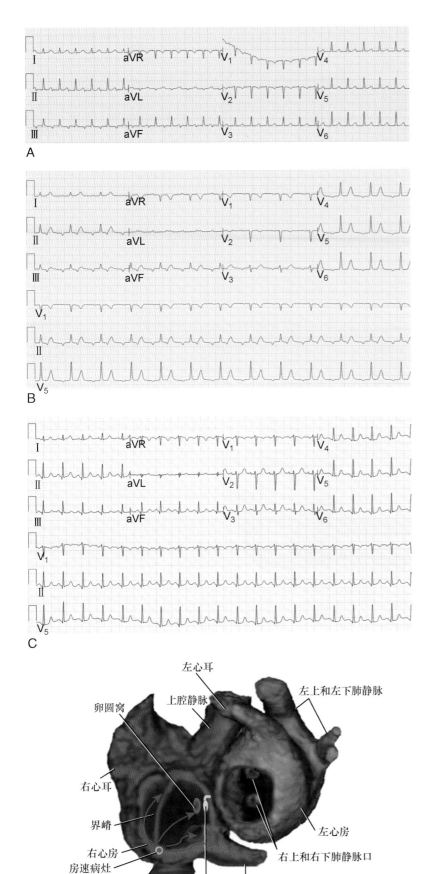

A

B

C

D

左心耳
左上和左下肺静脉
上腔静脉
卵圆窝
右心耳
界嵴
右心房
房速病灶
下腔静脉
房室结和希氏束
冠状窦
左心房
右上和右下肺静脉口

图 7.25　起源于三尖瓣环下侧壁的房速（**A**）。在使用抗心律失常药物后房室 2∶1 下传，心室率有所下降（**B**）。（**C**）同一患者窦性心律时 P 波形态。V₁ 导联 P 波负向、aVR 导联 P 波正向，提示房速起源相对偏前或起源于三尖瓣环。下壁导联 P 波负向提示低位右房起源。V₃ ～ V₆ 导联（≥ 3 个胸前导联）P 波负向提示瓣环起源。在三尖瓣环下侧壁标测到房速起源点（**D**）

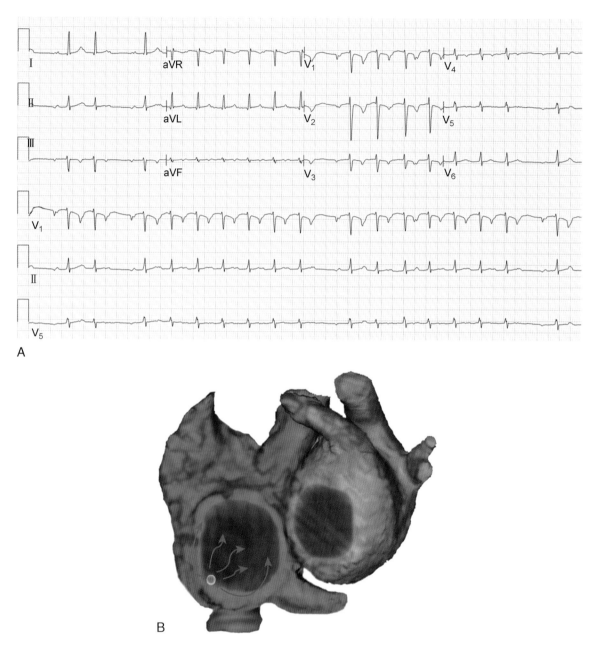

图 7.26　1 例 18 岁女性产后心肌病患者的局灶性房速。V_1 导联 P 波负向、aVR 导联 P 波正向，提示房速起源相对偏前或起源于三尖瓣环。下壁导联 P 波负向提示低位右房起源。$V_3 \sim V_6$ 导联（≥ 3 个胸前导联）P 波负向提示瓣环起源。该房速呈二度Ⅰ型房室传导阻滞。在三尖瓣环下侧壁标测到房速起源点。房速起源于三尖瓣环下侧壁（**B**）。解剖结构已标记在图 7.25D 中。箭头示激动自起源点呈离心性传导

正向波，aVL 导联呈负向或等电位线，Ⅰ 导联负向，下壁导联呈等电位线或低幅的正向波。从 V_1 到 V_6 导联 P 波正向成分越来越少。起源于二尖瓣环前侧壁和左心耳的房速 P 波在 V_1 导联和下壁导联均呈正向

（Ⅲ 导联高于 Ⅱ 导联），侧壁（Ⅰ 和 aVL）导联呈负向，Ⅰ 导联 P 波深倒（图 7.43 和图 7.44）。起源于冠状窦或二尖瓣环后壁的房速 V_1 和 aVL 导联 P 波正向呈双峰状，下壁导联 P 波负向（图 7.36 至图 7.42）。

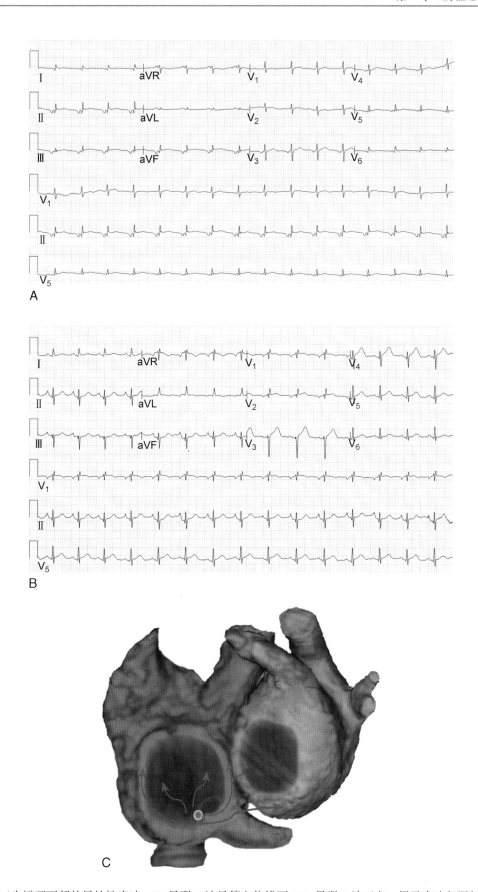

图 7.27 起源于三尖瓣环下部的局灶性房速。V₁ 导联 P 波呈等电位线而 aVR 导联 P 波正向，提示房速起源相对偏前或起源于三尖瓣环（**A**）。下壁导联 P 波负向提示低位右房起源。V₃ ～ V₆ 导联（≥ 3 个胸前导联）P 波负向提示三尖瓣环下侧壁起源。房速时 P 波较窦性心律（**B**）时更窄提示房速起源点靠近间隔。心动过速起源于邻近间隔的三尖瓣环下部（**C**）。解剖结构已标记在图 7.25D 中

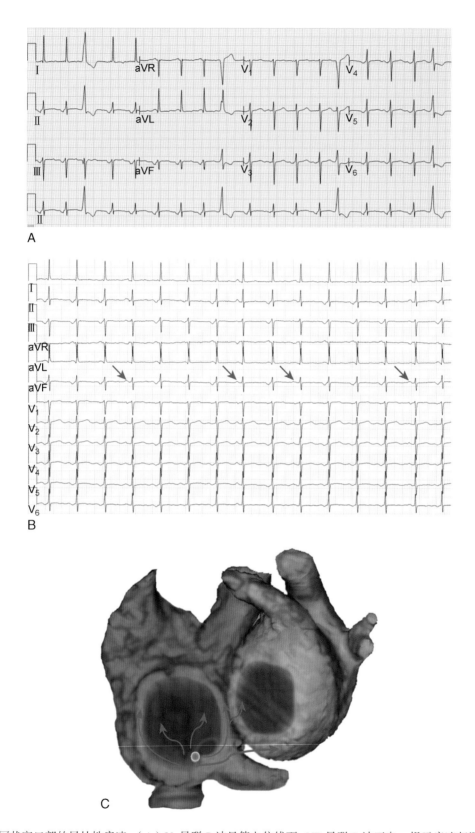

图 7.28　起源于冠状窦口部的局灶性房速。（**A**）V₁ 导联 P 波呈等电位线而 aVR 导联 P 波正向，提示房速起源相对偏前或起源于三尖瓣环（**A**）。下壁导联 P 波负向提示低位右房起源。V₅ 和 V₆ 导联 P 波正向提示间隔部起源。（**B**）患者也可以表现为以低位右房为主偶有窦性 P 波出现（箭头）的游走性心房节律。（**C**）在低位房间隔冠状窦口部标测到房速起源点。解剖结构已标记在图 7.25D 中

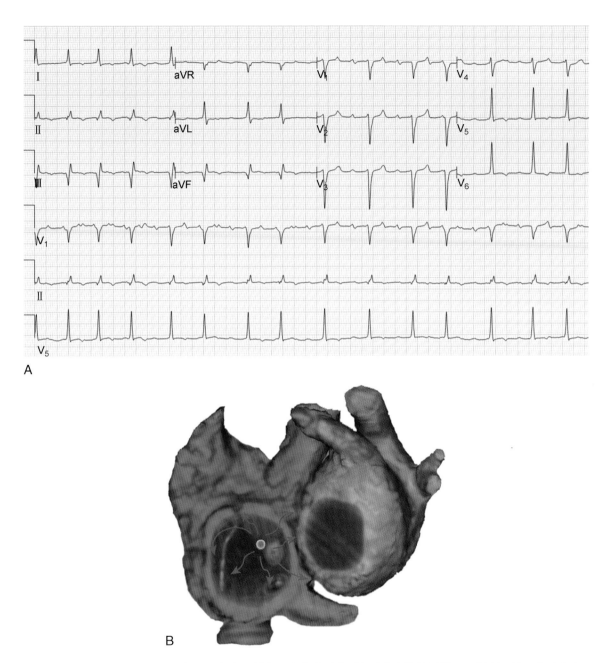

图 7.29　起源于右房中间隔部的局灶性房速。房速呈低度和高度或不典型文氏房室传导阻滞。V₁ 导联 P 波正向（宽度＞ 80 ms）而 aVL 导联 P 波呈等电位线提示左房起源（**A**）。但是，aVR 和 aVL 导联 P 波均为等电位线。在右房间隔后部标测到房速起源点并成功消融（**B**）。解剖结构已标记在图 7.25D 中

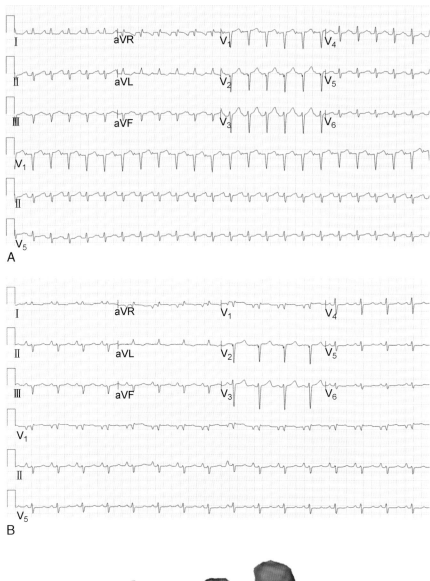

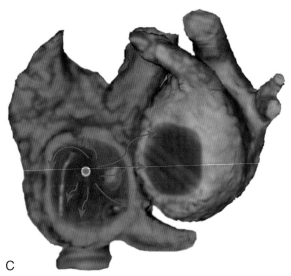

图 7.30　1 例 52 岁女性非缺血性心肌病患者，其房速起源于右房后部中份。（**A**）如心电图所示 V₁ 和 aVR 导联 P 波起始部均为负向，伴 I 导联 P 波正向提示房速为右房起源。V₂～V₆ 导联 P 波正向提示房速起源靠近间隔部。窦性心律时心电图（**B**）显示左房肥大和胸前导联 R 波递增不良。在右房后方邻近间隔部标测到房速起源点，该部位较界嵴更靠近中线结构（**C**）。解剖结构已标记在图 7.25D 中

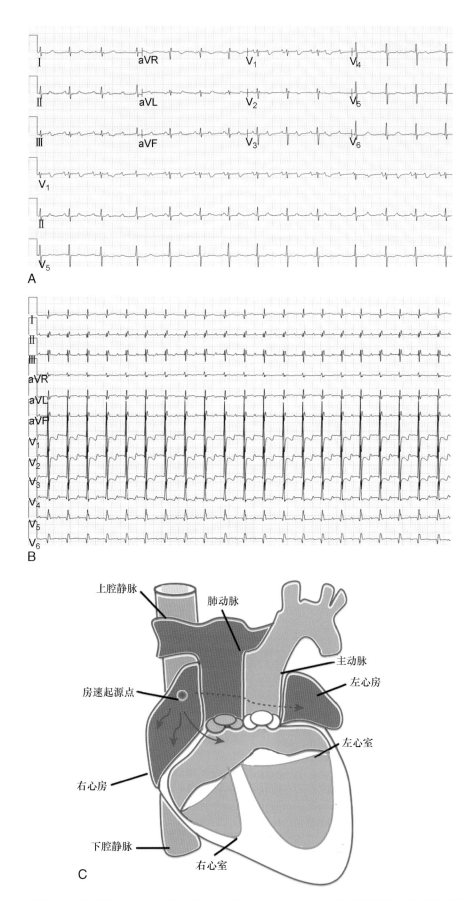

图 7.31　1 例右房起源邻近三尖瓣环的房速，患者 20 岁，中位心，右心室双出口伴发育不良，并存严重肺动脉狭窄。患者房速形态多样，局灶和折返机制并存，（A）局灶性房速起源于右房前侧壁，（B）折返性房速也起源于相同区域（C）

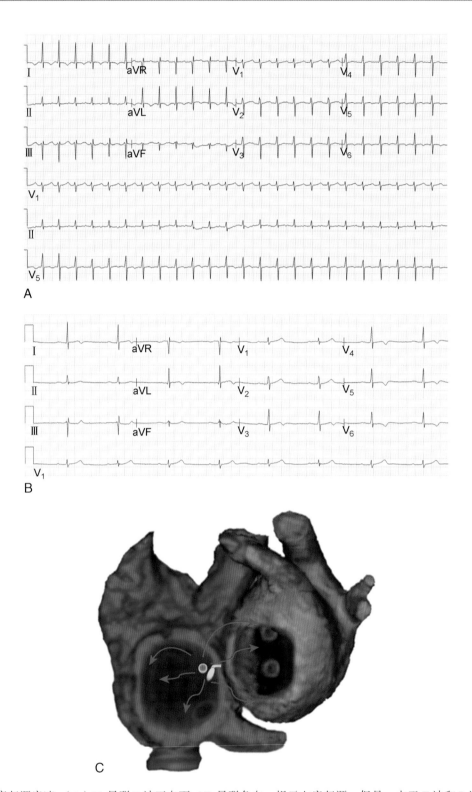

图 7.32　希氏束旁起源房速。（**A**）V₁ 导联 P 波正向而 aVL 导联负向，提示左房起源。但是，由于 T 波和 P 波融合，P 波的幅度和向量不一定能明确。而且，因为双心房激动模式的差异 P 波形态定位间隔部房速的预测价值有限。（**B**）窦性 P 波。（**C**）在希氏束后上方标测到局灶性房速的起源点。解剖结构已标记在图 7.25D 中

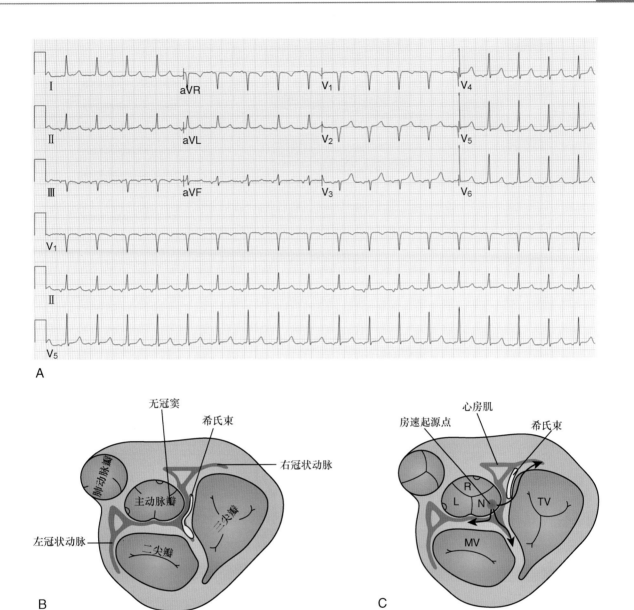

图 7.33 起源于无冠窦的房速。（A）P 波在 V₁ 导联呈负正双向，在下壁导联和 aVL 导联为双向。（B）在无冠窦标测到局灶性房速起源点。（C）房速时心房激动自起源点传出的激动模式。L，左冠窦；MV，二尖瓣；N，无冠窦；R，右冠窦；TV，三尖瓣

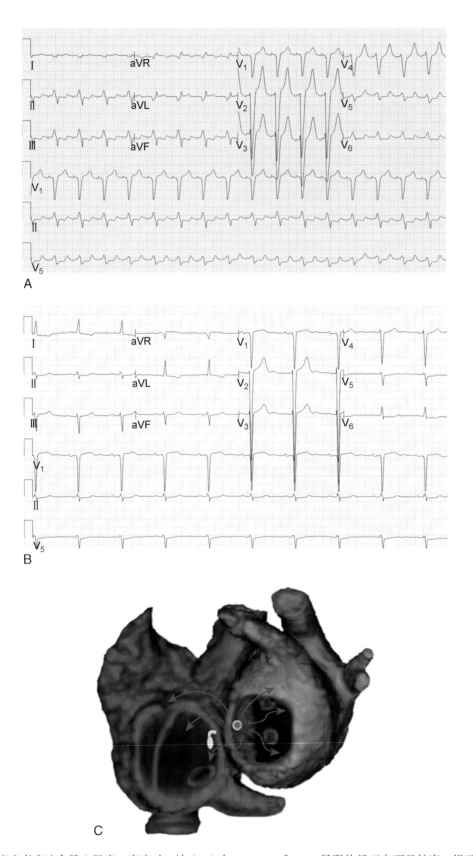

图 7.34　1 例 80 岁患者房速介导心肌病。房速时 P 波（**A**）在 V₁、aVR 和 aVL 导联均呈正向而且较窄，提示间隔起源。Ⅱ 和 Ⅲ 导联 P 波双向提示低位间隔部起源。但是，在左侧高位间隔（希氏束旁区域）标测到房速起源点。在起源点附近实施消融的过程中出现一过性 PR 间期延长，该部位存在房室结快径路的左侧延伸。在出现一过性 PR 间期延长位点下方成功消融心动过速。患者还存在频率相关左束支差异性传导伴电轴右偏。窦性心律时心电图（**B**）显示 R 波递增不良和电轴左偏。成功消融靶点图（**C**）。解剖结构已标记在图 7.25D 中

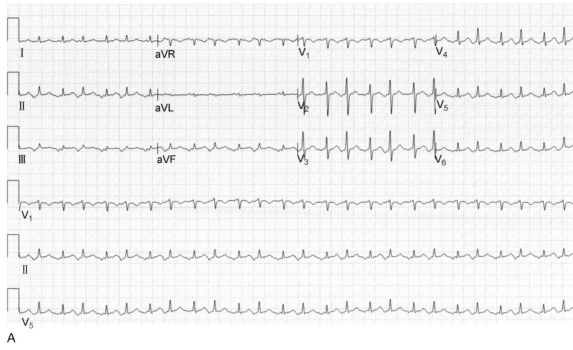

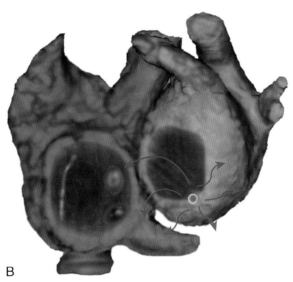

图 7.35　腺苷敏感性局灶性房速。V_1 导联 P 波正负双向而 I 和 aVR 导联 P 波正向，提示左房起源。（A）aVL 导联 P 波正向而下壁导联 P 波负向，提示房速起源于低位左房。如 P 波相对较窄，则提示其起源点邻近中线结构。（B）在二尖瓣环下侧壁标测到房速起源点。解剖结构已标记在图 7.25D 中

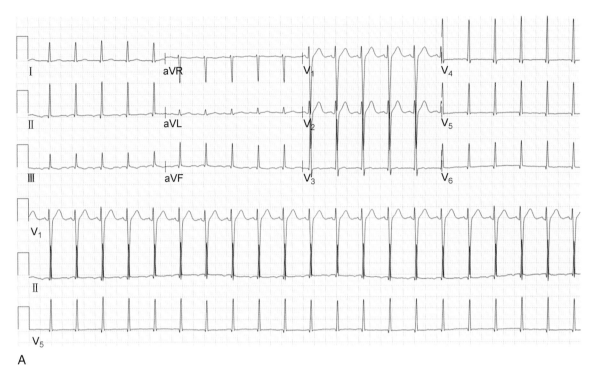

A

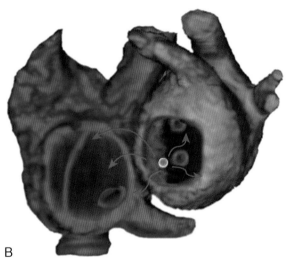

B

图 7.36　1 例 17 岁男性患者的左房局灶性房速。（**A**）V₁ 导联 P 波正向而 aVL 导联 P 波呈等电位线或稍直立提示左房起源。下壁导联 P 波负向提示低位左房起源。（**B**）在下中间隔区域标测到房速起源点。解剖结构已标记在图 7.25D 中

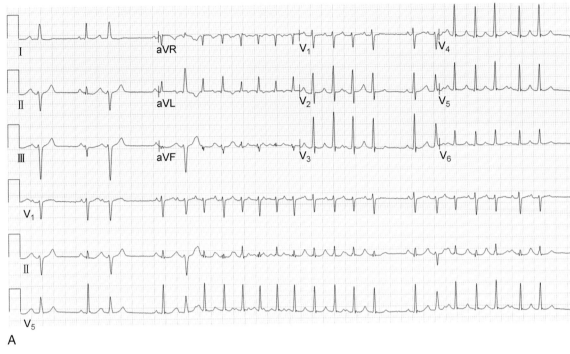

A

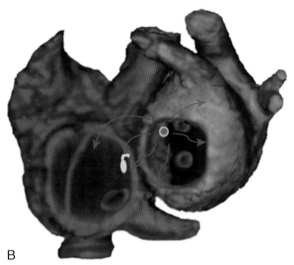

B

图 7.37　不规整的快速局灶性房速。V_1 和下壁导联 P 波都呈正向，aVR 和 aVL 导联 P 波负向（**A**）。在左房后上方靠近右上肺静脉开口处标测到房速起源点（**B**）。解剖结构已标记在图 7.25D 中

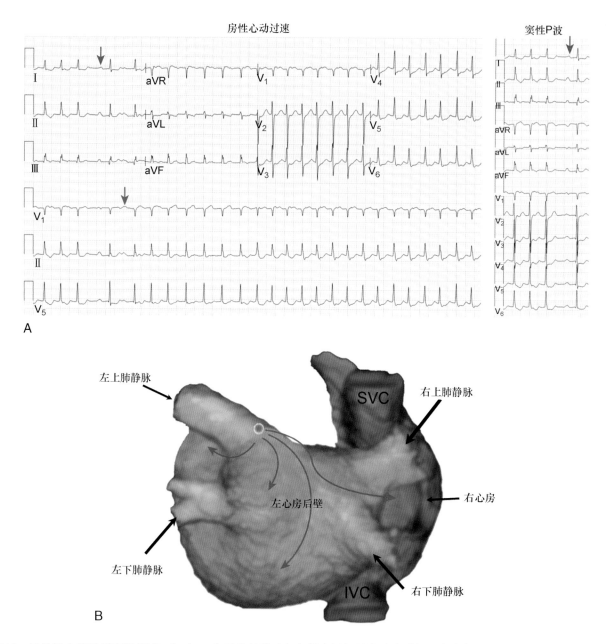

图 7.38　局灶性自律性增高性房速。（**A**）V_1 和下壁导联（红色箭头标记了房速启动）P 波均直立而 aVL 导联倒置。Ⅱ 导联 P 波幅度超过 0.1 mV。心动过速随后变成不规整的节律（心房扑动 / 心房颤动）。（**B**）在左上肺静脉顶部前庭区域标测到房速起源点。箭头展示激动自起源点开始的传导模式。SCV，上腔静脉；IVC，下腔静脉

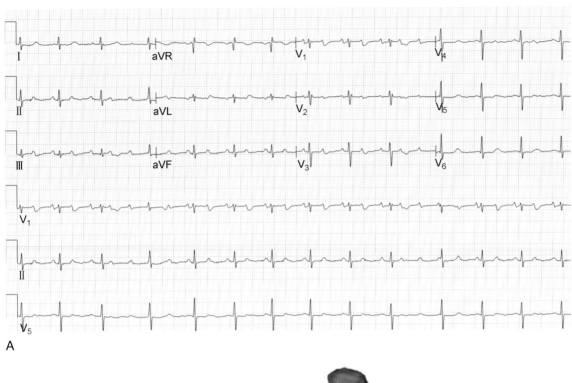

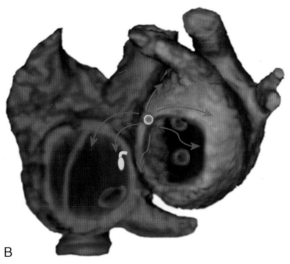

图 7.39 二尖瓣置换术后患者的局灶性房速。(**A**) P 波在 V_1 导联正负双向，Ⅰ 导联呈等电位线，而 aVL 导联呈负向，提示左房起源。下壁导联 P 波直立提示左房偏前起源。(**B**) 在二尖瓣环前中部标测到房速起源点。解剖结构已标记在图 7.25D 中

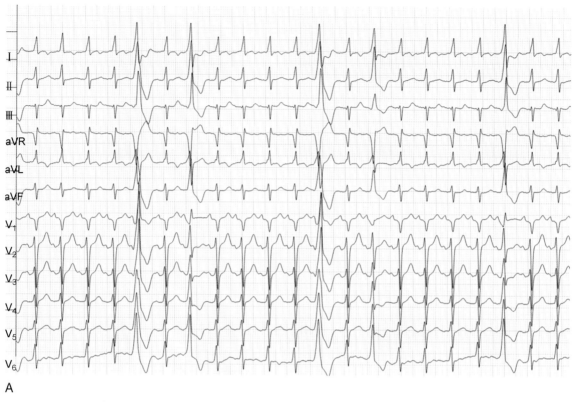

A

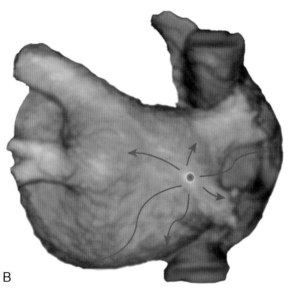

B

图 7.40　房颤消融术后患者的局灶性房速。（**A**）单形性室性早搏后可更清楚揭示 P 波形态。P 波在 V₁ 导联正向，而 aVL 导联呈等电位线，提示左房起源。P 波在所有肢体导联均呈等电位线。房颤导管消融或迷宫手术可使 P 波形态发生变化。（**B**）在右下肺静脉标测到房速起源点。解剖结构已标记在图 7.38B 中

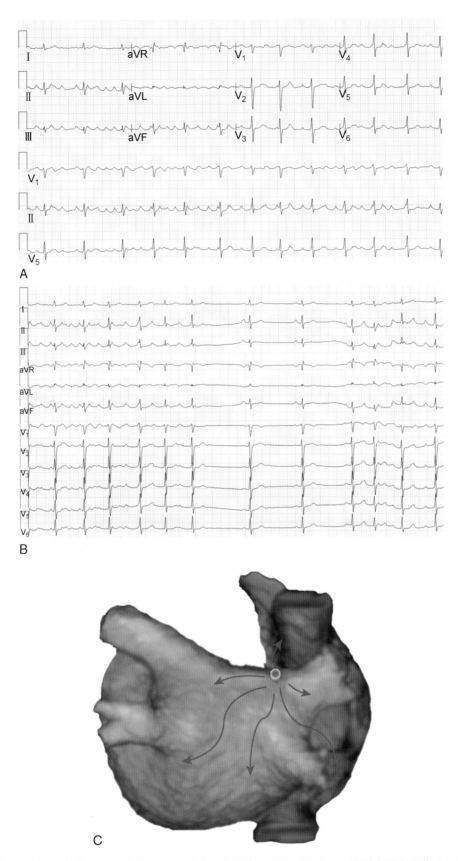

图 7.41 房颤导管消融术后局灶性房速和房扑。心动过速心率很快且节律不规整，P 波形态稍有变化（A 和 B）。V_1、I 和 II 导联 P 波均为正向。P 波在 aVL 和 aVR 导联呈负向提示房速起源靠近中线结构。P 波幅度在 I 导联超过 50 μV，在 II 导联超过 1 mV 提示房速起源于右上肺静脉。（C）在右上肺静脉顶部标测到房速起源点。解剖结构已标记在图 7.38B 中

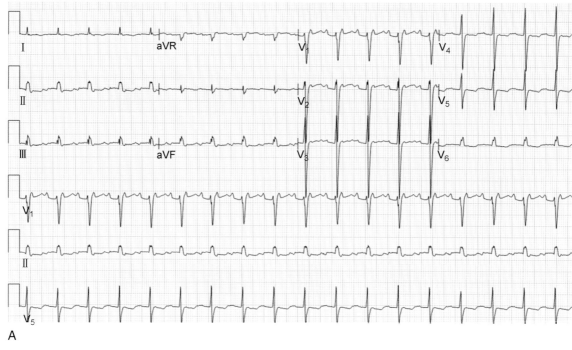

A

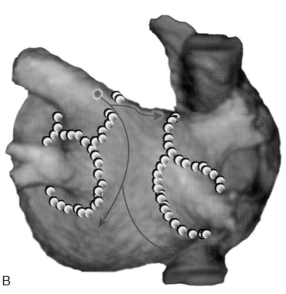

B

图 7.42　房颤导管消融术后局灶性房速，患者曾行肺静脉电隔离术。P 波在 V₁ 导联正向而在 I 和 aVL 导联呈等电位线，提示左房起源（**A**）。P 波幅度在 I 导联低于 50 μV 而在 II 导联超过 0.1 mV，这不支持左侧肺静脉起源（译者注：消融术后由于消融线的影响导致激动传导的顺序发生了变化，尽管起源于左上肺静脉，但是传导经肺静脉后壁穿出，与正常心电图表现不同。请注意图 B 中红色箭头指示的传导模式）。局灶性房速起源于左上肺静脉（**B**）。解剖结构已标记在图 7.38B 中。红色箭头展示激动自起源点开始的传导模式。白色点为标注的射频消融点

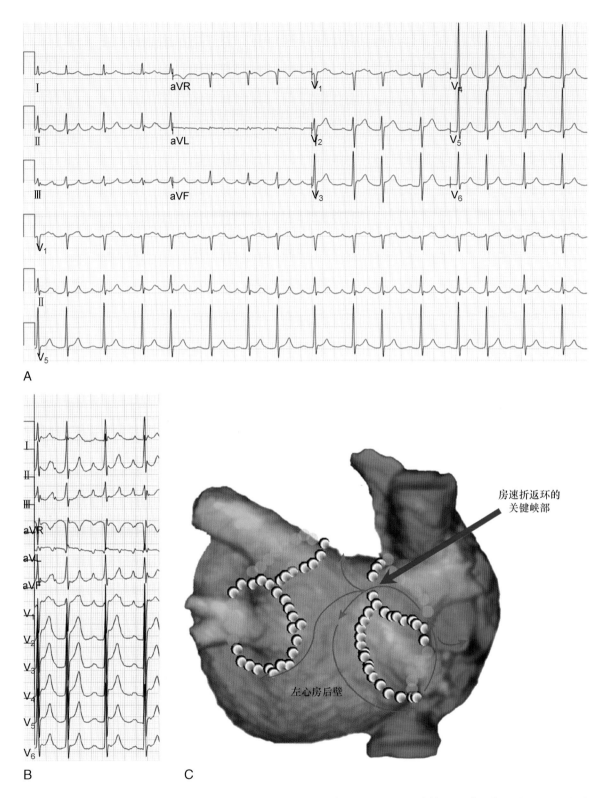

A

B　　　　　　C

图 7.43　房颤导管消融术后大折返性房速，患者曾行肺静脉电隔离术（**A**）。为了更清楚地识别 P 波，图 B 的 12 导联心电图设置为 2 倍增益。P 波在 V₁ 和 I 导联正向，而 aVL 导联负向，提示房速起源于左房近房间隔处。此折返性房速的峡部位于右侧上下肺静脉之间（蓝色箭头）（**C**）。解剖结构已标记在图 7.38B 中。白色点代表射频消融点

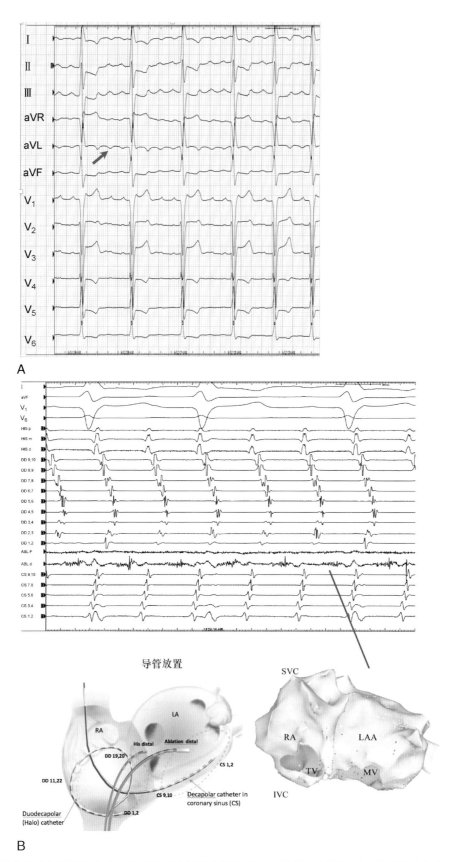

A

B

图 7.44　房颤导管消融术后大折返性房速，患者曾行肺静脉电隔离术。12 导联心电图显示 P 波（箭头）在 V₁ 和下壁导联正向，
Ⅰ 和 aVL 导联负向这提示房速起源于左房（**A**），同时可见存在房室传导阻滞。三维电解剖标测系统指导下，使用多电极标测
导管对右房和左房进行激动标测。标测结果显示房速折返环路的关键峡部位于左心耳前基底部（**B**），经电生理检查进一步确
认后（小蓝箭头，**C**）在该区域描记到舒张中期电位的部位成功消融终止心动过速。CS，冠状窦；DD，环绕三尖瓣环的多电
极标测导管；IVC，下腔静脉；MV，二尖瓣；SVC，上腔静脉；TV，三尖瓣；LAA，左心耳；LA，左心房；RA，右心房

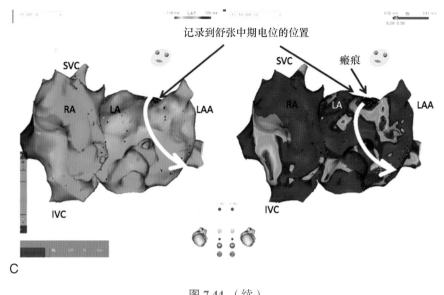

记录到舒张中期电位的位置

瘢痕

C

图 7.44 （续）

起源于肺静脉的房速

100% 起源于肺静脉的房速（表 7.2；亦见图 7.8，图 7.9，图 7.37 至图 7.46）患者的 P 波在 V_1 导联完全正向，86% 的患者 aVL 导联呈等电位线或负向，96% 的患者 aVR 导联负向。与下肺静脉起源者相比，房速起源于上肺静脉 P 波振幅更高。除了 V_1 导联 P 波正向以外，起源于右上肺静脉的房速和起源于右房上部的房速 P 波形态和极性都很相似。右房房速 V_1 导联 P 波不可能负向，右房后部起源的房速 V_1 导联 P 波不可能双向（先正后负）。P 波形态对于鉴别右侧还是左侧肺静脉起源的准确度要高于区分上肺静脉还是下肺静脉起源。与上肺静脉起源者相比，起源于下肺静脉的房速通常下壁导联 P 波更低平（或下壁导联负向）。

表 7.2　右侧与左侧上肺静脉起源的房速		
P 波	右上肺静脉房速	左上肺静脉房速
V_1 导联	双向或正向	P 波较宽
I 导联	等电位线	等电位线或负向
aVL 导联	正向或双向	负向
下壁导联	正向	正向
III 和 II 导联幅度	相等	III / II 比值 > 0.8
正向切迹		可见于 ≥ 2 个导联

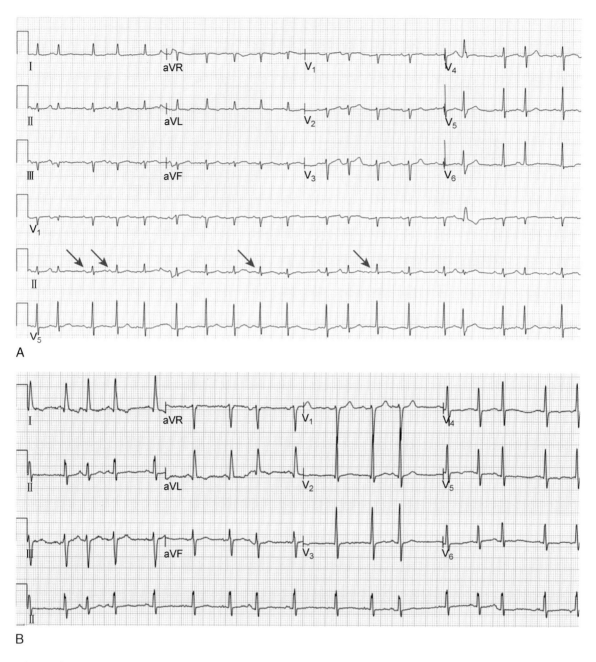

图 7.45　多源性房速。心电图中 V_1 导联可见三种不同形态的 P 波（箭头）。图 A 心电图中明显可见心房率 114 次 / 分，而图 B 的心电图心房率仅为 87 次 / 分，这可能系心房存在游走性起搏点所致

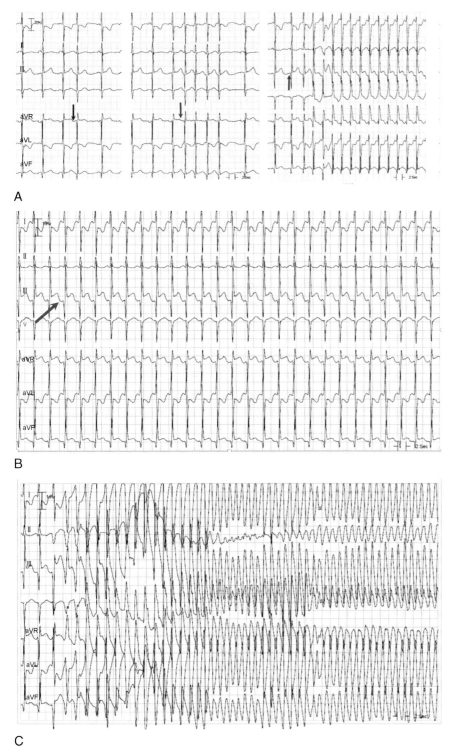

图 **7.46**　不同心动过速相互介导：患者频发房性早搏（蓝色箭头，**A**）和短阵房速（红色箭头），心动过速随后持续发作（**B**）。该患者心动过速发作过程中还出现了由房速诱发的室速和心室颤动（**C**），所幸被成功复苏

A

B

C

参考文献

1. Kistler PM, Roberts-Thomson KC, Haqqani HM, et al. P-wave morphology in focal atrial tachycardia: development of an algorithm to predict the anatomic site of origin. *J Am Coll Cardiol*. 2006;48:1010−1017.

2. Teh AW, Kistler PM, Kalman JM. Using the 12-lead ECG to localize the origin of ventricular and atrial tachycardias. Part 1: focal atrial tachycardia. *J Cardiovasc Electrophysiol*. 2009;20:706−709. quiz 705.

3. Bazan V, Rodriguez-Font E, Vinolas X, et al. Atrial tachycardia originating from the pulmonary vein: clinical, electrocardiographic, and differential electrophysiologic characteristics. *Rev Esp Cardiol*. 2010;63:149−155.

4. Zhou YF, Wang Y, Zeng YJ, et al. Electrophysiologic characteristics and radiofrequency ablation of focal atrial tachycardia arising from non-coronary sinuses of valsalva in the aorta. *J Interv Card Electrophysiol*. 2010;28:147−151.

5. Kistler PM, Fynn SP, Haqqani H, et al. Focal atrial tachycardia from the ostium of the coronary sinus: electrocardiographic and electrophysiological characterization and radiofrequency ablation. *J Am Coll Cardiol*. 2005;45:1488−1493.

8

心房扑动

魏飞宇 译 范洁 审校

心房扑动（房扑，AFL）是一种基于心电图诊断的心律失常，其心电图特点为规律出现锯齿状心房波，扑动波之间没有潜在的等电位线，扑动波频率在 240～340 次／分。AFL 通常为大折返性心律失常。然而，心房中快速局灶性脉冲（主要来自肺静脉）也可表现为快速房性心动过速（AT）或非典型 AFL，在心电图上表现为没有等电位线的锯齿状扑动波[1]。这类 AFL 通常见于房颤导管消融术后、迷宫手术或有心房瘢痕的心脏手术患者。根据心电图特点，AFL 分为右房三尖瓣峡部（CTI）依赖型（典型）房扑和非峡部依赖型（非典型）房扑（图 8.1 至图 8.9）[2]。

典型的三尖瓣峡部依赖型 AFL：峡部依赖型房扑呈固定频率约为 300 次／分（±40 次／分）的锯齿状扑动波，通常呈 2∶1 房室传导，心室率约为 150 次／分（图 8.4 至图 8.15）。事实上，任何心室率为 150 次／分的心动过速都应怀疑为 AFL。如存在房室结疾病或使用阻断房室结药物，AFL 可表现为 4∶1、6∶1、8∶1 或可变的房室传导阻滞。大多数 AFL 为围绕三尖瓣环逆钟向除极，只有大约 10% 的 AFL 为围绕三尖瓣环顺钟向除极。典型的逆钟向 AFL 心电图表现为下壁导联负向扑动波，V₁ 导联可呈高大、低平正向或双向扑动波。下壁导联的扑动波模式可呈显著的负向、先负向转成波形大小相同的正向波，或先小负向波转成大正向波，Ⅰ 和 aVL 导联呈低电压特征。顺钟向 AFL 通常在下壁导联有广泛的正向波和 V₁ 导联宽的负向波。房扑率可随着心房心肌病的进展或使用抗心律失常药物（如胺碘酮）而减缓，且这些患者中典型的锯齿样扑动波也会随着扑动波之间的等电位线的出现而改变，并表现为房性心动过速度（AT）。另外，房颤导管消融后，由于瘢痕心房去极化模式的改变，三尖瓣峡部依赖型的典型 AFL 心电图模式也会发生明显改变。

少见情况下，由于双环折返或低位环折返引起的 AFL 通常涉及三尖瓣峡部。在低位环折返 AFL 中，激动穿过三尖瓣峡部，激动右心房后壁，然后沿着低位右房突破下腔静脉。双环折返 AFL 可同时由三尖瓣峡部参与或一个由三尖瓣峡部参与、另外一个由心房切开瘢痕参与。这些回路可能发生，并且在心电图上与典型 AFL 难以区分。电生理研究中，在三尖瓣峡部上施加额外刺激后，可使房扑加速并在 12 导联心电图上表现为与原心动过速相同形态的 P 波。扑动波的加速是由同一折返环沿相同方向两个连续的激动波阵引起的（双波折返）（图 8.2）。双环折返扑动波通常较快，而低环折返扑动波形态可能因突破右房界嵴位置不同而异。

AFL 1∶1 传导：在应用抗心律失常药物后，房颤的周长可延长且房颤可变为一个相对较慢的房扑允许房室 1∶1 传导，导致矛盾的更快的心室反应和危及生命的室性心律失常风险。类似的情况也可能发生在预激综合征患者中，患者可通过一条或多条房室额外旁路进行快速 1∶1 室传导。同样可能发生在房室结传导增强的患者中或高交感神经张力引起的房室结传导增强期间，例如在运动过程中。

非典型房扑

非典型 AFL 多为大折返性房速（AT），多发生于病变心房患者（图 8.16 至图 8.47）[3]。电生理研究中可以把房扑的环路标测出来。在非典型 AFL 中，房扑环路围绕着由心房外科切口、缝合线引起的瘢痕周围，或由既往导管消融或迷宫手术引起的瘢痕周围；或折返发生在修复片周围，瘢痕和解剖结构周围，如腔静脉、三尖瓣环、二尖瓣环和肺静脉。房速或房扑也可以发生在既往没有心房外科手术的心房瘢痕患者中，这些 AFL 发生在充血性心脏病、

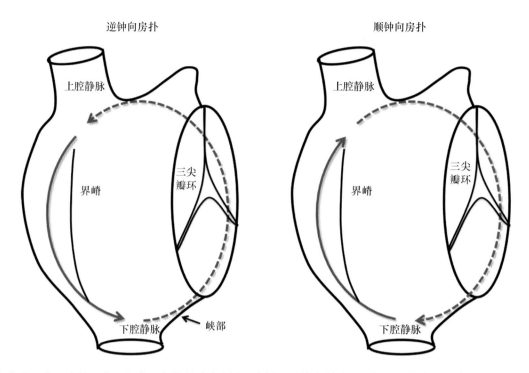

图 8.1　峡部依赖型典型房扑。常见的典型房扑激动波为沿三尖瓣环逆钟向激动，环绕上腔静脉和界嵴（红线）。顺钟向房扑不常见（占典型扑动的 10%）

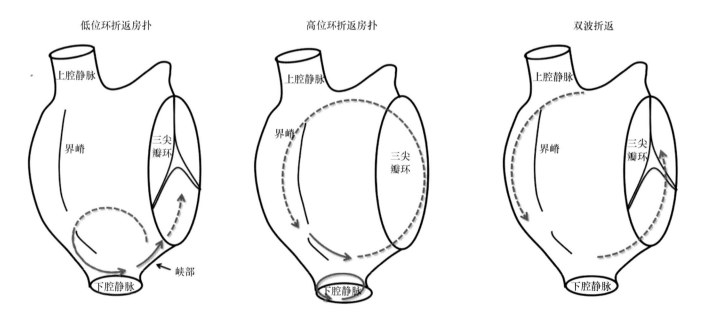

图 8.2　高位环折返和低位环折返房扑。高位环折返环涉及界嵴（CT），突破点在界嵴某处。低位环折返环涉及峡部，以界嵴的生理性屏障作为突破点（红线）。沿着相同的折返环的同一方向存在两个连续的激动波环（蓝色和红色曲线箭头）叫作双波折返或双环折返

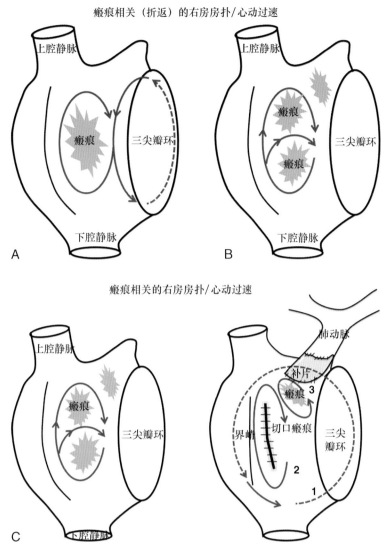

图 8.3 瘢痕相关的右房房扑在单个（**A**）或多个心房瘢痕（**B**）、切口或吻合口附近［比如连接右房和肺动脉间的补片（Fontan 手术）］周围形成折返环（**C**）

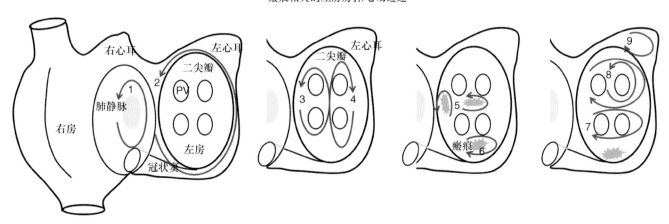

图 8.4 瘢痕相关的左房房扑 / 房性心动过速。有二尖瓣手术史、房扑导管消融史和迷宫手术史的患者可能存在单个或多个折返环。通常，折返环涉及房间隔间（1）二尖瓣环（二尖瓣峡部环，2），一根或多根肺静脉和心房瘢痕（3 ～ 8），心耳底部（9）和房间隔。红线表示激动传播的方向

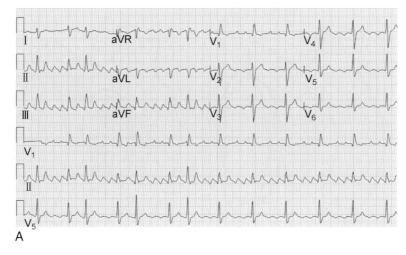

A

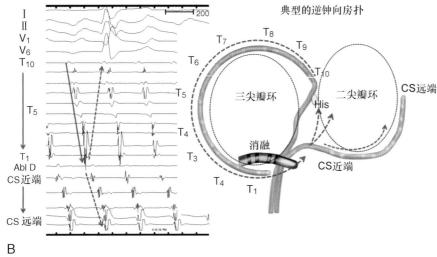

B

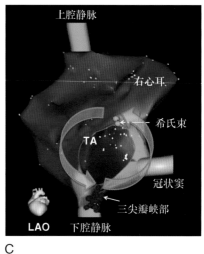

C

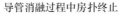

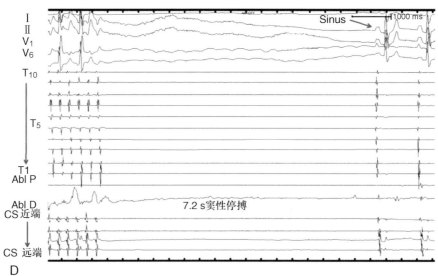

D

图 8.5　典型的逆钟向房扑。（A）心电图示房室传导为 2∶1 和 4∶1 的典型 AFL。（B）电生理检查中，在三尖瓣环周围用多极环状（Halo）导管（T1～T10）和在冠状窦内（CS）用另外一根多极电极记录心腔内电图。利用消融导管（Abl D）释放射频能量沿着三尖瓣峡部形成线性阻滞后房扑终止，红线表示扑动波环。（C）电解剖激动标测图显示围绕三尖瓣环的逆钟向折返环。Abl P，消融近端；LAO，左前斜位；TA，三尖瓣环。（D-E）导管消融期间房扑终止，由于窦房结功能障碍出现 7.2 s 的窦性停搏。图 E 中因停搏时间长波动基线为人工绘制合成。图 D 中红线和蓝线表示从近端到远端有多极导管记录

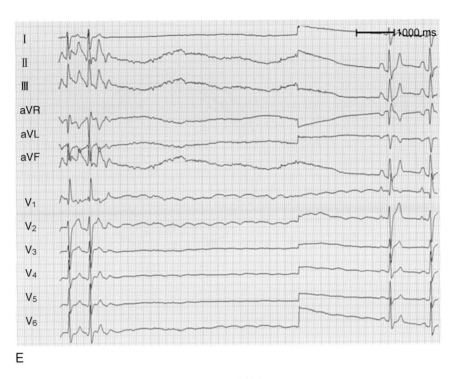

图 8.5 （续）

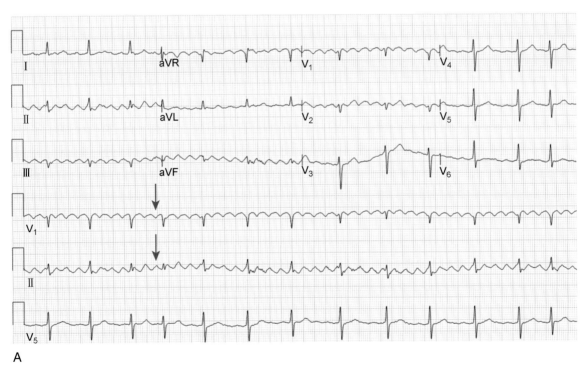

图 8.6 （A）心电图描绘了房室传导比为 4 : 1 的典型房扑（AFL）。（B）电生理检查中，在三尖瓣环周围用多极环状（Halo）导管（T1 ～ T10）和在冠状窦内用另外一根多极电极记录心腔内电图。红线显示激动波围绕三尖瓣环顺钟向激动。利用消融导管（Abl D）释放射频能量沿着三尖瓣峡部线形成传导阻滞后房扑终止。箭头显示扑动波。Abl P，消融导管近端

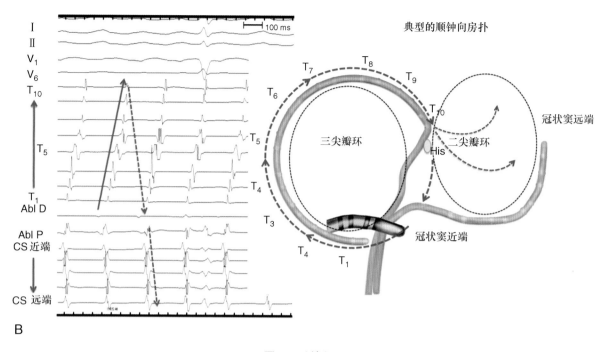

图 8.6 （续）

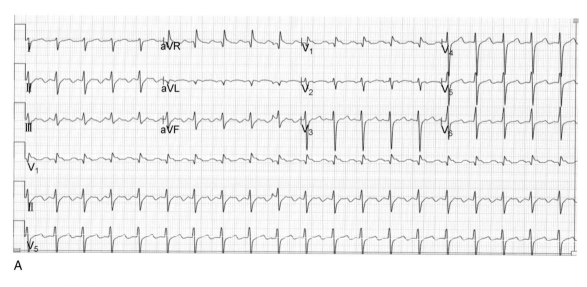

图 8.7 一名 39 岁男性非缺血性心肌病患者的房扑。（**A**）心电图显示下壁导联扑动波为正向，V_1 导联扑动波为负正双向。（**B**）电解剖激动标测图描绘了激动环为围绕三尖瓣环的顺钟向折返（箭头）；颜色标尺代表从最早（红色）到最晚（紫色）的激动时间

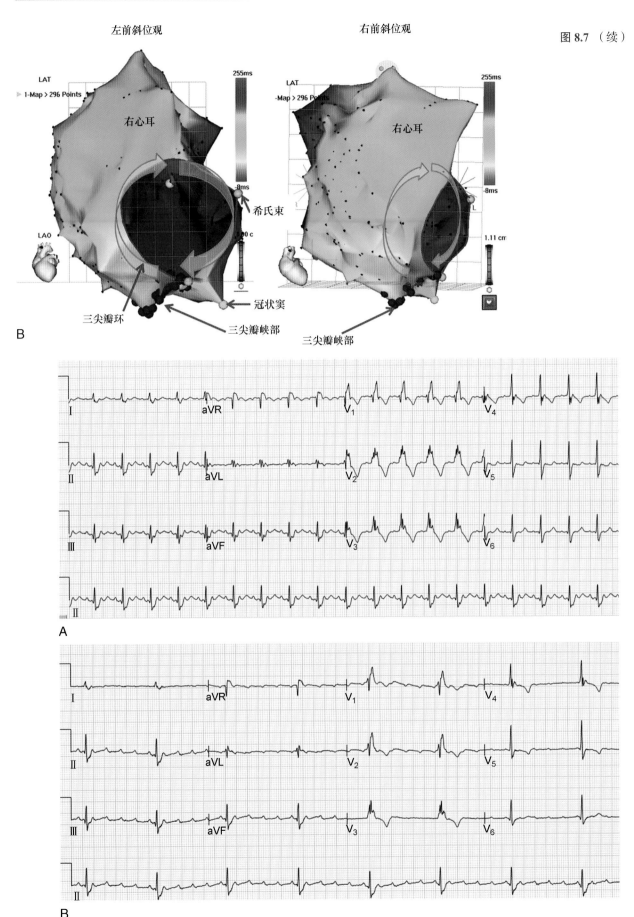

左前斜位观　　　　　　　　　　　　　右前斜位观　　　　　　　　图 8.7（续）

图 8.8　一例 44 岁慢性阻塞性肺疾病合并右束支传导阻滞女性患者的顺钟向房扑。（A）心电图显示 2∶1 房室（AV）传导的典型顺钟向房扑（下壁导联 P 波为正向，V$_1$ 导联 P 波为负向）。（B）房室结阻滞药物治疗导致房室传导比例下降至 5∶1

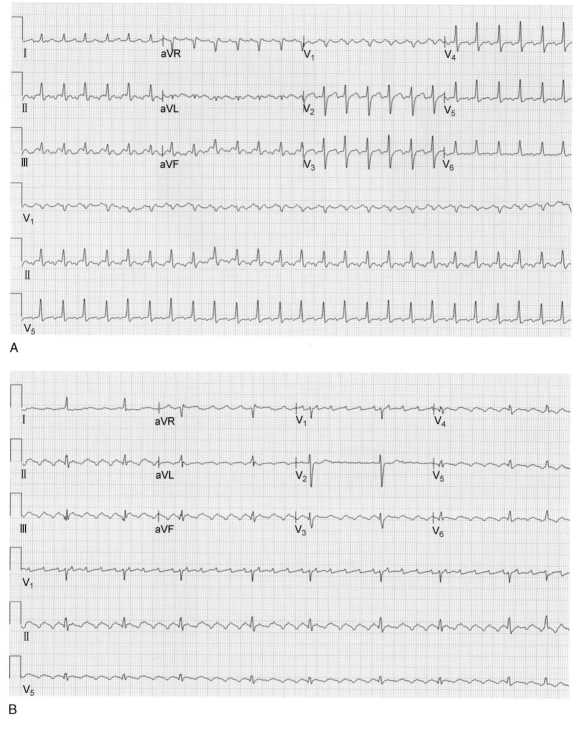

图 8.9　可变房室传导比例的典型房扑。（A）心电图显示下壁导联扑动波呈负向锯齿形状和 V₁ 导联呈正向扑动波，呈 2∶1 房室传导。（B）典型房扑伴 3∶1、4∶1、5∶1 房室传导阻滞

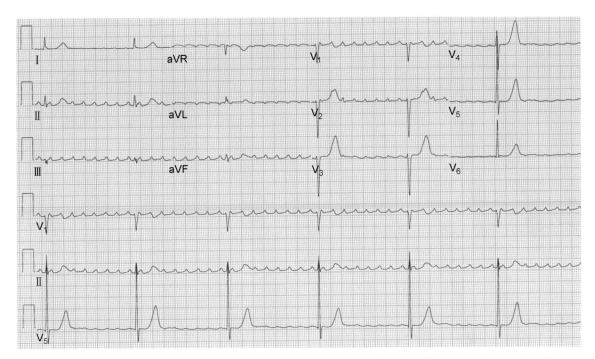

图 8.10　由于房室结疾病的进展，心电图显示 8：1 房室传导阻滞的典型房扑，心室率为 38 次 / 分

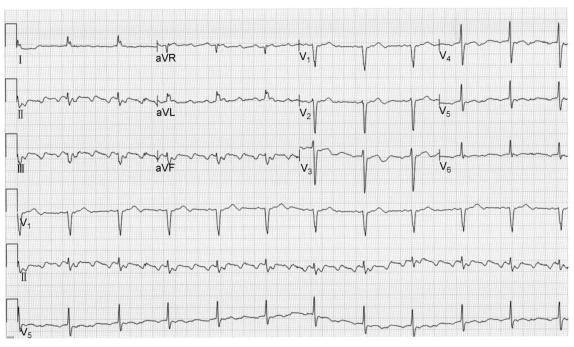

图 8.11　心房扑动呈 3：1 房室传导。AFL 通常与 2：1 或 4：1 房室传导阻滞有关；3：1 或 5：1 房室传导阻滞在典型的 AFL 中很少见

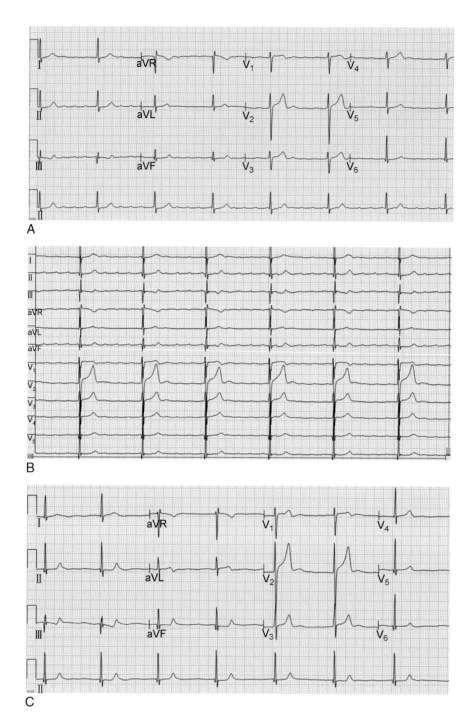

图 8.12　（**A** 和 **B**）心电图显示房扑伴完全性房室传导阻滞，可变的扑动波−R 波间期和固定的 R-R 间期。（**C**）房扑终止导致窦性停搏伴交界性心律（窄 QRS 波）

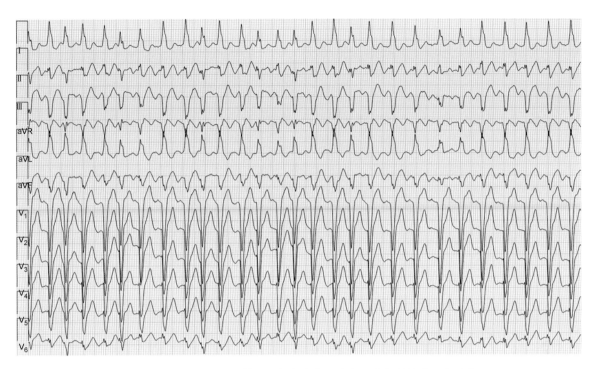

图 8.13　具有可变房室传导比例的房扑和类似于房颤的快速心室反应

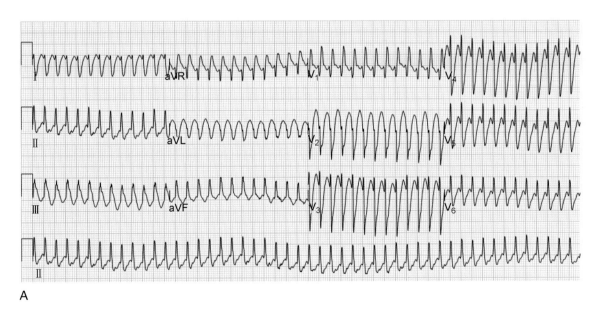

A

图 8.14　一名 43 岁男性出现阵发性宽 QRS 波心动过速。（**A**）在给予房室结阻滞药物后，心动过速确认为房扑并 2 : 1 房室传导的窄 QRS 波心动过速。（**B**）在电生理（EP）检查中，标测出典型的顺钟向房扑及在三尖瓣峡部成功消融。（**C**）在电生理检查中，以房扑频率起搏心房出现右束支传导阻滞改变类似于目前的宽 QRS 波心动过速节律，证明在房扑时房室结能够以快心房率进行 1 : 1 的房室传导伴右束支传导阻滞异常（S：刺激信号，A：心房电图，V：心室电图）。（**D**）由于胸部有大的 Carto 贴片，电生理检查期间 12 导联心电图贴片不在最佳位置，并虚假地描绘出高 R 波

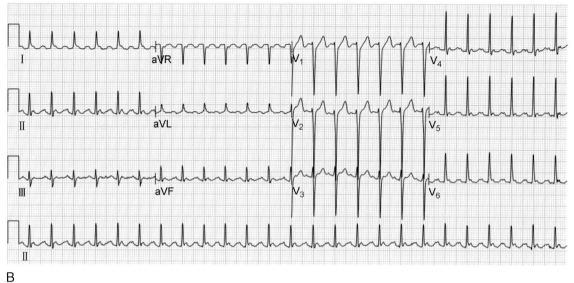

B

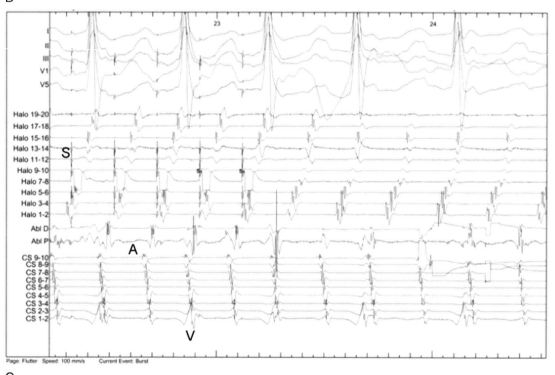

C

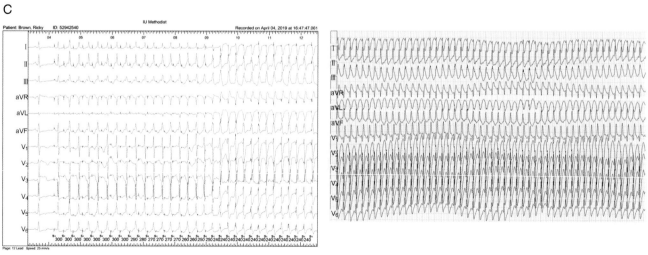

D

图 8.14 （续）

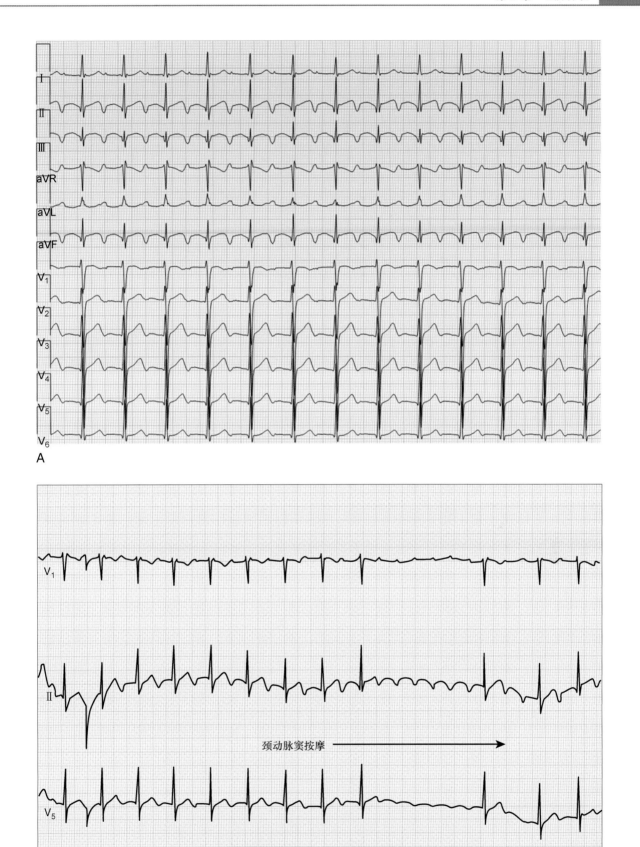

A

B

图 8.15　揭示隐藏房扑的方法。(A) 心电图显示长 R-P′ 间期的窄 QRS 波心动过速，AFL 波与 T 波不易区分。(B) 颈动脉窦按摩导致房室传导阻滞增加和房扑波显露。自发室性早搏（红色箭头）(C) 和静脉注射地尔硫䓬 (D) 后房扑波也被显露出来

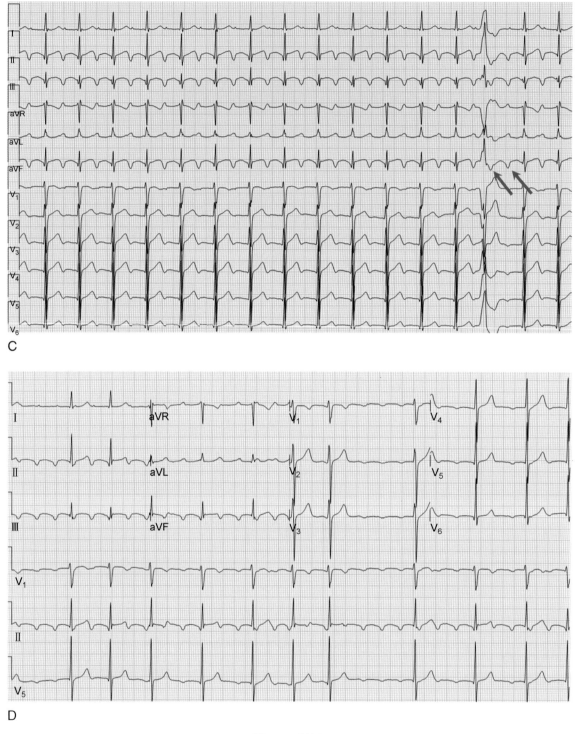

C

D

图 8.15 （续）

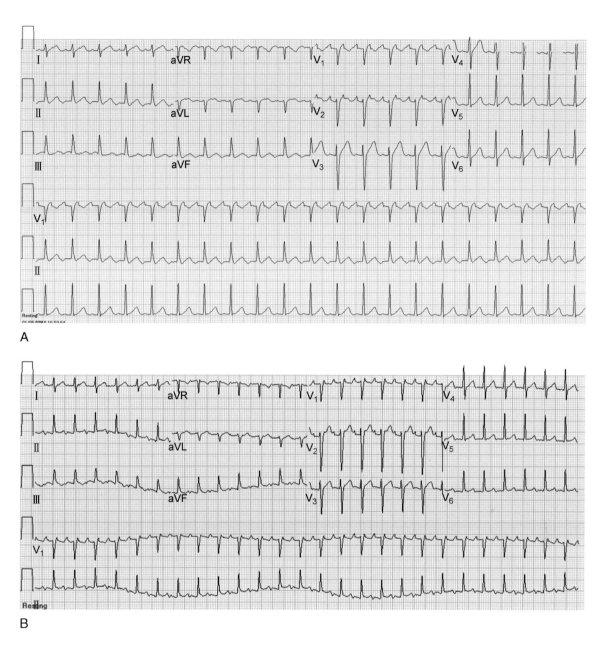

A

B

图 8.16　房颤导管消融术后 V₁ 导联呈正向扑动波的两类左房房扑（**A** 和 **B**）。靠近右肺静脉的左房后壁可标测到这类房扑。值得注意的是，由于广泛的左房和右房瘢痕，有房颤病史的患者，即使三尖瓣峡部依赖型房扑也可能出现非典型扑动样心电图

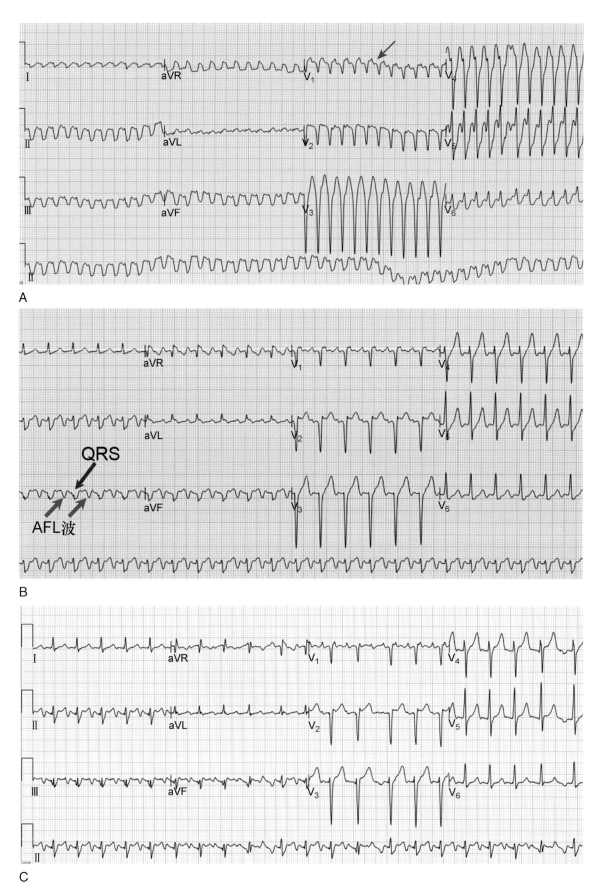

图 8.17 房扑（AFL，箭头）由于 1∶1 房室（AV）传导表现为宽 QRS 波心动过速。（A）患者出现血流动力学不稳定的宽 QRS 波心动过速，V₁ 导联中 P 波为正向，扑动波不容易识别。（B）静脉注射钙通道阻滞剂诱导 2∶1 房室传导阻滞，AFL 波被显现出来（红色箭头）。1∶1 房室传导期间的 R-R 间期是 2∶1 房室传导阻滞后 R-R 间期的一半。（C 和 D）典型的 AFL 波在进一步的 AV 阻滞后更好识别。（E）患者后来发展为房颤

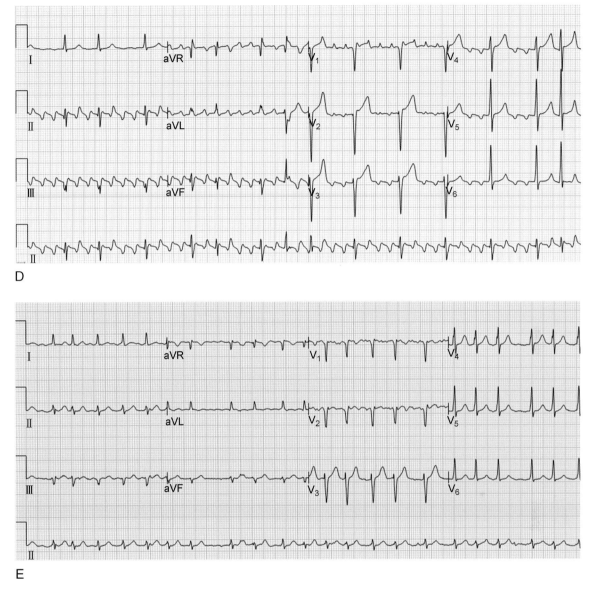

图 8.17 （续）

心脏瓣膜疾病和原发性心房肌病患者的瘢痕周围。

　　右房房扑：心电图的特点取决于折返环的位置、复杂性和折返环的多少。肺静脉快速局灶性放电也可导致局灶性房性心律失常和房扑。成年先天性心脏病修复患者的 AFL 折返环位于右房侧壁切开瘢痕周围、房间隔补片，或房内挡板处。然而，在这类人群中三尖瓣峡部依赖型房扑仍然是最常见的 AT/AFL。在扩张的右心房瘢痕周围或瘢痕和解剖结构（三尖瓣环和腔静脉）之间多条环路并不常见。在先天性心脏病患者中左侧 AFL 并不常见。右侧 AFL 也可发生在有肺动脉高压、二尖瓣手术或房颤消融史的患者中。如前所述，典型 AFL 的心电图特征在

AFL 导管消融或广泛的心肌瘢痕后会发生改变。因此，AFL 心电图的特点可以从典型的房扑波到非典型房扑波，取决于折返环中激动出口的位置。

　　左侧 AFL：房颤导管消融和迷宫手术后发生的医源性 AFL 或 AT 可能是临床中最常见的左侧非典型 AFL 或 AT。二尖瓣手术后，最常见的房扑折返环位于二尖瓣环周围、肺静脉和心房切口瘢痕周围[4]。

　　二尖瓣环周围 AFL：逆钟向二尖瓣环周围 AFL 时下壁导联和胸前导联呈正向扑动波，而在 I 和 aVL 导联呈负向扑动波，类似于 AFL/AT 起源于左侧肺静脉时。然而，逆钟向二尖瓣环周围 AFL 的扑动波在 I 导联存在更多的负向成分，V_2 导联的初始

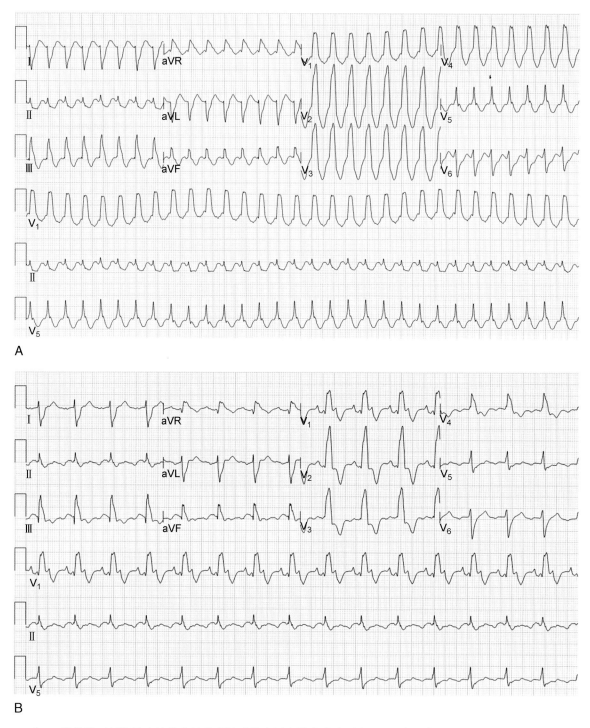

A

B

图 8.18　一名 35 岁继发于复发性血栓栓塞的重度肺动脉高压女性患者出现宽 QRS 波心动过速。（A）心电图显示宽 QRS 波心动过速为右束支传导阻滞和电轴右偏，心电图特征符合室上性心动过速伴差异性传导，是典型的逆钟向房扑伴 1：1 房室传导。（B）典型的房扑伴 2：1 房室传导。AFL 的周长为 320 ms，因右房明显增大引起 AFL 波的激动在心房心肌间传导缓慢

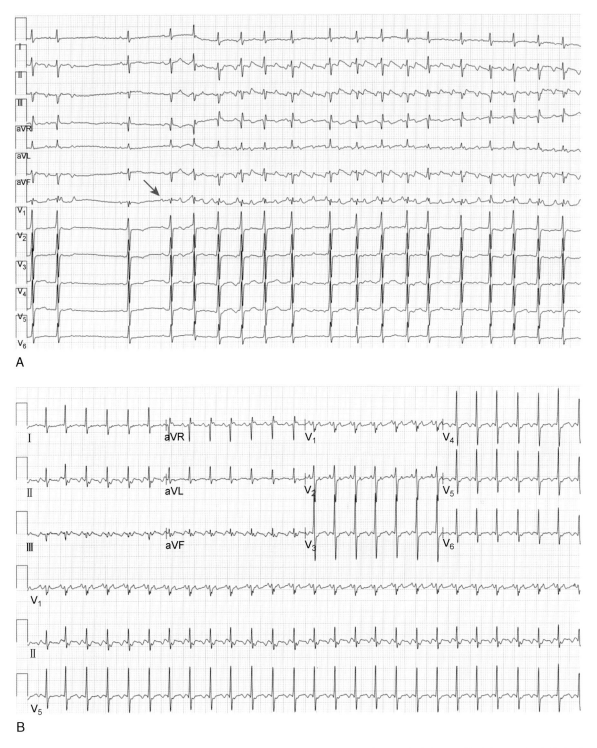

图 8.19 （**A**）房性早搏诱发房扑（箭头）。典型的房扑是一种折返性心律失常，通常由房性早搏诱发。（**B**）房扑之后呈 2∶1 的房室传导

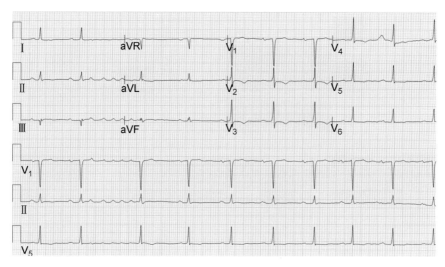

图 8.20　局灶性房扑。房扑可以是一种局灶性心律失常，通常起源于肺静脉，可以是房颤的前兆。局灶性房扑通常呈阵发性发作，电生理检查中可标测出其起源部位

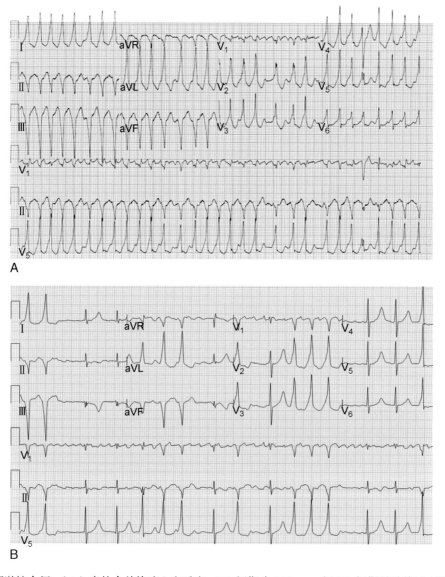

图 8.21　房扑合并预激综合征。（**A**）房扑合并快速心室反应，RR 间期为 210 ms，短 RR 间期导致快速室性心动过速、心室颤动和心脏性猝死。（**B**）患者随后出现房颤伴间歇性预激

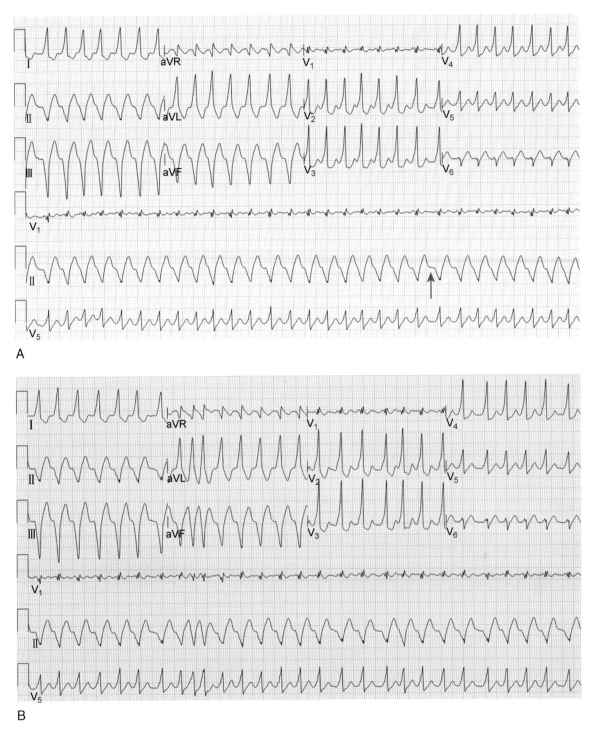

图 8.22　一名 58 岁男性出现宽 QRS 波心动过速并低血压。（**A**）心电图（ECG）显示宽 QRS 波心动过速中 $V_2 \sim V_5$ 导联 R 波中出现模糊的切迹及隐藏在下壁导联的 QS 图形中（箭头），心动过速似乎是有规律的。然而，仔细观察发现为心房扑动 / 颤动伴预激综合征。箭头显示更慢的 R-R 间期。（**B**）心电图显示房颤伴不规则心室律。（**C**）直流电复律后，心电图显示右束支传导阻滞形态，V_1 导联 delta 波为正向，下壁导联 delta 波为负向（箭头），提示为左后间隔旁路。（**D**）导管消融后的心电图显示正常的窦性心律和正常的 P-R 间期，所有导联 delta 波消失。在 2 年的随访中，房性心律失常没有复发

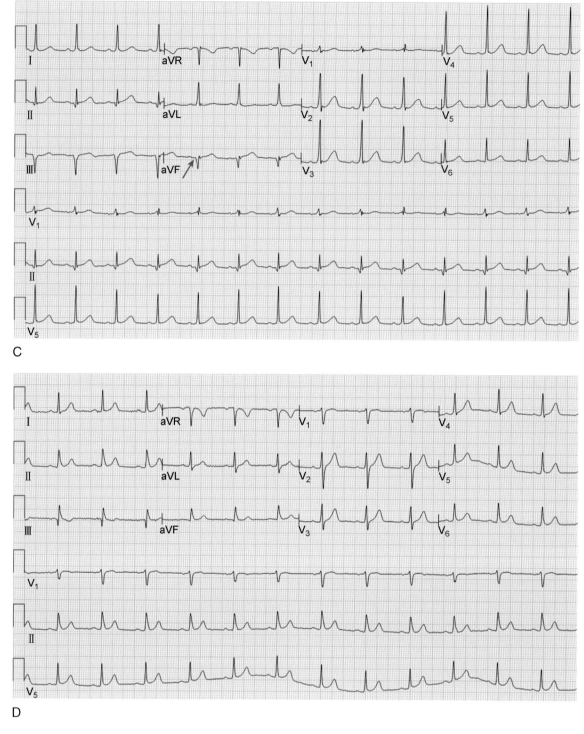

C

D

图 8.22 （续）

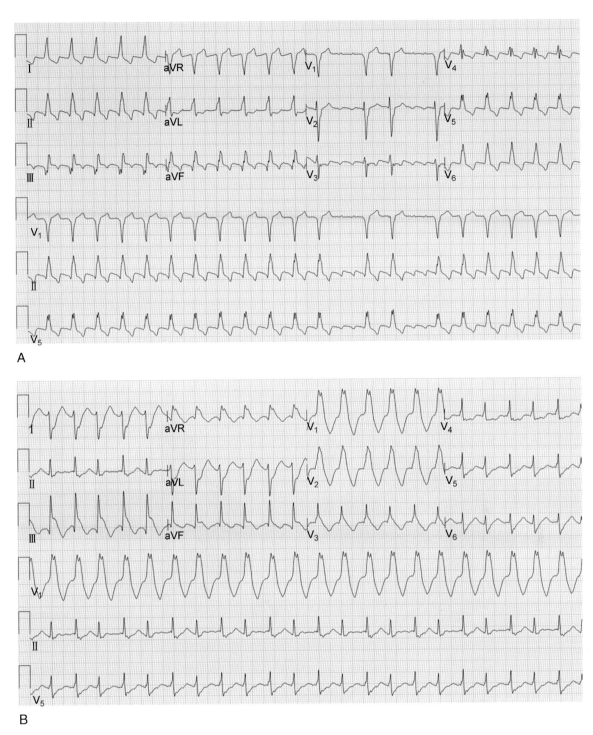

A

B

图 8.23　房扑伴心室 QRS 波差异性传导。（**A**）心电图显示房扑伴左束支传导阻滞。（**B**）心电图显示由于快速心室率导致右束支传导阻滞性差异性传导

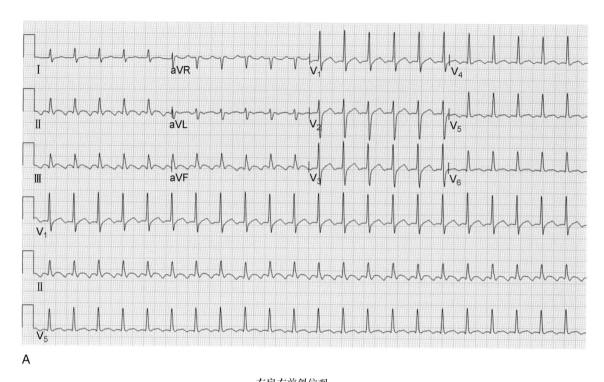

A

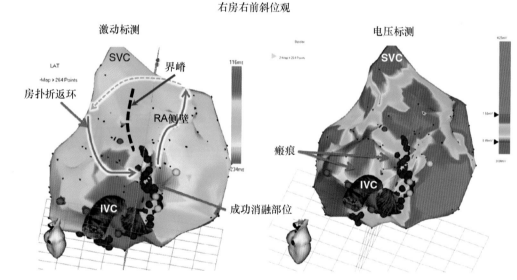

B

图 8.24　右房房扑伴高位环折返。（**A**）心电图显示房扑波向量类似于典型逆钟向房扑的扑动波向量。然而，在电生理检查中发现心律失常为高位环折返（另见图 8.2）。（**B**）电解剖标测（右前斜位观）显示与典型的 AFL 折返环不同，高位折返环扑动波穿过界嵴下部。IVC，下腔静脉；SVC，上腔静脉；RA，右房

部分呈负向及扑动波间缺乏等电位线。顺钟向二尖瓣环周围 AFL 在侧壁胸前导联扑动波起始为负向，但在 I 和 aVL 导联中扑动波呈正向。

围绕肺静脉周围和左房后瘢痕环路的 AFL：这类 AFL 心电图特点与很多因素有关，包括折返环的大小和解剖位置、心房瘢痕的数量、心房解剖、既往导管消融或外科手术病史，因此心电图特征变化很大。

左侧间隔环路的 AT 或 AFL：间隔环路的房扑在 V₁ 或 V₂ 导联表现为明显的扑动波，其他多数导联表现为平坦的扑动波，这种心电图特点是由于间隔环路前后力投射在 V₁ 导联引起的，这种心电图模式对预测左房间隔环路 AFL 的灵敏度为 100%，但对预测任何左房 AFL 的特异度仅为 64%。

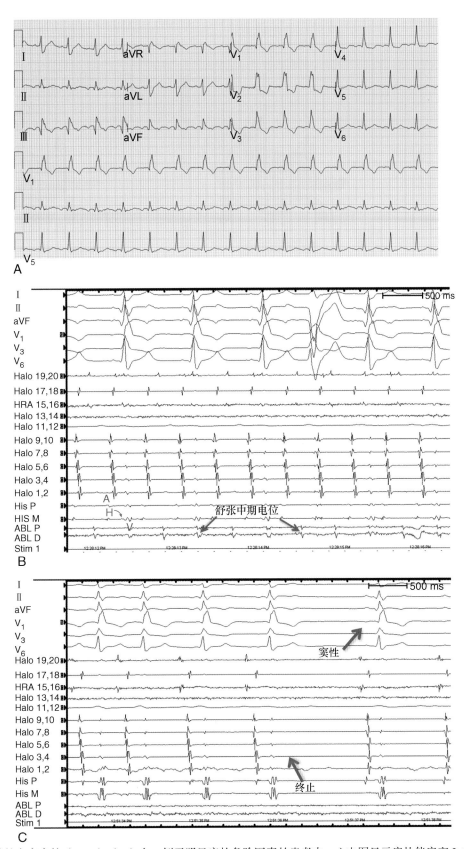

图 8.25 瘢痕相关的右房房扑（AFL）。（**A**）在一例无明显房扑危险因素的患者中，心电图显示房扑伴房室 2∶1 传导，AFL 折返环峡部位于低位界嵴区。（**B**）心腔内电图显示在折返环峡部有舒张中期电位。（**C**）心动过速在该部位终止（直立箭头），终止前心动过速周长长度逐渐延长。电解剖标测图显示折返的局部区域（**D**），激动最早的区域（红色区域），随后是黄色、绿色和紫色区域。在心房房间隔和左房后壁（红色区域）存在广泛的心房瘢痕，提示为心房心肌病（**E**）。其他区域相对健康（紫色区域），绿色示轻度瘢痕，黄色示瘢痕边缘区域。A，心房电图；ABL，消融；H，希氏束电图；His M，希氏束中段；His P，希氏束近端；V，心室电图；RA，右房；LAA，左心耳；LA，左房；RSPV，右上肺静脉；RIPV，右下肺静脉

图 8.25 （续）

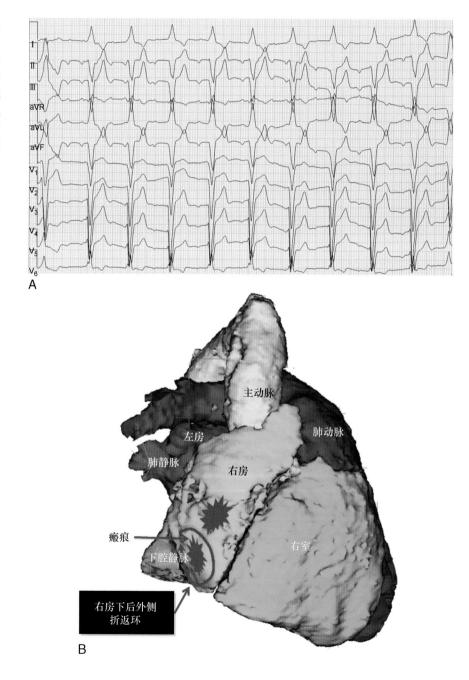

右房和左房后前位观
（心动过速折返激动标测）

D

右房和左房后前位观
（双极电压标测）

E

图 8.26　右房心动过速 / 房扑伴 3∶1 房室传导。（**A**）心动过速时 V_1 和下壁导联 P 波呈负向，在 aVR 导联呈正向。（**B**）心内标测提示心动过速折返环的峡部位于右房下后外侧。拖带证实心动过速为折返机制。心脏计算机断层成像（CT）解剖图像上显示了房性心动过速的折返环，不同的颜色用来显示心脏的不同部分

A

B

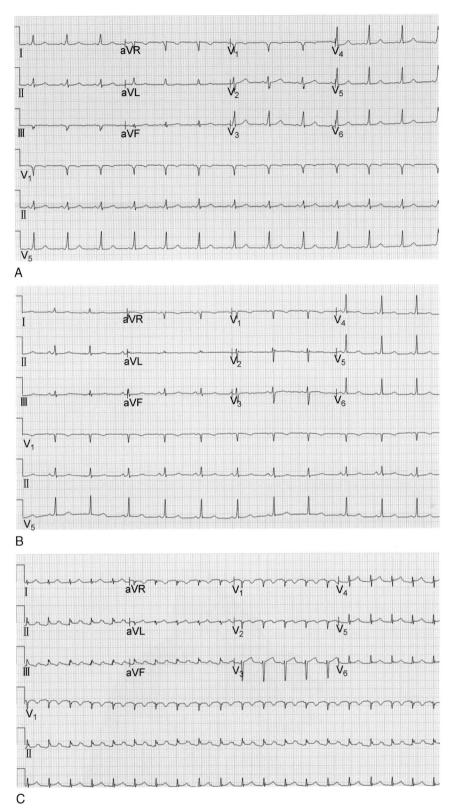

图 8.27　一名 58 岁既往有预激综合征（WPW）导管消融病史的房性心律失常患者，折返环位于右房前外侧。（**A**）心电图（ECG）显示短 PR 间期窦性心律和右下外侧旁路 delta 波，为手术后复发。（**B**）患者随后成功进行旁路导管消融，delta 波消失，但发生了几阵房扑。（**C**）心电图显示扑动波在 V₁、aVR 和下壁导联倒置，标测显示房扑折返环在右房下外侧。（**D**）心电图显示在 V₁、aVR 和下壁导联有相似的倒置扑动波，标测显示房扑折返环在右房前外侧。（**E**）心电图显示扑动波在 V₁、aVR 和下壁导联倒置，标测显示房扑折返环在右房下外侧。（**F**）图中分别显示了 D 和 E 中右房前外侧和下外侧的瘢痕及折返环的位置。心脏计算机断层成像（CT）解剖图像上显示了房速的折返环，用不同的颜色来显示心脏的不同部分

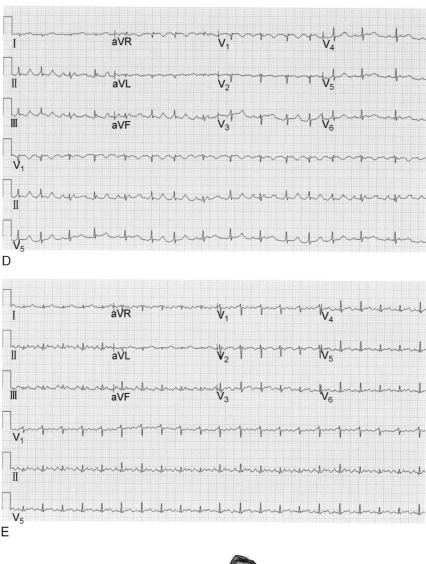

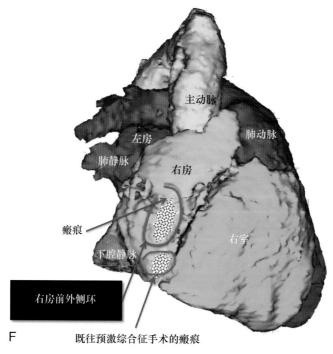

图 8.27（续）

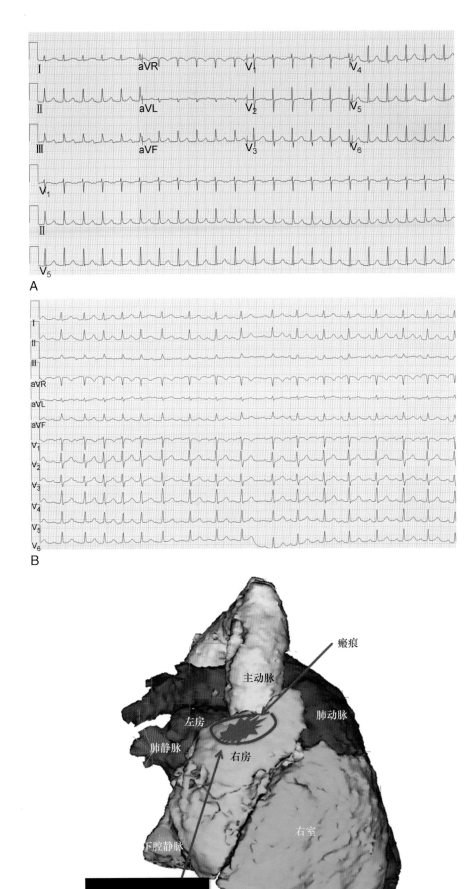

A

B

C
瘢痕

主动脉

肺动脉

左房

肺静脉

右房

右室

下腔静脉

右房前上部折返环

图 8.28 患有肺动脉高压的 60 岁女性出现 1∶1 房室（AV）传导的房扑 / 房速。（**A**）由于 1∶1 房室传导，许多导联的扑动波形态无法辨认。（**B**）房室结阻断药物治疗期间，12 导联心电图清楚地显示了 V₁ 导联的双相扑动波及 I、aVL 和下壁导联的正向扑动波。（**C**）心内标测提示折返环峡部起源于右房前上部。心脏计算机断层成像（CT）解剖图像上显示了房速的折返环，用不同的颜色来显示心脏的不同部分

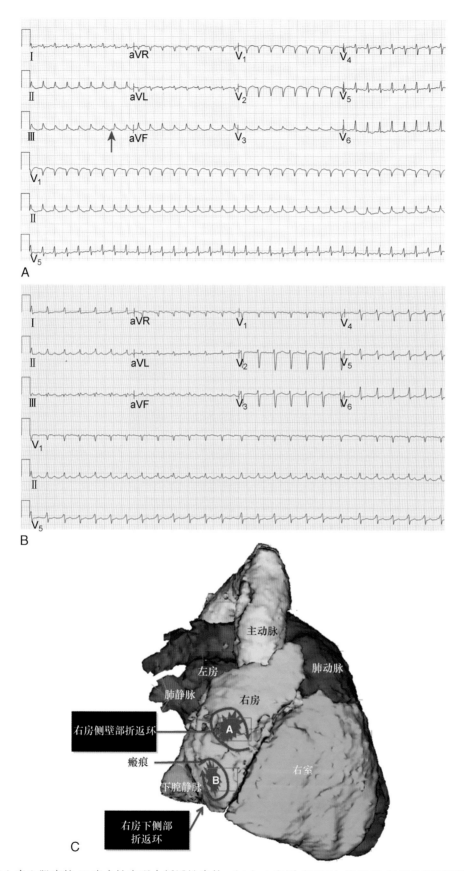

图 8.29　一名患有心房心肌病的 48 岁女性出现大折返性房扑。（A）心电图（ECG）显示 V₁ 导联和下壁导联（箭头）出现负向扑动波及 I、aVL 和 aVR 导联出现正向扑动波。（B）心电图示 V₁ 和 aVR 导联呈负向扑动波，I 导联和下壁导联为正向扑动波。（C）瘢痕周围右房外侧折返环示意图，心脏计算机断层成像（CT）解剖图像上显示了房性心动过速的折返环，不同的颜色用来显示心脏的不同部分；注意右心房下外侧瘢痕 A 和 B 周围的折返环。AO，主动脉；IVC，下腔静脉；LA，左心房；PA，肺动脉；PV，肺静脉；RA，右心房；RV，右心室

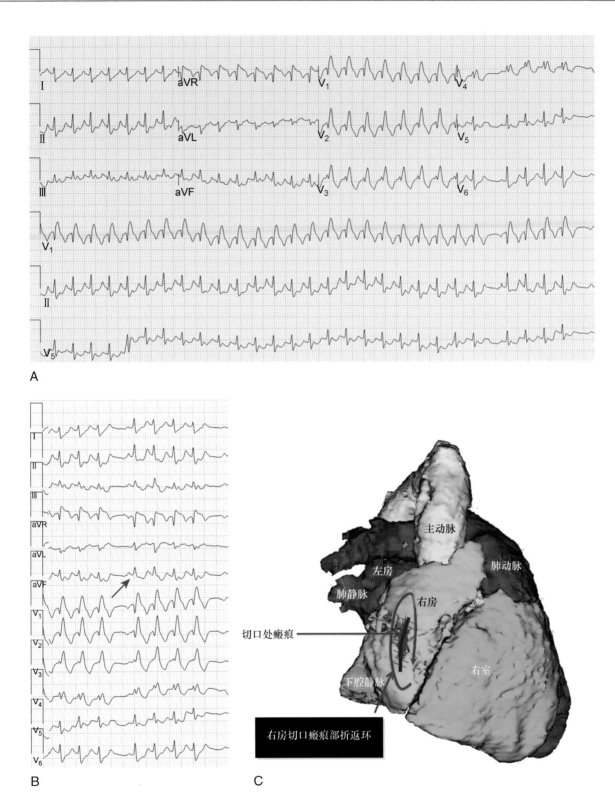

图 8.30　一名 53 岁因房室结折返性心动过速接受心脏手术史的男性患者在心房外侧切口瘢痕周围出现大折返性房速 / 房扑。（**A**）心电图及其 12 导联节律条带（**B**）显示扑动波在 V_1 导联呈负向，下壁导联（箭头）、I、aVL 和 aVR 导联扑动波呈正向。（**C**）在右房外侧切口瘢痕周围标测到心动过速折返环

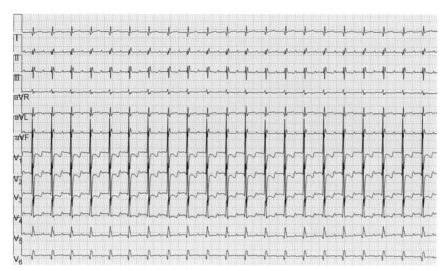

图 8.31 一名 20 岁男性患有先天性心脏病并接受 Fontan 手术后出现瘢痕相关房速 / 房扑。该患者为双心室出口，右心室发育不全，心房并置和严重的肺动脉狭窄。心电图显示扑动波在 V₁ 导联和下壁导联呈正向，Ⅰ、aVL 和 aVR 导联出现等电位扑动波，标测示心动过速折返环位于右房和肺动脉交界处

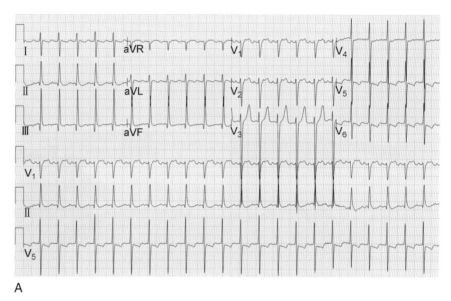

A

图 8.32 法洛四联症和 Fontan 手术患者的瘢痕相关房扑 / 心动过速。（**A**）心电图示扑动波在 V₁ 导联和下壁导联呈负向，Ⅰ、aVL 和 aVR 导联呈正向。（**B**）在电生理检查中，在右心耳和肺动脉吻合口（经典 Fontan 分流术）周围标测到了房速 / 房扑折返环，并成功消融。心脏计算机断层成像（CT）解剖图像上显示了房速的折返环，用不同的颜色来显示心脏的不同部分

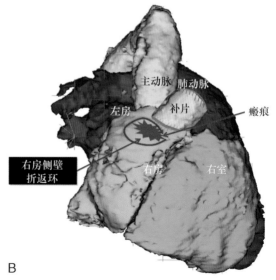

B

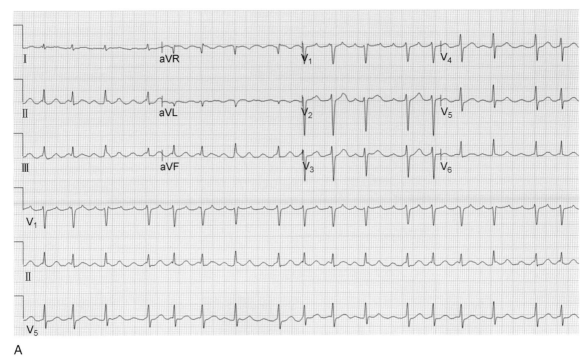

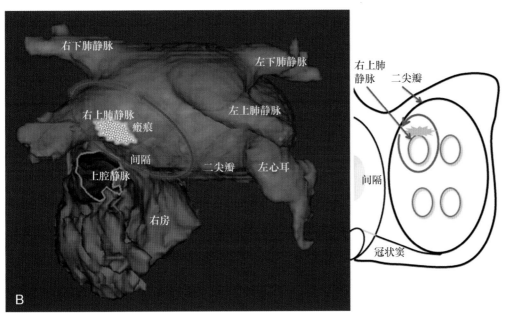

图 8.33　房颤导管消融术后患者出现大折返性房扑。（**A**）心电图显示扑动波在 V_1 导联和下壁导联呈正向，Ⅰ、aVL 和 aVR 导联呈负向。（**B**）在右上肺静脉（RSPV）和二尖瓣环（MA）前部之间标测到折返环峡部。图片显示右房（紫色）和左房（棕色）心脏 CT 扫描上部视图

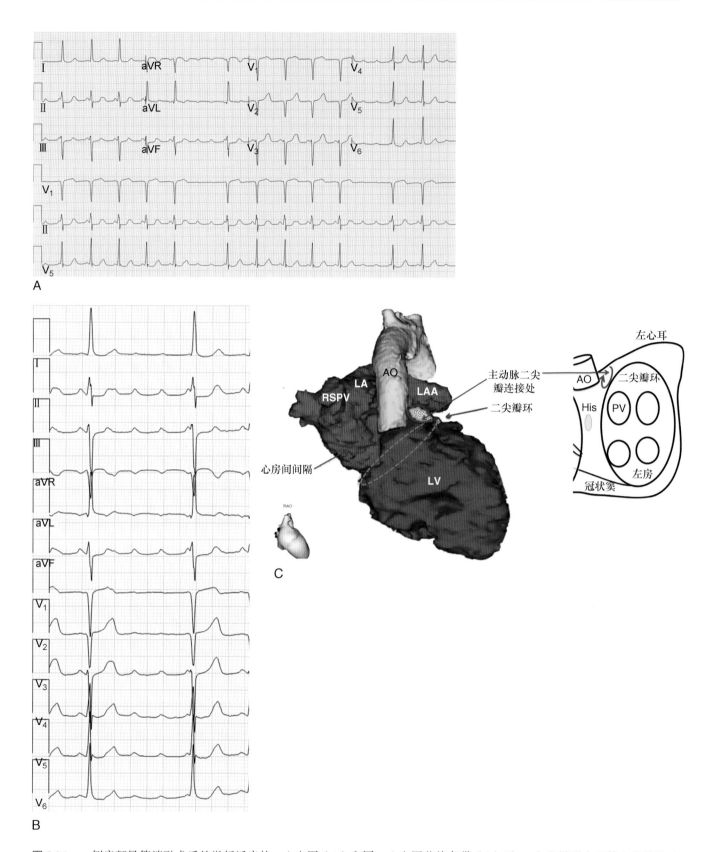

图 8.34　一例房颤导管消融术后的微折返房扑。心电图（**A**）和同一心电图节律条带（**B**）示 V₁ 和 Ⅰ 导联出现等电位线扑动波；aVL 导联扑动波轻度倒置；下壁导联正向扑动波（箭头）；以及 aVL 和 aVR 导联为负向扑动波。房扑折返环位于主动脉-二尖瓣连接处。（**C**）心脏 CT 扫描右前斜位显示左房（LA）、左室（LV）、主动脉（AO），图像简化显示环路位置。LAA，左心耳；PV，肺静脉；RSPV，右上肺静脉

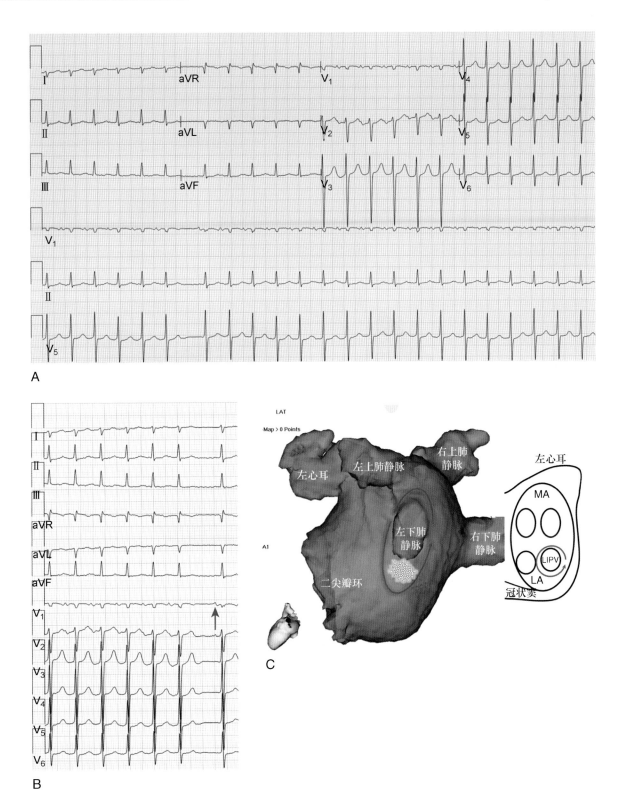

A

B

C

LAT
Map > 0 Points
A1

左心耳　左上肺静脉　右上肺静脉

左下肺静脉　右下肺静脉

二尖瓣环

左心耳
MA
LIPV
LA
冠状窦

图 8.35　房颤导管消融（肺静脉隔离）后出现大折返性房速 / 房扑。12 导联心电图（**A**）和同一心电图的节律条带（**B**）显示在 V$_1$ 导联呈等电位线的低平扑动波。在电生理检查中，心动过速峡部位于二尖瓣环（MA）外侧，并通过在二尖瓣环外侧和左下肺静脉（LIPV）之间建立一条阻滞线后成功终止心动过速。（**C**）侧位心脏 CT 扫描显示左房（LA），右图以一种简化的方式展示折返环的位置

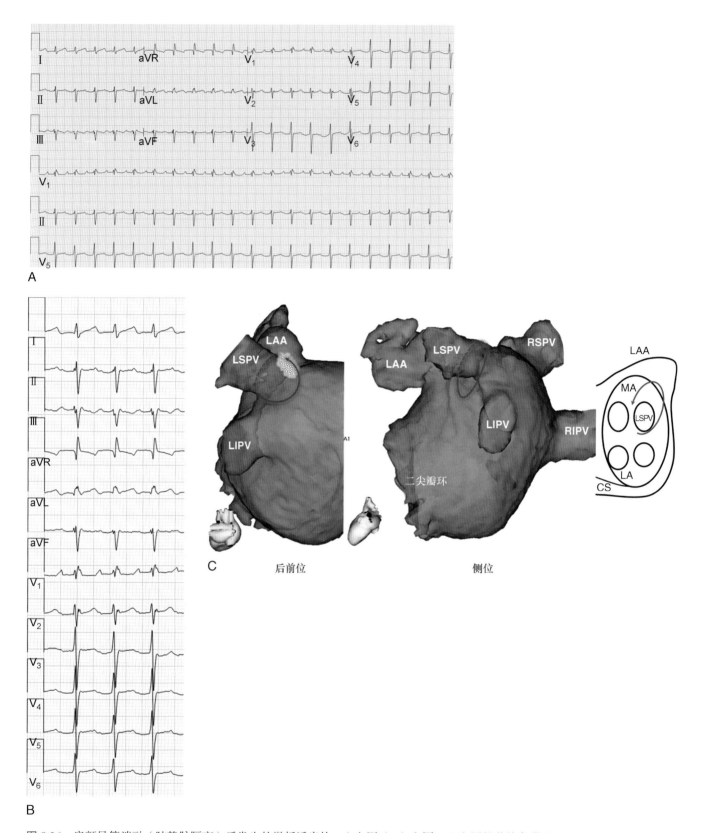

A

B

C 后前位　　侧位

图 8.36　房颤导管消融（肺静脉隔离）后发生的微折返房扑。心电图（**A**）和同一心电图的节律条带（**B**）显示 V$_1$ 导联呈等电位线扑动波，aVL 导联轻度负向扑动波，下壁导联正向扑动波。（**C**）在电生理检查中，标测示心动过速折返环位于左上肺静脉（LSPV）前嵴部。在利用拖带确定心动过速为折返机制后，导管消融成功终止心动过速。图为心脏 CT 扫描前后位和侧位显示左房（LA），右图以一种简化的方式展示折返环的位置。肺静脉周围的两个椭圆形圈代表房颤射频消融左右肺静脉周围的环形消融线。CS，冠状窦；LAA，左心耳；LIPV，左下肺静脉；MA，二尖瓣环；RIPV，右下肺静脉；RSPV，右上肺静脉

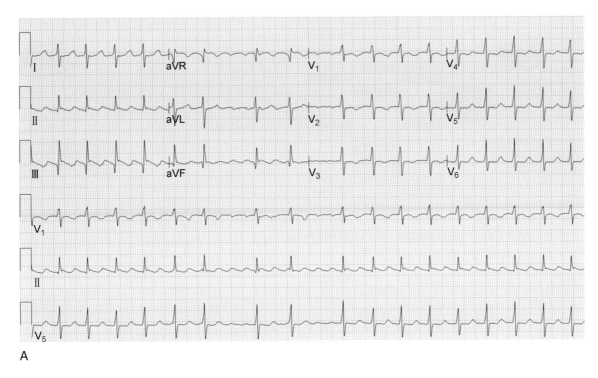

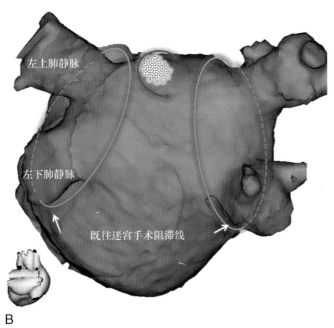

图 8.37　二尖瓣修复和迷宫手术后的心房扑动。（A）心电图示 V₁、aVR 导联负向扑动波；aVL 导联轻度负向扑动波；下壁导联正向扑动波；Ⅰ 导联正向扑动波。（B）标测示房扑折返环位于左房顶部靠近左上肺静脉（LSPV）开口。图为心脏 CT 后前位扫描显示左房（LA）及简化显示折返环位置。肺静脉周围的两个椭圆形圈代表房颤射频消融左右肺静脉周围的环形消融线。通过左房顶部消融终止心律失常

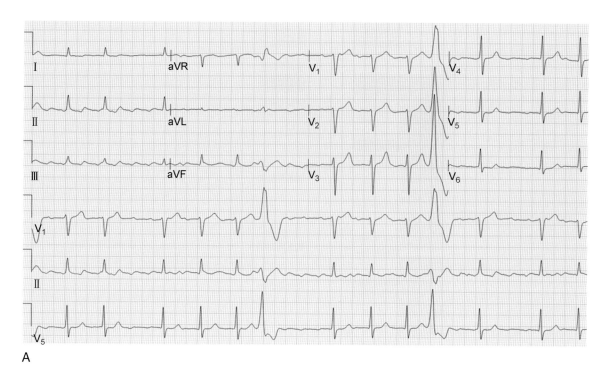

A

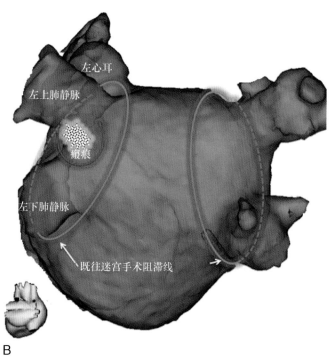

B

图 8.38 迷宫手术后大折返性房扑。（**A**）心电图显示 V_1 导联呈正向扑动波，下导联出现负-正双向扑动波，aVL 和 Ⅰ 导联出现等电位扑动波。（**B**）标测示折返环峡部位于左肺静脉的脊部。图为心脏 CT 后前位扫描显示左房（LA）及简化显示左房顶部折返环位置，在此处消融终止心律失常

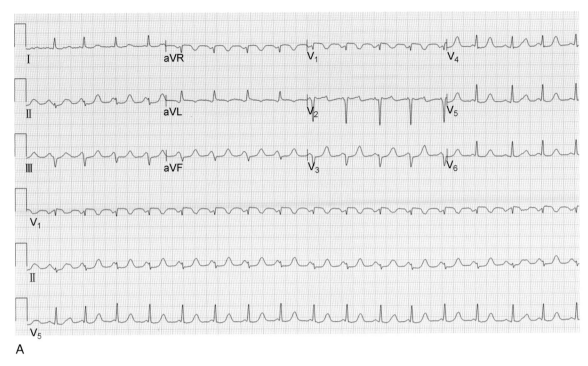

A

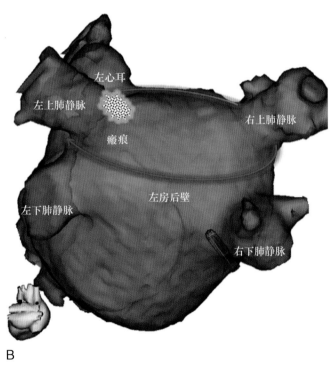

B

图 8.39 房颤导管消融后的大折返性房扑。（**A**）心电图显示 I 导联等电位扑动波；下壁导联正向扑动波。aVL 和 aVR 导联负向扑动波。（**B**）标测示折返环路在左右上肺静脉周围

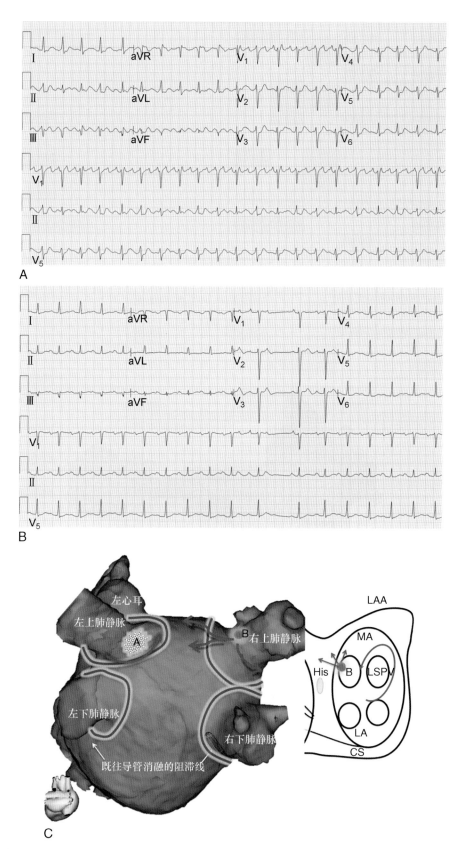

图 8.40 房颤导管消融后的大折返性和局灶性房扑。（**A**）心电图示 V₁ 导联正向扑动波，Ⅰ、aVL 和下壁导联负向扑动波。标测示折返环位于左上肺静脉（LSPV）周围。（**B**）氟卡胺治疗期间出现缓慢房扑/房速。心电图显示 V₁ 导联呈双向扑动波，下壁导联和心前区导联呈正向扑动波。心动过速可能起源于右上肺静脉（RSPV）。（**C**）红色箭头表示激动传播的方向，CS，冠状窦；LA，左心房；LAA，左心耳；LSPV，左上肺静脉；MA，二尖瓣环

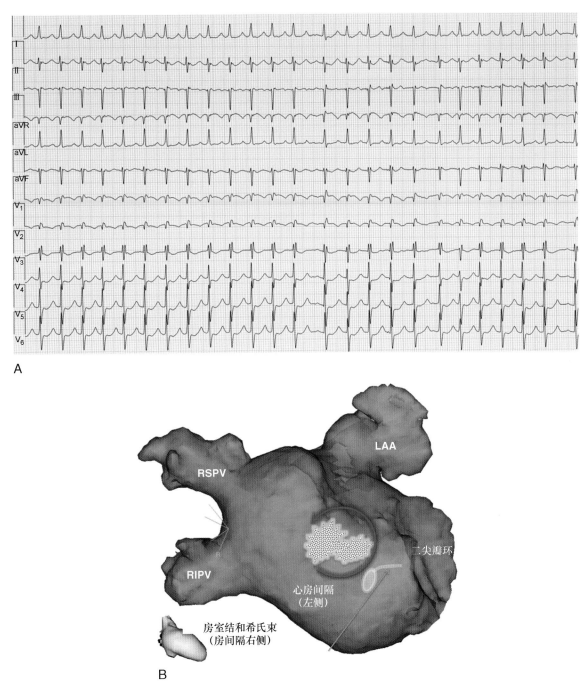

图 8.41 房颤导管消融后患者出现大折返性房速 / 房扑。(**A**) 12 导联节律条带显示 V₁ 和 aVR 导联扑动波呈负向；I 和 aVL 导联扑动波呈正向，下壁导联扑动波呈正向，心前区导联的扑动波也呈正向。(**B**) 标测示心动过速折返环位于左前间隔区（希氏束旁）。LAA，左心耳；RIPV，右下肺静脉；RSPV，右上肺静脉

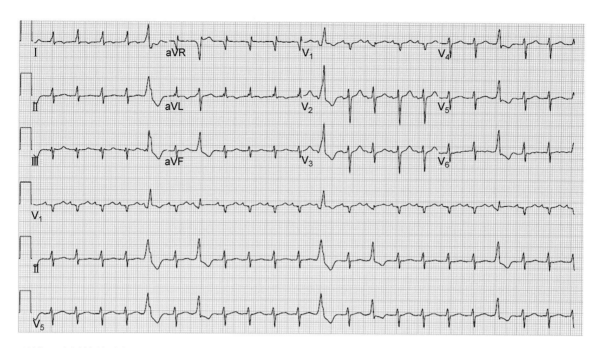

图 8.42　既往二尖瓣外科手术患者出现房扑。心电图示 V_1 ～ V_3 导联呈正向 P 波和所有其他导联呈等电位 P 波，提示房扑 / 心动过速的左侧间隔折返环（在一个类似于图 8.41 所示的区域）

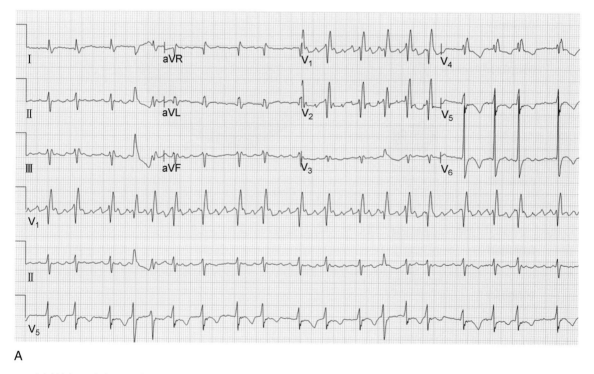

A

图 8.43　二尖瓣修复后大折返性房速 / 房扑。（A）心电图示 V_1 和下壁导联呈正向扑动波，aVL 导联呈负向扑动波。（B）在两左肺静脉间的瘢痕周围标测出一个 8 字折返环。CS，冠状窦；LA，左房；LAA，左心耳；LIPV，左下肺静脉；LSPV，左上肺静脉；MA，二尖瓣环；RIPV，右下肺静脉；RSPV，右上肺静脉

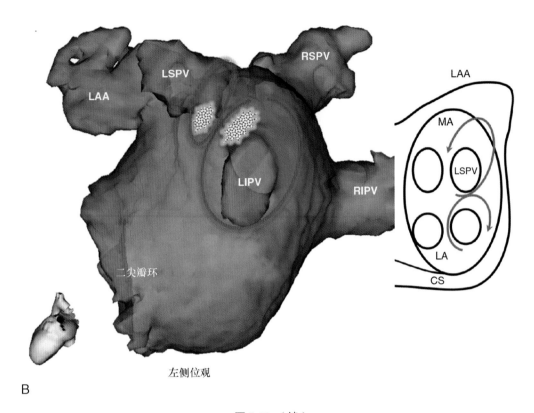

图 8.43 （续）

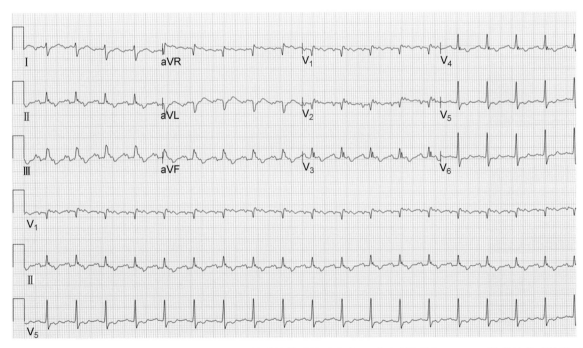

图 8.44 心脏移植后大折返性房扑 / 房速。V_1 和 aVL 导联的扑动波呈负向，而下壁导联和 $V_2 \sim V_4$ 导联的扑动波呈正向。在电生理检查中证实心房扑动的折返机制，房扑起源于自体左房和供体左房连接位置的左上肺静脉前外侧处

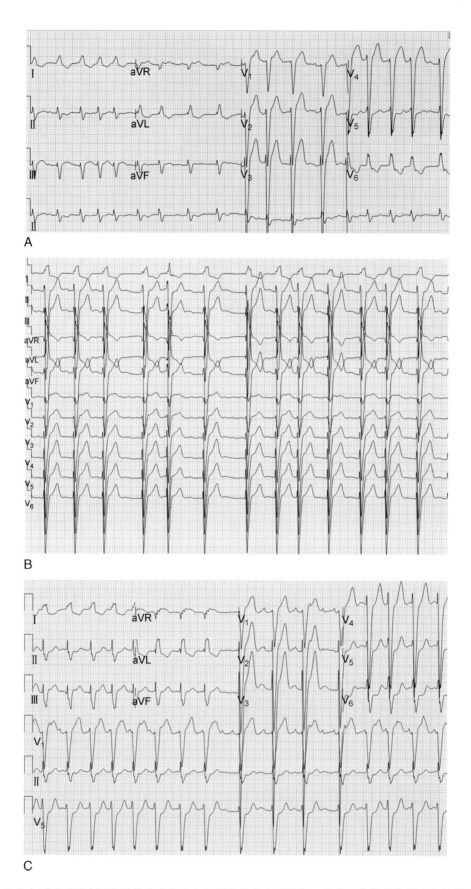

图 8.45　房扑（A）心电图显示患有冠状动脉疾病和左心室肥大患者出现房颤。患者在未提前使用房室传导阻滞药物的情况下接受了不恰当的奎尼丁治疗。奎尼丁治疗后变成房扑 / 房速节律（B-C）。奎尼丁和其他Ⅰ A 类和Ⅰ C 类药物可通过减慢心房率来增强房室结传导，而房扑 / 房速可 1∶1 传导至心室（D），从而导致快速室性心动过速或心室颤动

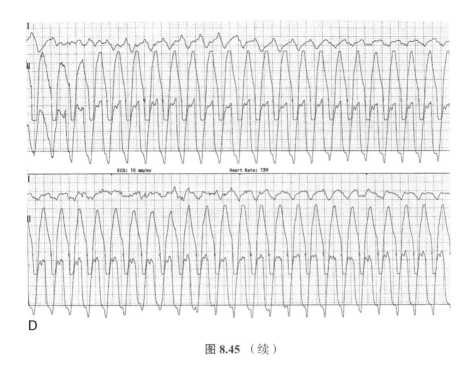

D

图 8.45 （续）

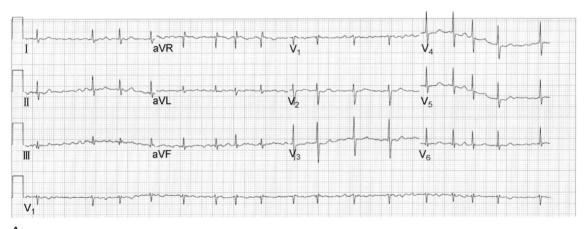

A

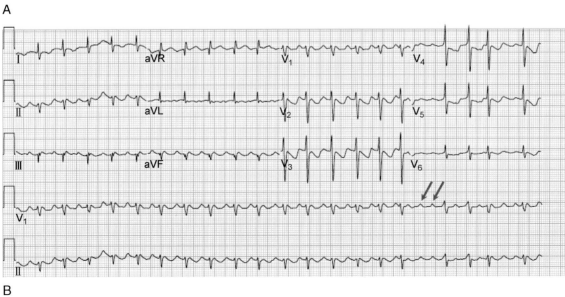

B

图 8.46 使用多非利特治疗的房颤（A）转成房扑（箭头显示扑动波）（B）

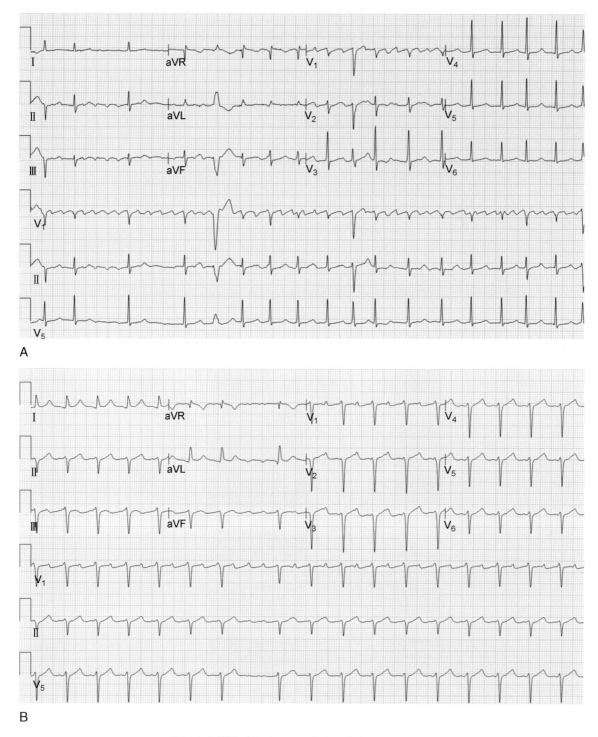

图 8.47 使用多非利特治疗（A）和胺碘酮治疗（B）后房颤转成房扑

参考文献

1. Markowitz SM, Thomas G, Liu CF, Cheung JW, Ip JE, Lerman BB. Atrial tachycardias and atypical atrial flutters: mechanisms and approaches to ablation. *Arrhythm Electrophysiol Rev.* 2019;8:131−137.

2. Uhm JS, Shim J, Wi J, et al. An electrocardiography algorithm combined with clinical features could localize the origins of focal atrial tachycardias in adjacent structures. *Europace.* 2014;16:1061−1068.

3. Cosio FG. Atrial flutter, typical and atypical: a review. *Arrhythm Electrophysiol Rev.* 2017;6:55−62.

4. Orczykowski M, Derejko P, Urbanek P, et al. Ablation of macro-re-entrant atrial arrhythmia late after surgical aortic valve replacement. *J Heart Valve Dis.* 2016;25:574−579.

9

心房颤动

郭怡 译 华宝桐 审校

心房颤动（房颤）是最常见的快速性心律失常，可分为阵发性、持续性、长程持续或永久性房颤。阵发性房颤可进展为持续性或永久性房颤。房颤的特征是快速（300～600 次 / 分）和不规则的房颤波（f波），基线呈起伏状。病程早期，f 波粗大，随着疾病的进展，f 波可变得细小或几乎呈等电位线。f 波通常在 V_1 和下壁导联最为明显。有时候房颤心电图可见心律规整，这与房扑相似，常被称为房颤合并房扑。房颤患者心室率往往不规则（通常小于 200 次 / 分），但年轻患者在剧烈运动、儿茶酚胺过量、阻断副交感神经、甲状腺功能亢进时，或伴有沃尔夫-帕金森-怀特综合征（Wolff-Parkinson-White，WPW）的患者，房颤心室率可超过 200 次 / 分（见第 6 章）。房室结疾病患者和接受房室结阻断药物治疗的房颤患者心室率可低于 60 次 / 分（图 9.1 至图 9.3）。房颤患者发生痴呆、卒中、心力衰竭、死亡和猝死的风险更高[1-2]。

心室律规整的房颤

房颤患者心室律变得规整提示出现完全性房室传导阻滞，或房室分离伴交界性、交界区以下或室性逸搏节律（图 9.4 至图 9.7），通常见于严重的房室结疾病，或药物（如地高辛）过量等。少数情况下，房颤合并完全性房室传导阻滞时，若低位结性逸搏点伴有文氏型传出阻滞，心室可表现为成组搏动，心电图则可见规律性的 R-R 间期不齐（见第 3 章）。心室率极快时可显得很规整，但仔细测量可发现周长实际上存在细微的变化。

阵发性房颤

大多数房颤为局灶性起源，触发灶通常位于肺

静脉内[3-4]。动态心电图监测可记录到该现象。有时候，常规 12 导联心电图也可记录到单个房性早搏诱发不规整的短阵房速或房颤（图 9.8 至图 9.10）。心动过速启动时的房早形态有助于定位房颤或房速的起源（房速 P 波定位原则见第 7 章）。

房颤时 QRS 波形态

房颤时 QRS 波通常为窄波，当存在功能性或固定的束支传导阻滞、合并 WPW 综合征且旁路前传、室性早搏或室性心动过速时均可出现宽 QRS 波。传导系统的生理性不应期是与心率直接相关的，这也导致了心率相关的差异性传导（第 10 章）。因此，当长 R-R 间期之后紧跟着短 R-R 间期时可出现差异性传导。长间歇结束时的 QRS 波传导正常，但此时束支的不应期较长。心率较慢时，右束支不应期长于左束支。因此，在短 R-R 间期后的室上性冲动下传心室时，由于一侧束支（通常是右束支）延长的不应期尚未恢复就产生了差异性传导（Ashman 现象）（图 9.11 至图 9.22）。左前分支也可发生差异性传导，且常合并右束支传导阻滞。与此相反，希氏束和左后分支的功能性差异性传导却很少见。有时候仅凭一份心电图要准确鉴别心室差异性传导和室性早搏并不容易，但通过仔细分析心电图和心电监测大部分病例都能正确诊断。

房颤伴 Wolff–Parkinson–White 综合征

在合并 WPW 综合征的患者中，房颤可经过单一或多条旁路快速下传心室，从而诱发室颤和心脏性猝死（图 9.23，图 9.24）。

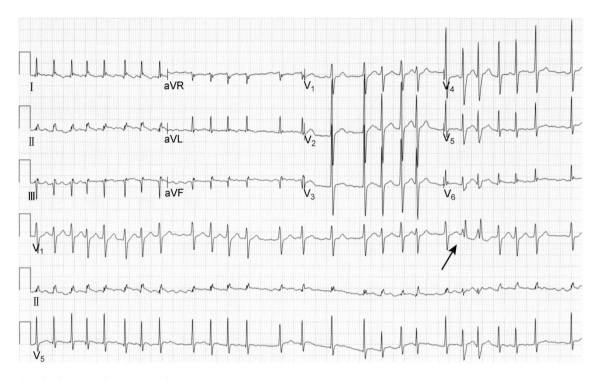

图 9.1 房颤伴快速心室率。房颤最常见的表现是快速、不规则的心室率。心电图示房颤，平均心率 170 次 / 分。箭头所示为心动过速时的连续两个伴有右束支差异性传导的心室波

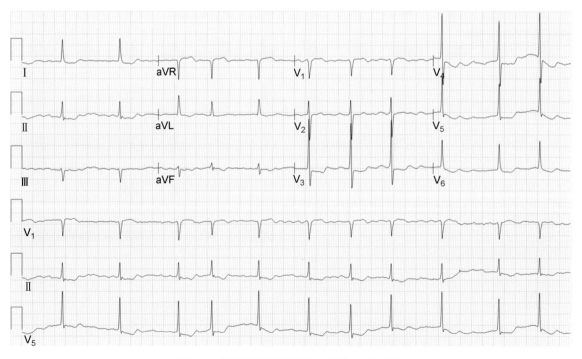

图 9.2 房颤经药物控制后心室率 68 次 / 分

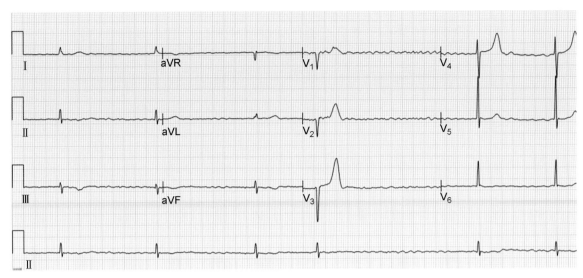

图 9.3　房颤伴缓慢心室率。心电图示房颤心室率 34 次 / 分，也是房颤常见的表现之一，由房室结疾病或房室结阻滞药物治疗所致

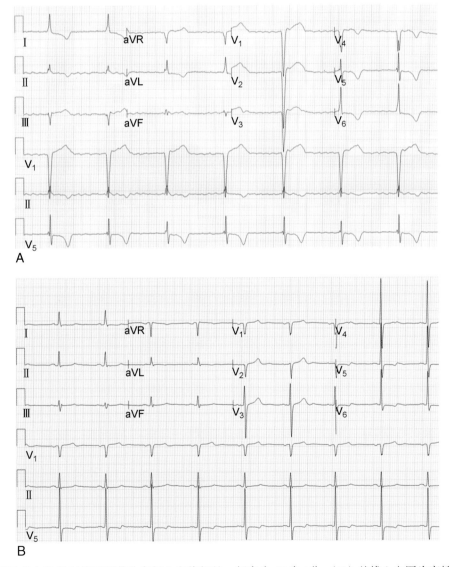

图 9.4　（**A**）心电图示完全性房室传导阻滞致房颤心室律规整，频率为 42 次 / 分。（**B**）基线心电图为窦性，窄 QRS 波。该患者房颤期间表现为宽 QRS 波（130 ms），提示此为心室逸搏节律

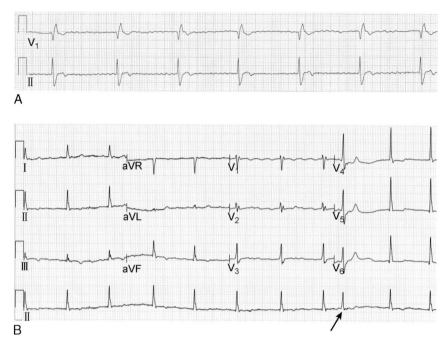

图 9.5 （**A**）心电图显示完全性房室传导阻滞使房颤心室律变得规整且缓慢。（**B**）箭头示房颤合并完全性房室传导阻滞时出现的室性早搏

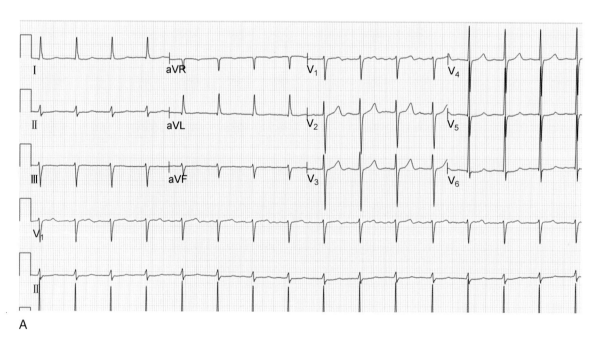

图 9.6 （**A**）心电图示房颤心室节律正常，频率 95 次 / 分，此图是在患者地高辛血药浓度高水平状态下描记的，该心室节律为非阵发性交界性心动过速，可能是地高辛毒性引起的。（**B**）心电图示另一房颤患者伴 80 次 / 分的交界性心动过速

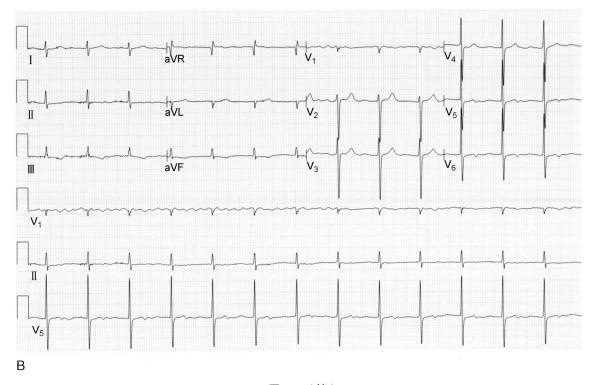

B

图 9.6 （续）

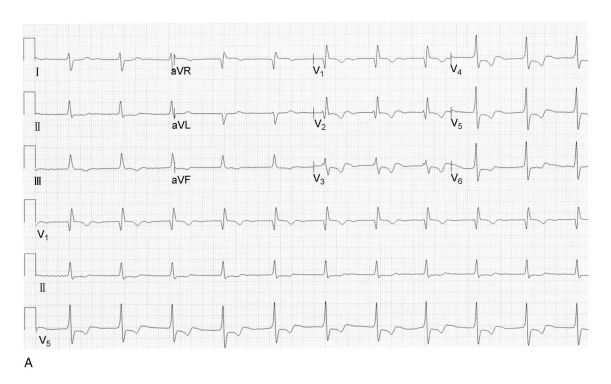

A

图 9.7　规则的窄 QRS 波节律。（A）心电图示规律的 QRS 波，平均心室率为 70 次 / 分，这可能是由洋地黄毒性使交界性心律合并房室传导阻滞所致。（B）随着洋地黄对房室传导阻滞效应的减退，房颤不等比下传，心电图显示 QRS 波形态与之前相似但心室节律变得不规整了

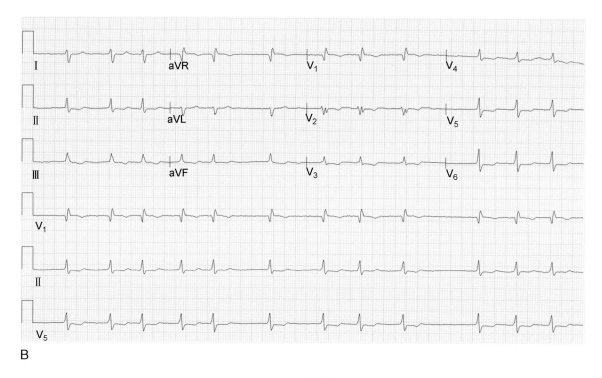

B

图 9.7（续）

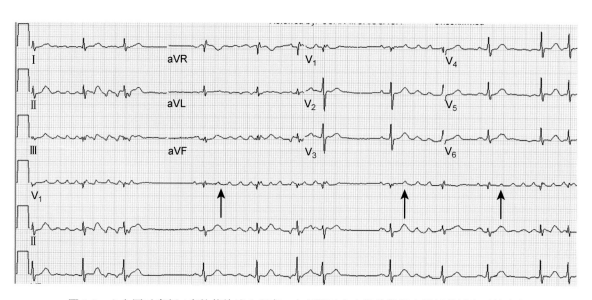

图 9.8 心电图示房颤 / 房扑伴快速心室率，由起源于右上肺静脉的房性早搏诱发（箭头）

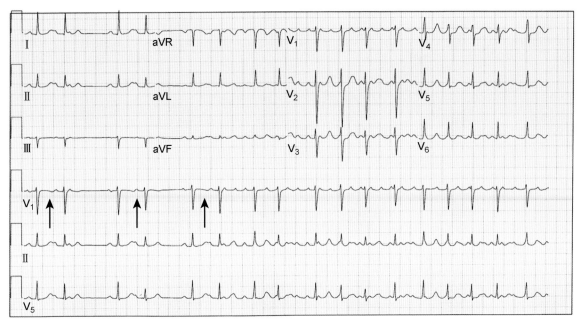

图 9.9 阵发性房颤。心电图示窦性心律伴频发房性早搏（箭头）。起源于右上肺静脉的单个房性早搏诱发了房颤 / 扑动

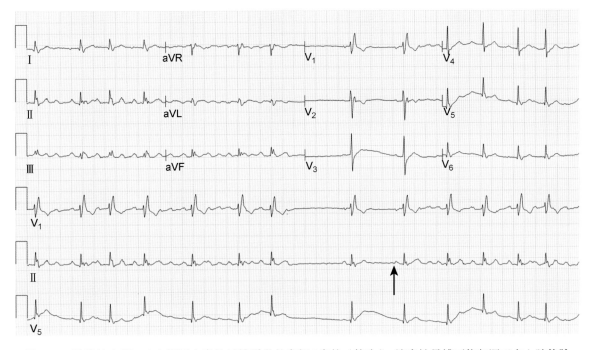

图 9.10 阵发性房颤。心电图示由房性早搏诱发的房颤 / 房扑（箭头），该房性早搏可能起源于右上肺静脉

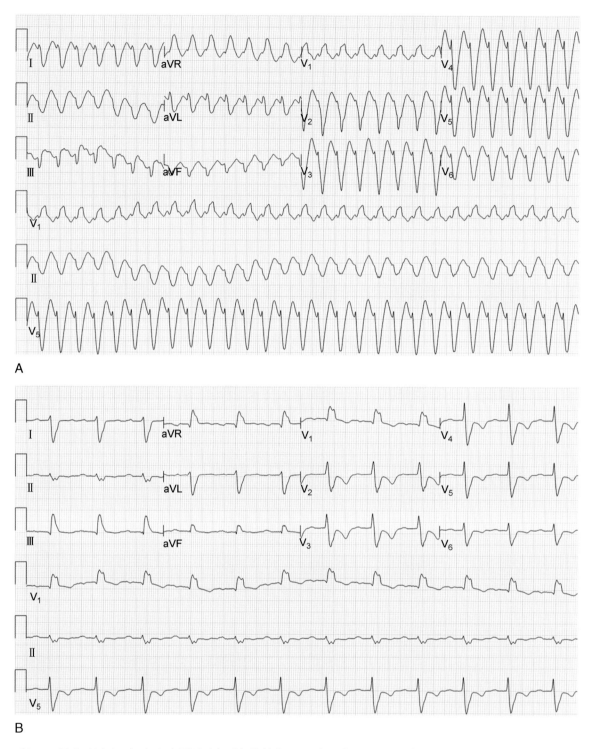

图 9.11　宽 QRS 波心动过速。（**A**）心电图显示相对规整的宽 QRS 波心动过速，心室率为 166 次 / 分，后面患者心律变得不规整。（**B**）该患者窦性心律下基础心电图显示存在右束支传导阻滞伴电轴上偏，心室波形态与宽 QRS 波心动过速时相似。因此，心电图（**A**）很可能是房扑 2：1 传导

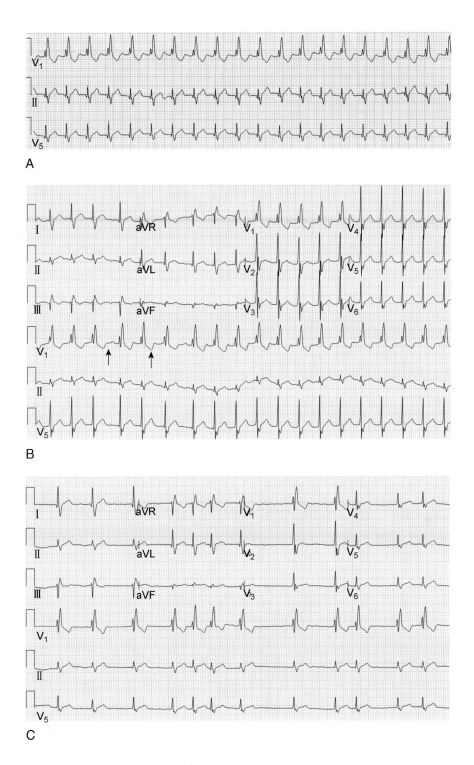

图 9.12 房颤伴快速心室率。（**A** 和 **B**）心电图显示为规律的宽 QRS 波心动过速，R-R 间期有细微变化（箭头）。静脉注射地尔硫䓬后，房室结阻滞加重，证实心律为房颤（**C**）和房扑（**D**）。（**E**）心电图显示同一患者的窦性心律

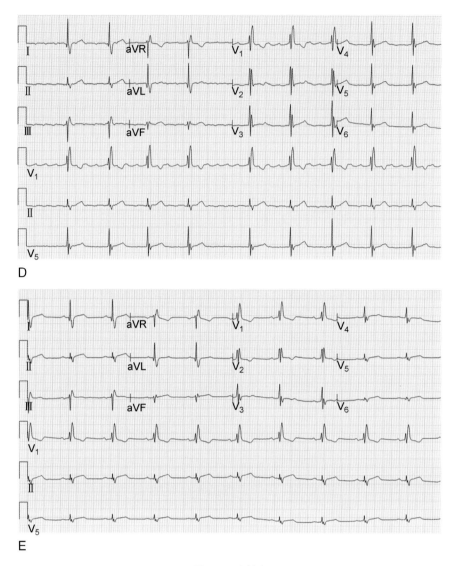

图 9.12 （续）

房颤诱发其他心动过速

　　房颤可诱发单形性室速、多形性室速或室颤。在合并严重器质性心脏病的患者房颤可与室速并存，从而出现快速整齐的宽 QRS 波心动过速（图 9.25，图 9.26）。

自主神经介导的房颤

　　房颤有两种不同的类型：交感神经介导的，发生于运动或情绪激动时（图 9.27）；迷走神经介导的，则出现在心动过缓时（如睡眠中）。迷走神经介导的房颤多见于男性患者，通常 30 ～ 50 岁起病。可能是因为心脏疾病均存在迷走交感失衡并以交感神经张力占优的趋势，器质性心脏病患者较少发生迷走神经介导的房颤。左房内的神经节丛，主要集中在左房后壁的肺静脉口周围，对触发迷走神经介导的房颤发挥着重要作用。在房颤的导管消融过程中，刺激这些左房区域可导致心动过缓和显著的停搏（图 9.28 和表 9.1）。

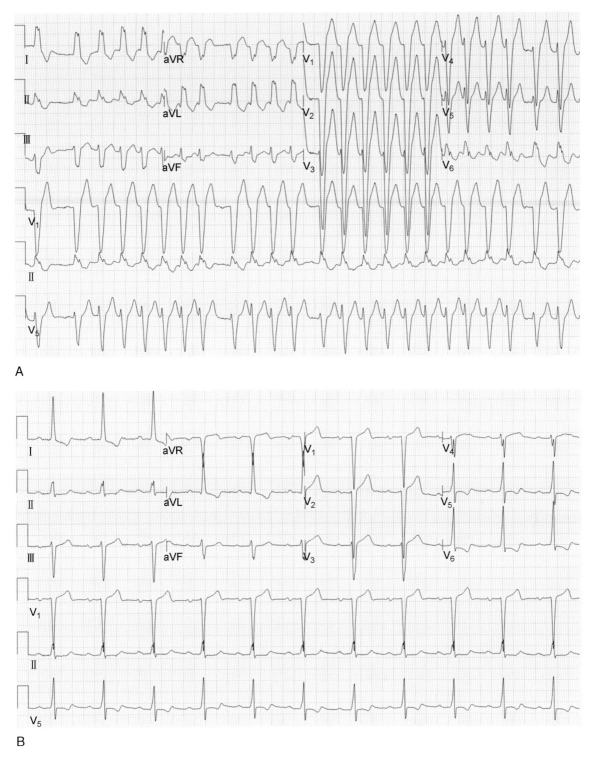

图 9.13　（**A**）房颤伴差异性传导表现为不规则宽 QRS 波心动过速。（**B**）同一患者的基线心电图显示窦性心律，一度房室传导阻滞，QRS 波变窄（118 ms），QRS 波形态与宽 QRS 波心动过速时相似

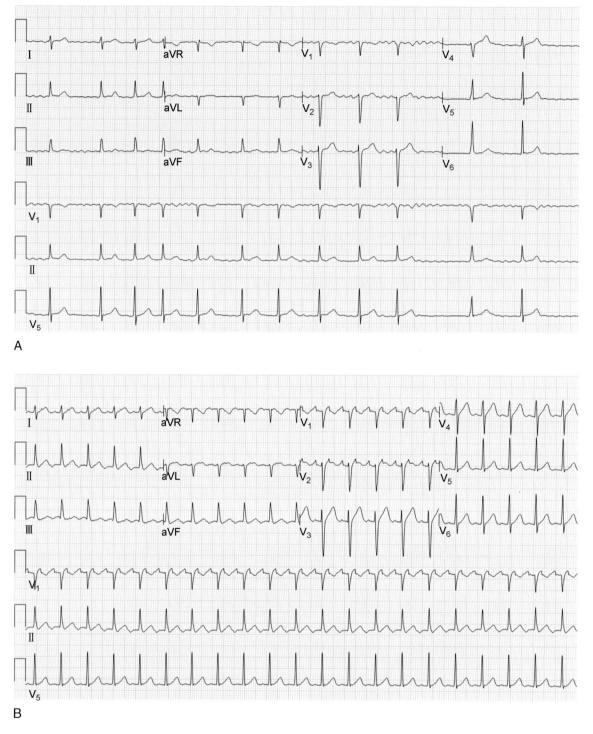

图 9.14 心电图示房颤（A）。该患者在房颤导管消融术后 3 个月发作左房房扑（B）。标测结果为环绕右侧肺静脉的折返

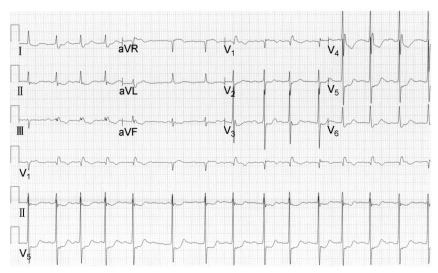

图 9.15 房颤在心室率低于 100 次 / 分时出现间歇性右束支传导阻滞，这提示该患者右束支存在病变

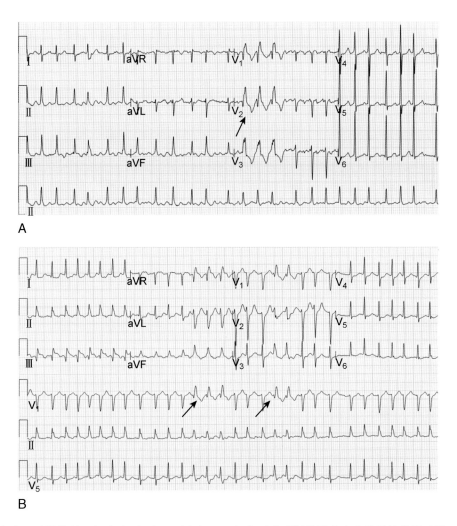

图 9.16 房颤伴右束支差异性传导。（A）和（B）显示在短 R-R 间期时出现间歇性右束支差异性传导（见 V₁ 导联上的箭头）。然而，有时候在相同或更短的 R-R 间期并没有出现差异性传导，这可能是由于前一个 R-R 周长的细微变化改变了不应期所致

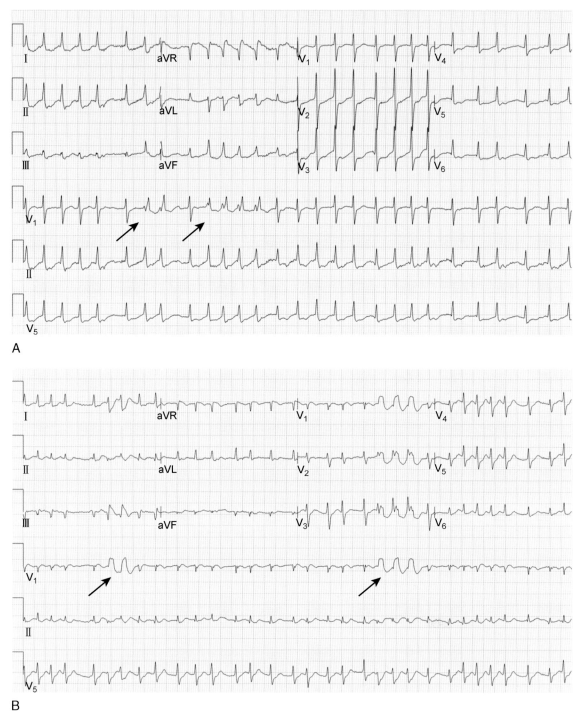

图 9.17 2 例房颤合并 Ashman 现象（箭头所示）。（A）和（B）均显示房颤时短-长-短 R-R 间期序列导致右束支差异性传导（Ashman 现象）

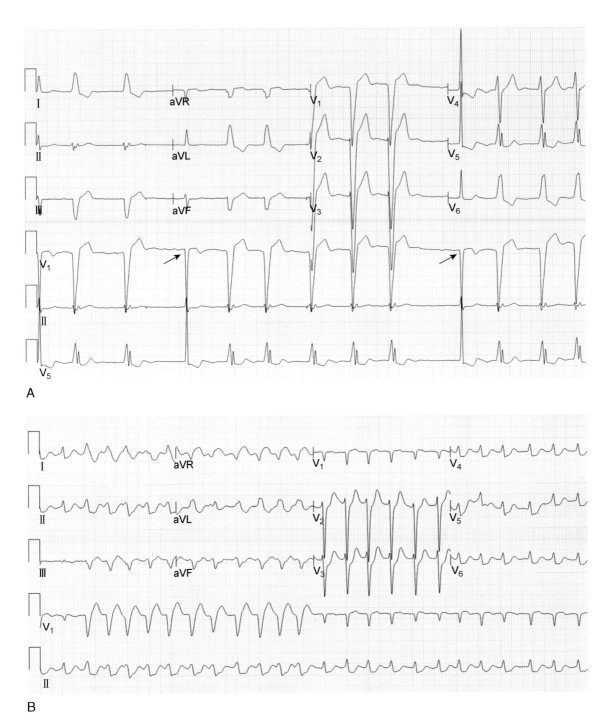

图 9.18 房颤伴左束支差异性传导。（**A**）心电图显示房颤，平均心室率为 75 次 / 分，当 R-R 间期长度大于 1100 ms 时（箭头所示）差异性传导消失。（**B**）另一患者的心电图显示房颤，平均心室率为 150 次 / 分，伴有左束支差异性传导

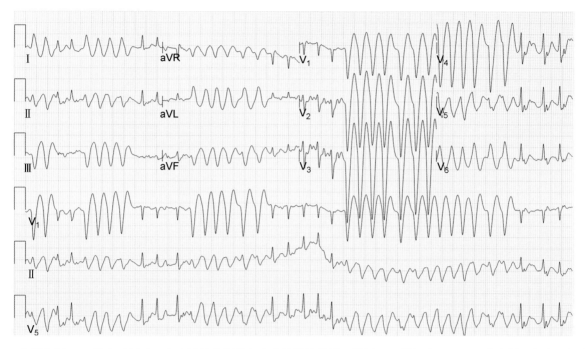

图 9.19　房颤伴宽 QRS 波心动过速。心电图示房颤伴左束支差异性传导，最短 R-R 周长为 200 ms。像这样反复出现的宽 QRS 波心动过速也可能是频发的非持续性室性心动过速

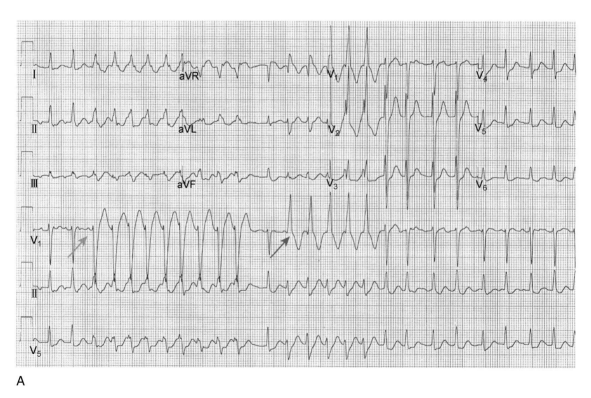

A

图 9.20　两位不同的房颤患者伴间歇性左束支传导阻滞（蓝色箭头）和右束支传导阻滞（红色箭头）（**A** 和 **B**），右束支差异性传导更为常见，因心率缓慢时，右束支不应期较左束支更长

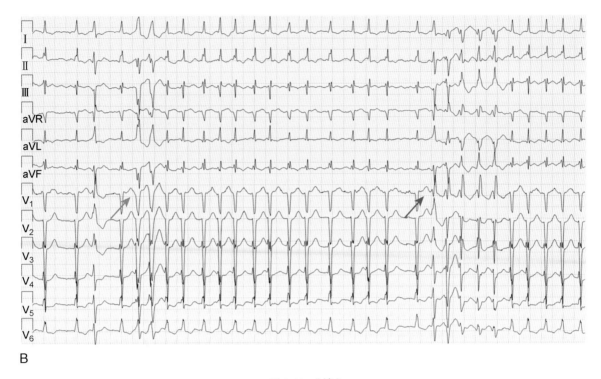

B

图 9.20　（续）

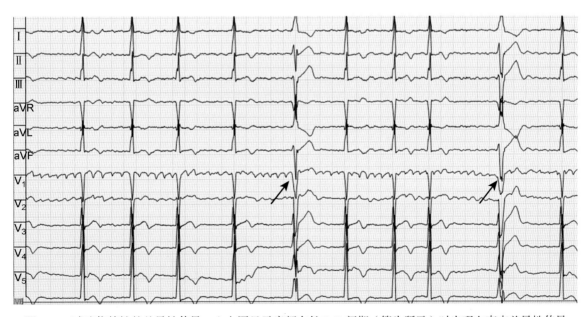

图 9.21　减速依赖性的差异性传导。心电图显示房颤在长 R-R 间期（箭头所示）时出现左束支差异性传导

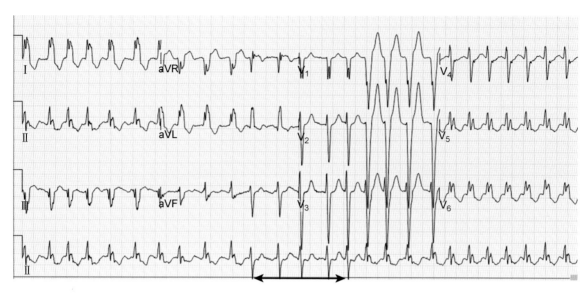

图 9.22　房颤 QRS 波正常化，这可能是左束支超常传导所致。心电图示房颤合并左束支差异性传导的患者出现一阵 5 个心搏的窄 QRS 波节律（水平箭头）。这些窄 QRS 波可能反映了左束支超常传导，或者也有可能是因为双侧束支传导延迟程度相同导致了窄 QRS 波的出现，但双侧束支传导都延迟通常会使 PR 间期延长 20～30 ms

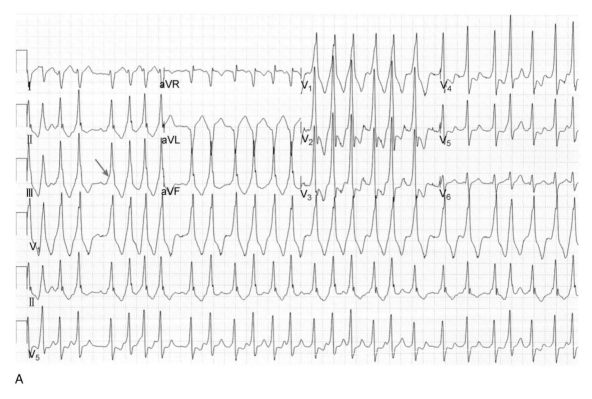

A

图 9.23　不规整的宽 QRS 波心动过速。（A）心电图显示不规整的宽 QRS 波心动过速，胸前导联和下壁导联 QRS 波升支有顿挫提示存在预激综合征。（B）同一患者的另一份心电图显示在窦性心律时胸前导联和下壁导联可见正向 delta 波（箭头所示），证实合并预激综合征。此旁路可能位于希氏束旁

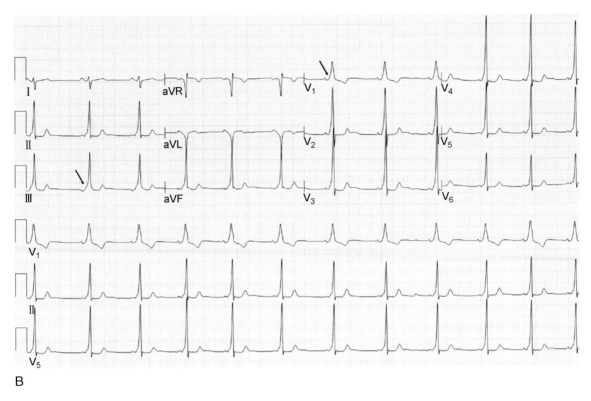

B

图 9.23　（续）

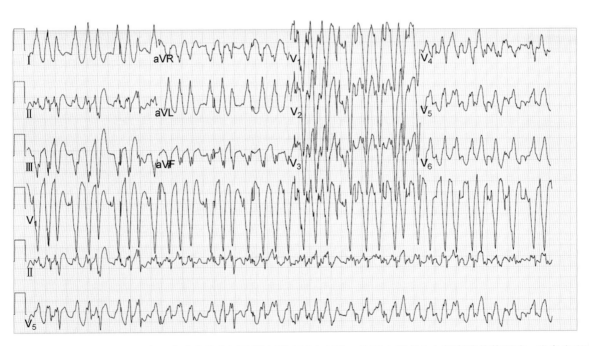

图 9.24　伴有快速不规则宽 QRS 波心动过速的房颤需要立即直流电复律。快速心室率由右侧旁路前传所致。患者出现意识丧失，经直流电复律复苏，此后成功实施了导管消融

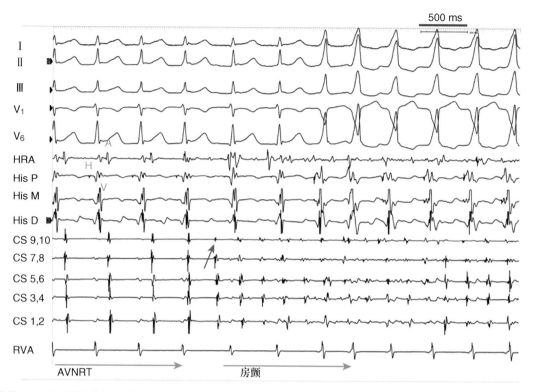

图 9.25　其他心动过速诱发房颤。体表心电图和腔内电图显示呈短 R-P 间期的房室结折返性心动过速（AVNRT）诱发了房颤（红色箭头所示）。冠状窦电图快速紊乱的波形符合房颤诊断。当房颤心率增快时 QRS 波可出现差异性传导。A，心房电图；CS1，2，远端冠状窦；CS9，10，近端冠状窦；H，希氏束电图；His D，希氏束远端；His M，希氏束中段；His P，希氏束近端；HRA，高位右房；V，右心室电图；RVA，右室心尖部

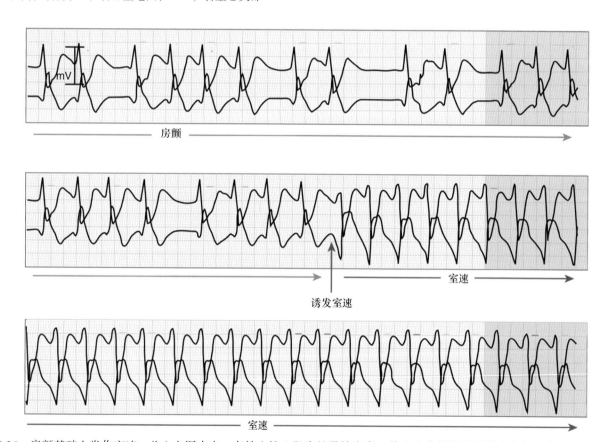

图 9.26　房颤基础上发作室速。此心电图来自一名缺血性心肌病的男性患者，其心力衰竭严重并伴有房颤。房颤状态下一个 "R on T" 的室性早搏（垂直红色箭头所示）诱发了室速，此时应给予患者直流电除颤以转复窦性心律

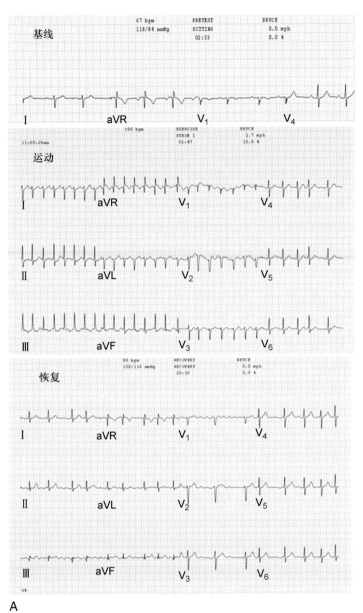

A

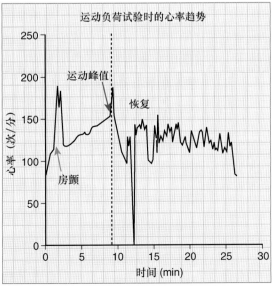

B

图 9.27 （A）记录运动负荷试验时的心电图。患者在运动时出现了房颤并持续至恢复期，在运动负荷试验后期自行转复窦性心律。（B）图描述了运动负荷试验时的心率趋势。运动诱发房颤，后自行转复为窦性心律

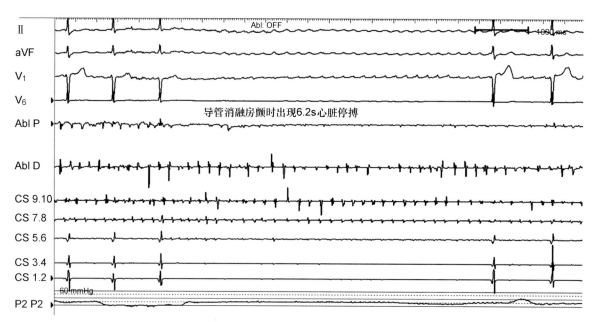

图 9.28　心电图显示导管消融房颤时出现 6.2 s 心脏停搏。停搏是由于刺激到左心房后上壁靠近左上肺静脉口部的迷走神经节丛所致。Abl D，消融导管远端；Abl P，消融导管近端；CS1,2，远端冠状窦；CS9,10，近端冠状窦；P2P2，动脉压

表 9.1	心房颤动伴室内差异性传导和心房颤动伴室性逸搏的对比	
心电图特点	心房颤动并室内差异性传导	心房颤动伴室性逸搏
长-短 RR 间期	+	由于出现了代偿性心跳停搏，R-R 间期更长 这是由于进入房室结的逆行传导和来自心房的顺行传导被阻滞所致
随机出现的宽 QRS 波	类似于束支传导阻滞的心电图（大部分是右束支）	不同于束支传导阻滞的宽 QRS 波
室上性窄 QRS 波和宽 QRS 波之间保持固定的 RR 间期	−	+

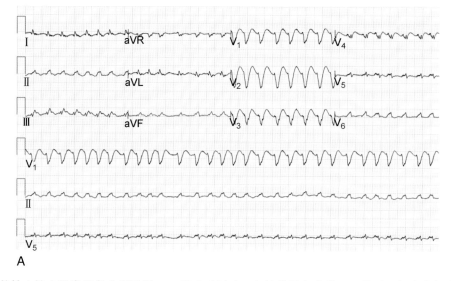

图 9.29　一名严重的缺血性心肌病患者出现了宽 QRS 波心动过速，急诊按照室速处理，给予地尔硫草静脉注射。转律后窦性心律（箭头所示为窦性 P 波）下的心电图显示 QRS 波呈左束支传导阻滞特征，与心动过速时相似

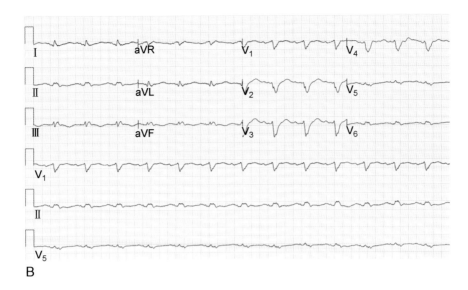

图 9.29 （续）

参考文献

1. Bisbal F, Baranchuk A, Braunwald E, Bayes de Luna A, Bayes-Genis A. Atrial failure as a clinical entity: JACC review topic of the week. *J Am Coll Cardiol.* 2020;75:222−232.
2. Calkins H, Hindricks G, Cappato R, et al. 2017 HRS/EHRA/ECAS/APHRS/SOLAECE expert consensus statement on catheter and surgical ablation of atrial fibrillation: executive summary. *J Arrhythm.* 2017;33:369−409.
3. Lau DH, Linz D, Sanders P. New findings in atrial fibrillation mechanisms. *Card Electrophysiol Clin.* 2019;11:563−571.
4. Issa ZF, Miller JM, Zipes DP. Atrial fibrillation. In: Issa ZF, Miller JM, Zipes DP, eds. *Arrhythmology and Electrophysiology.* 3rd ed. Philadelphia, PA: Elsevier; 2009:421−548.

10

宽 QRS 波心动过速

郭秋哲 译 华宝桐 审校

宽 QRS 波心动过速（WCT）被定义为 QRS 波持续时间 ≥ 120 ms，心室率 ≥ 100 次 / 分的心动过速。大多数（80%）WCT 是室性心动过速（室速，VT），尤其多见于器质性心脏病。合并既有束支传导阻滞或心率相关室内差异性传导（差传）的室上性心动过速（室上速，SVT）约占 WCT 的 15% ～ 20%。较少见的 WCT 类型包括 WPW 综合征伴逆向型房室折返性心动过速（见第 6 章）或房性快速性心律失常（心房颤动、心房扑动和房性心动过速）（见第 7 ～ 9 章）伴旁路前传（1% ～ 6%）。SVT 或窦性心动过速伴室内传导延迟或抗心律失常药物和高钾血症导致 QRS 波增宽，以及心室起搏节律（尤其起搏信号不明显时）也可呈现为 WCT[1]。详尽询问病史、体格检查、药物使用情况、细心研读各导联心电图、如果可能的话获取既往心电图（ECGs）有助于对心律失常的准确研判。手法或药物刺激迷走神经也有助于诊断。然而，仅凭体表心电图有时很难区分室速和室上速伴差传，因为 QRS 波形态与心动过速类型间的相关性大多基于统计分析，存在较大的重叠性（表 10.1 和图 10.1）。心动过速症状（心悸、头晕）或心率范围对于鉴别室速和室上速帮助不大。房室分离、融合波、夺获波、胸前导联 QRS 主波一致性（QRS 正向一致性：所有胸前导联的 QRS 主波均直立；QRS 负向一致性：所有胸前导联的 QRS 主波均倒置），QRS 波形态与不符合典型分支型阻滞则更支持 VT 的诊断[2]（图 10.2 和图

10.3）。QRS 波电交替定义为：相邻心搏间 QRS 波的振幅变化 ≥ 0.1 mV，常见于窄 QRS 波 SVT。多达 25% 的 WCT 患者也可出现 QRS 波电交替，与 SVT 和 VT 中的发生频率相似。由 Vereckei 等学者报道[3-4]的算法借助 Vi/Vt 比值判别 SVT，其诊断准确率达 83.5%，而 Brugada 算法对 SVT 的预测精度为 65.2%（$P < 0.05$）（图 10.4）。Vi 特指 QRS 波起始 40 ms 内的振幅，Vt 特指 QRS 波终末 40 ms 内的振幅。SVT 伴差传时，希-浦系统仅部分阻滞，而另一部分仍可传导兴奋激动心室形成 QRS 波的起始成分，与 QRS 波终末部相比 QRS 波起始部电压变化应该相对更快。VT 时，激动在心肌细胞间缓慢扩布表现为 QRS 波起始部的电压变化相对缓慢。因此 Vi/Vt 比值 ≥ 1 提示 SVT 伴差传，Vi/Vt ≤ 1 则提示 VT。近年来出现的一种简化方法仅借助 aVR 导联鉴别室速与室上速伴差传，也颇有价值（图 10.4）。

参考文献

1. Tordini A, Leonelli FM, De Ponti R, et al. Challenging cases of wide complex tachycardias: use and limits of algorithms. *Card Electrophysiol Clin.* 2019;11:301–314.
2. Hanna EB, Johnson CJ, Glcy DL. Wide-QRS complex tachycardia. *Am J Cardiol.* 2018;121:275–276.
3. Vereckei A, Duray G, Szenasi G, Altemose GT, Miller JM. Application of a new algorithm in the differential diagnosis of wide QRS complex tachycardia. *Eur Heart J.* 2007;28:589–600.
4. Vereckei A, Duray G, Szenasi G, Altemose GT, Miller JM. New algorithm using only lead aVR for differential diagnosis of wide QRS complex tachycardia. *Heart Rhythm.* 2008;5:89–98.

表 10.1　室速与室上速的鉴别

		室速	室上速伴差传
临床	器质性心脏病	冠心病，心肌梗死，扩张型心肌病	正常心脏
	病程长	仅见于特发性室速	＞ 3 年
	晕厥	常见	不常见
	可通过 Valsalva 手法、腺苷、β 受体阻滞剂或钙通道阻滞剂终止	特发性室速	容易
	钙通道阻滞剂（非 β 受体阻滞剂）	特发性左束支分支型室速	容易
心电图	基础情况下 QRS 波	心肌梗死，差传，IVCD	正常，差传
	QRS 波时限	右束支传导阻滞＞ 140 ms[a] 左束支传导阻滞＞ 160 ms[b]	
	QRS 波时限（WCT 与基础心电图）	与基础心电图（如束支传导阻滞图形）相比 WCT 时 QRS 波变窄，与基础束支传导阻滞相比 WCT 发作时 QRS 波表现为对侧束支传导阻滞图形	
	WCT 期间＞ 1 种 QRS 波形	出现于 50% 的室速	仅见于 8% 的 SVT
	QRS 波电轴	－ 180°～－ 90°（极度右偏） 与基础心电图比较变化＞ 40° 右束支传导阻滞＋电轴左偏（－ 30° 或更负） 左束支传导阻滞＋电轴右偏（＋ 90° 或更正）	右束支传导阻滞伴正常电轴[f]
	房室关系	房：室＜ 1	房：室≥ 1
		房室分离（敏感性 100%，特异性 20%～ 50%）	
		1：1 VA 关系（30%），2：1 或文氏逆传（15%～ 20%）	1：1 VA 关系见于 AVNRT 或 AVRT 伴差传、逆向型 AVRT
		融合波（诊断室速）[c]	
		夺获波（诊断室速）[c]	
	胸前导联同向一致性	正向或负向同向一致性（敏感性＞ 90%，特异性 20%）	正向同向一致性偶见于左后间隔旁路所致逆向型 AVRT
	右束支传导阻滞形态	V₁ 导联呈单相 R、双向 qR，或宽 R 波（＞ 40 ms）[d] V₁ 导联呈双峰 R 波且第 1 峰＞第 2 峰（概率＞ 50：1） V₆ 导联的 QRS 波呈 rS	V₁ 导联呈 RSR'，rSr'，rR' 或 rSR' V₆ 导联的 QRS 波呈 Rs（概率＞ 50：1）
	左束支传导阻滞形态（V₁ 导联 QRS 主波向下）[e]	V₁ 或 V₂ 导联 R 波≥ 40 ms 支持室速 V₁ 或 V₂ 导联 S 波下降支缓慢（RS 间期＞ 70 ms） V₆ 导联 S 波降支顿挫、Q 波或 QS 波支持室速（概率≥ 50：1）	V₁ 或 V₂ 导联缺少起始 R 波（或仅有小起始 R 波＜ 40 ms） V₆ 导联无 Q 波
	aVR 导联	R 波；q 或 R ＞ 40 ms	
	QRS 波的 V$_i$/V$_t$ 比值	≤ 1	＞ 1

AVNRT，房室结折返性心动过速；AVRT，房室折返性心动过速；IVCD，心室内传导延迟；Vi，QRS 波起始 40 ms 内振幅；Vt，QRS 波终末 40 ms 内振幅；WCT，宽 QRS 波心动过速。Vi/Vt ＜ 1 提示 VT，Vi/Vt ＞ 1 提示 SVT 伴差传，对 SVT 伴差传的阳性预测精度为 83.5%。

[a] 分支型室速或间隔室速的 QRS 波时限可＜ 140 ms

[b] 排外已经存在的束支传导阻滞和预激，室速概率＞ 95%

[c] 通常见于慢室速

[d] 大写字母 R 代表 R 波高和（或）宽，小写字母 r 代表 r 波低和（或）窄

[e] V₁ 或 V₂ 导联的 S 波下降支缓慢或 S 波下降支切迹或 RS 间期＞ 70 ms（从 QRS 波起点到 S 波谷）支持室速，概率≥ 50：1

[f] 仅 3% 的室速表现为右束支传导阻滞伴正常电轴

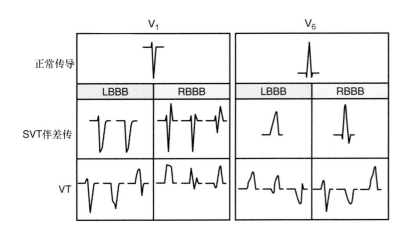

图 10.1　室性心动过速（VT）和室上性心动过速（SVT）时常见的 QRS 波形态，V₁ 和 V₆ 导联呈类左束支传导阻滞（LBBB）或类右束支传导阻滞（RBBB）样的改变。注意正常和差传 QRS 波的起始部与 VT 发作时 QRS 波起始向量的区别。可根据 QRS 波形态分为类 RBBB 型或类 LBBB 型。（From Miller JM，Das MK，Arora R，Alberte-Lista C. Differential diagnosis of wide QRS complex tachycardia. In：Zipes DP，Jalife J，eds. Cardiac Electrophysiology：From Cell to Bedside. 4th ed. Philadelphia，PA：Saunders；2004：747-757.）

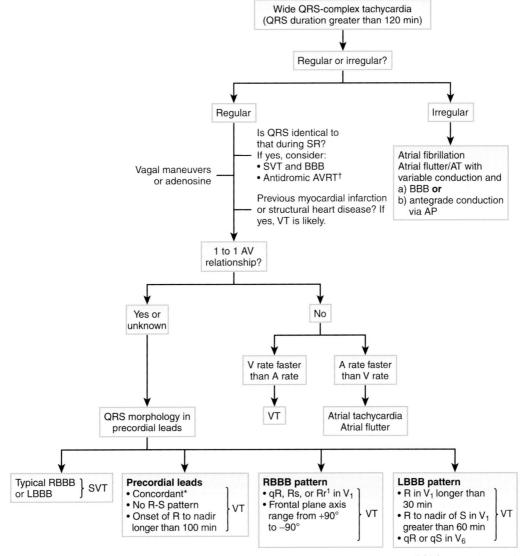

Fig. 10.2 A QRS conduction delay during sinus rhythm, when available for comparison, reduces the value of QRS morphology analysis. Adenosine should be used with caution when the diagnosis is unclear because it can produce ventricular fibrillation (VF) in patients with coronary artery disease and in patients with Wolff-Parkinson-White syndrome during atrial fibrillation with a rapid ventricular rate in preexcited tachycardia. *A*, Atrial; *AP*, accessory pathway; *AT*, atrial tachycardia; *AV*, atrioventricular; *AVRT*, atrioventricular reciprocating tachycardia; *BBB*, bundle branch block; *LBBB*, left bundle branch block; *QRS*, ventricular activation on electrocardiogram; *RBBB*, right bundle branch block; *SR*, sinus rhythm; *SVT*, supraventricular tachycardias; *V*, ventricular; *VT*, ventricular tachycardia. *Concordant* indicates that all precordial leads show either positive or negative deflections. Fusion complexes are diagnostic of VT. †In preexcited tachycardia, the QRS is generally wider (i.e., more preexcited) compared with SR. (Reprinted with permission. *Circulation.* 2003;108:1871−1909. © 2003 American Heart Association, Inc.)①

---

①　因第三方版权限制本图保留英文描述，其图题中文翻译为：如能观察到窦性心律伴 QRS 波传导延迟，可弥补 QRS 波形态学分析的不足。使用腺苷辅助鉴别诊断应非常谨慎，因为冠心病患者和快速性房颤合并显性旁路的 WPW 综合征患者，应用腺苷可能引发心室颤动。*同向一致性特指所有胸前导联的 QRS 波群主波方向一致，要么均正要么均负。融合波支持室速诊断。† 与窦性心律比较预激性心动过速的 QRS 波通常更宽（更早激动）。（Reprinted with permission. Circulation. 2003；108：1871-1909. © 2003 American Heart Association，Inc.）

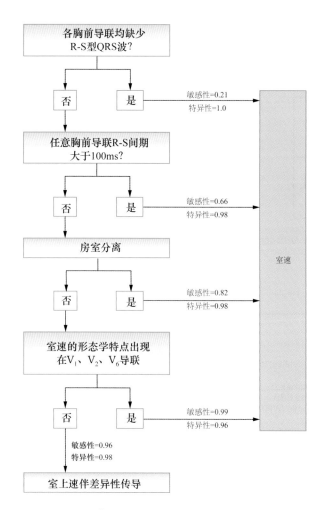

图 10.3　用于鉴别室性心动过速与室上性心动过速的 Brugada 算法。R-S 间期指 R 波起始到 S 波最低点间的时限。(From Brugada P，Brugada J，Mont L，et al. A new approach to the differential diagnosis of a regular tachycardia with a wide QRS complex. Circulation. 1991；83：1649.)

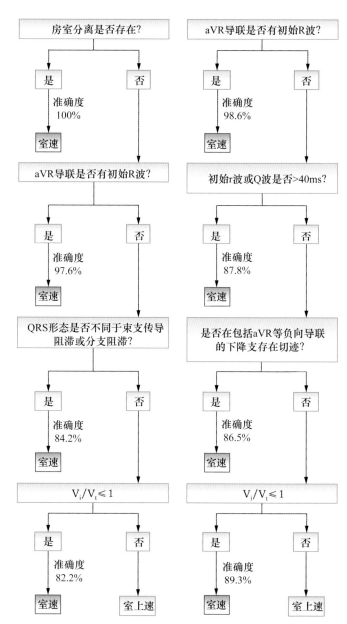

图 10.4　Vereckei 等应用 Vi/Vt 比值鉴别 VT 与 SVT 的算法[3-4]

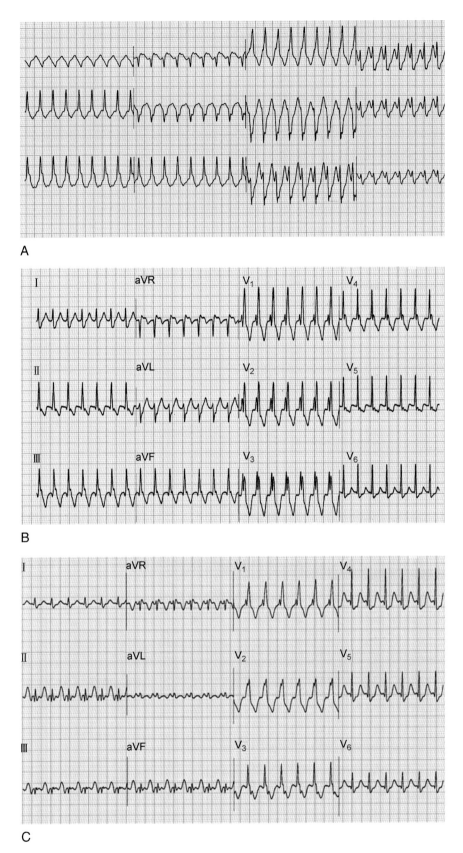

A

B

C

图 10.5　3 例患者因右束支传导阻滞表现为 WCT。心电图（A）和（B）的 aVR 导联无起始 R 波，支持室上性心动过速诊断，但心电图（C）的 aVR 导联可见 R 波，易误判为室性心动过速。V₁ 导联 QRS 波呈典型右束支传导阻滞图形，V₆ 导联 QRS 波呈 rS 型和 S 波增宽，无房室分离现象。Vi/Vt 比值在所有 3 份心电图都＞1。这些特点提示室上性心动过速，并且最终被心内电生理检查证实

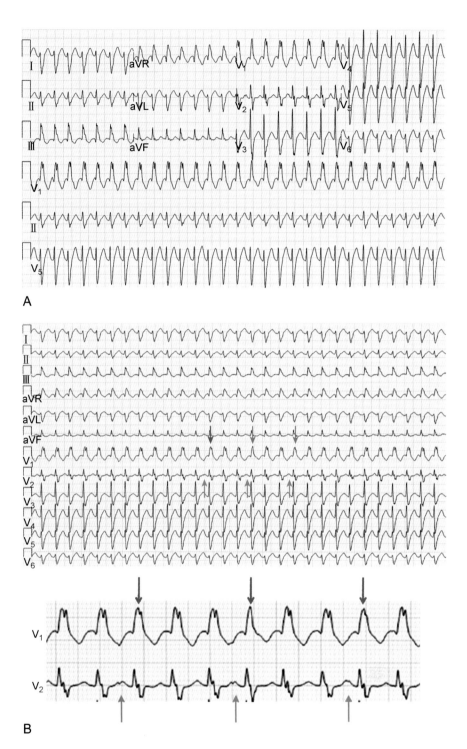

图 10.6　27 岁无器质性心脏病患者发作呈右束支传导阻滞（RBBB）图形的 WCT。WCT 发作时 QRS 波时限 125 ms，近似典型右束支传导阻滞，提示为室上性心动过速。但该患者的 12 导联心电监测（**B**）可见清晰 P 波（红色箭头）和融合波（蓝色箭头），证实为室性心动过速。此为分支型室性心动过速

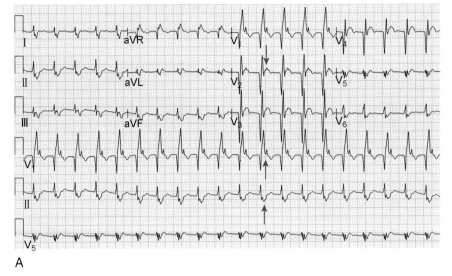

A

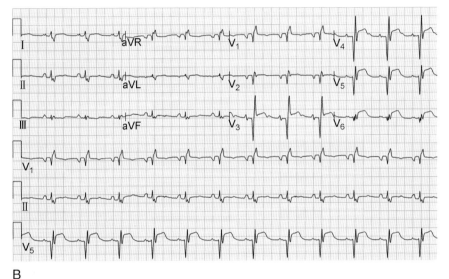

B

图 10.7　58 岁陈旧性前侧壁心肌梗死女性患者发作 WCT，表现为右束支传导阻滞图形和电轴右偏。（A）心电图显示短 R-P′ 心动过速。V₃ ~ V₆ 导联的 QRS 波起始可见 Q 波伴 ST 段抬高（提示左心室室壁瘤），QRS 波宽达 160 ms，未表现典型右束支传导阻滞图形。室房关系 1:1，P 波（箭头）向量指向上方（Ⅱ 联 P 波倒置），提示室性心动过速伴逆向心房夺获。但 aVR 导联 Vi/Vt > 1 且无 R 波，又提示室上性心动过速。（B）该患者基础心电图的 QRS 波时限 150 ms，QRS 波形态和电轴与 WCT 相似，提示（A）图为室上性心动过速伴短 R-P′ 间期。该类心律失常对腺苷敏感。（C）心电图显示腺苷治疗后的交界性节律。但患者又出现另一种 WCT（D），QRS 波时限 180 ms，与前面不同的 QRS 形态提示 VT。该 VT 被直流电击成功转复。（E）该患者随后的心电图显示 P-R 间期极短的 WCT。P 波几乎融入 QRS 波群，QRS 波形态与窦性心律时相似（B 和 F）。鉴于 P 波在下壁导联直立（蓝色箭头），该 WCT（E）不考虑房室结折返或房室折返性心动过速。因为 P-R 间期与窦性心律时比较明显缩短，如此短的间期不足以完成房室间传导，所以看似房性心动过速（AT）也不太可能。但实际上是 AT 发作，P 波下传的是下一个较远的 QRS 波（红色箭头）。（F）AT 终止后窦性心律心电图

C

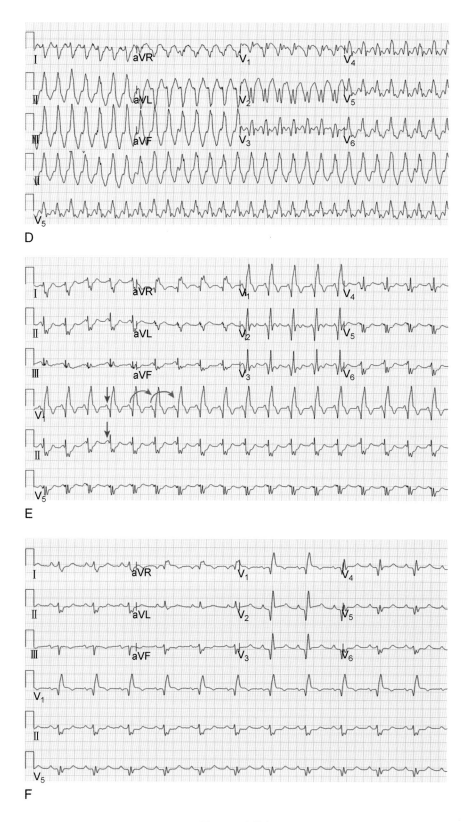

图 10.7 （续）

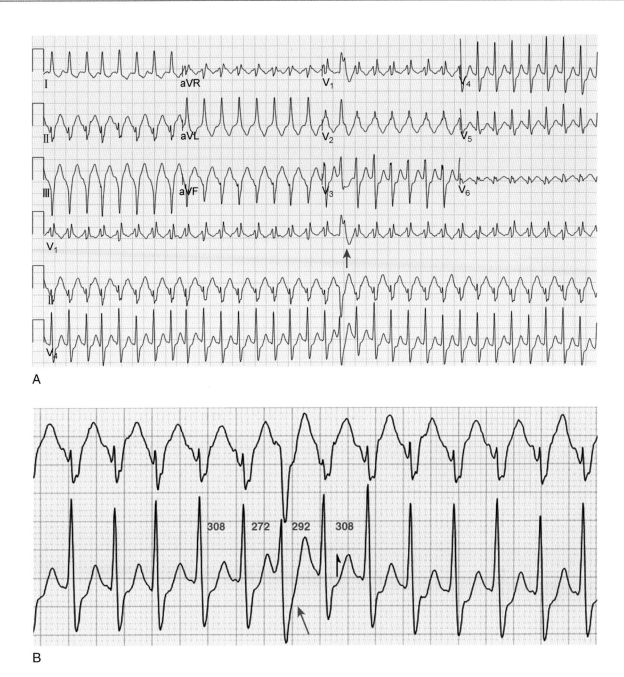

A

B

图 10.8 84 岁男性冠心病患者发作（**A**）右束支传导阻滞图形的 WCT，QRS 波时限 140 ms。与典型右束支传导阻滞不同，WCT 的 QRS 波起始部上升缓慢，提示室性心动过速。（**B**）将同一心电图的 Ⅱ、V₄ 导联放大可见 R-R 间期 308 ms，箭头提示一个室性早搏。WCT 期间自发的室性早搏（箭头）使下一个 QRS 波提前 16 ms 出现，提示室性心动过速为折返性，因为室性早搏较早侵入了室性心动过速的折返环。心电图上所标 R-R 间期的单位为 ms

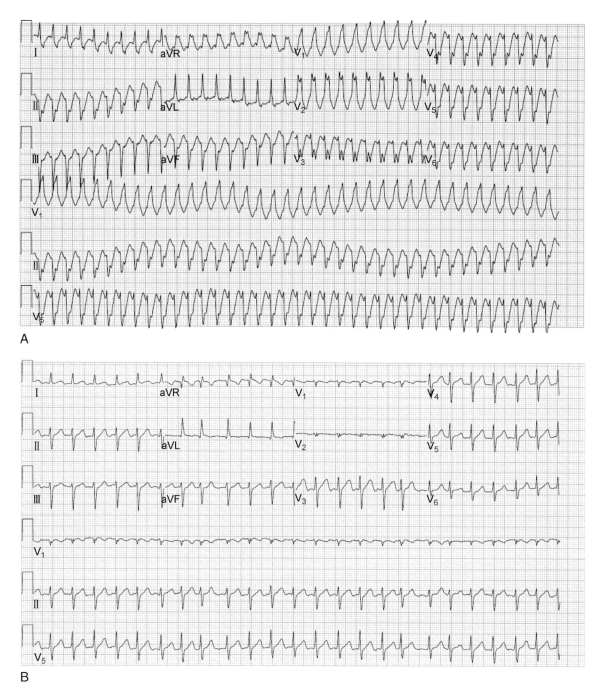

图 10.9   右束支传导阻滞图形的 WCT。（A）60 岁男性 WCT 患者的心电图显示 QRS 波时限 124 ms，V_1 导联 QRS 波呈 rSR′ 图形且起始部快速上升，aVR 导联 QRS 波的 Vi/Vt > 1，V_6 导联的 QRS 波呈 Rs 图形，提示室上性心动过速伴差异性传导。（B）该患者输注地尔硫草后心电图显示心房扑动 2∶1 下传，QRS 波无增宽

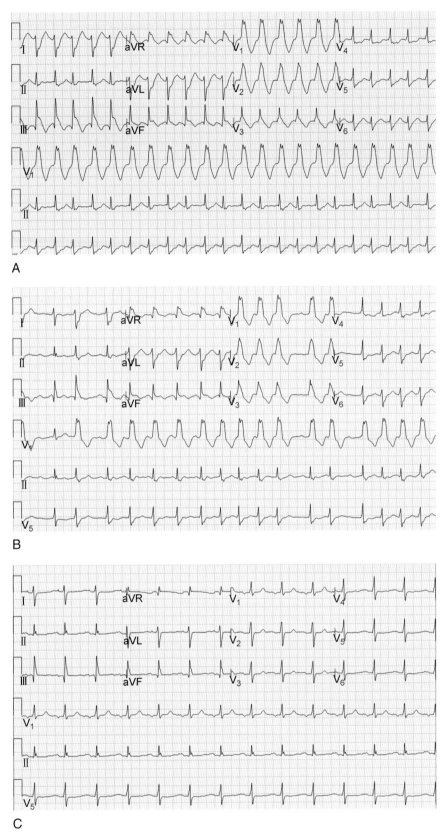

图 10.10 （A）接受过二尖瓣置换和迷宫手术的患者发作 WCT，心电图呈右束支传导阻滞图形，V_1 导联的 QRS 波呈 RsR′ 图形、V_6 导联的 QRS 波呈 Rs 图形。（B）使用房室结阻断药物后，心电图显示房性心动过速伴传导比不等的房室传导阻滞，右束支传导阻滞图形的室内差异性传导（箭头指向 P 波）。（C）于左心房内成功通过导管消融房性心动过速，窦性心律下描记的基础心电图无 QRS 波增宽

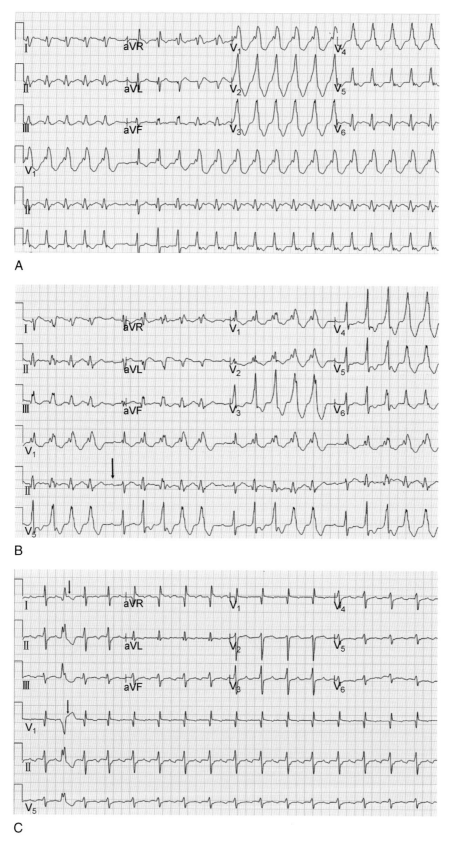

图 10.11 （A）32 岁非缺血性扩张型心肌病男性患者发作表现为右束支传导阻滞图形的 WCT。V$_1$ 导联呈 RsR′ 图形，V$_6$ 导联呈 qRs 图形。同一患者（B）心电图显示房性心动过速，反复发作 5～6 次心搏的 WCT 其前可见 P 波（箭头）。这是频率依赖性右束支传导阻滞和频率依赖性左后分支阻滞，可通过 II 导联加长图证实。R-R 间期缩短属文氏现象。（C）心电图显示窦性心律下室性早搏伴逆向（箭头）隐匿性传导

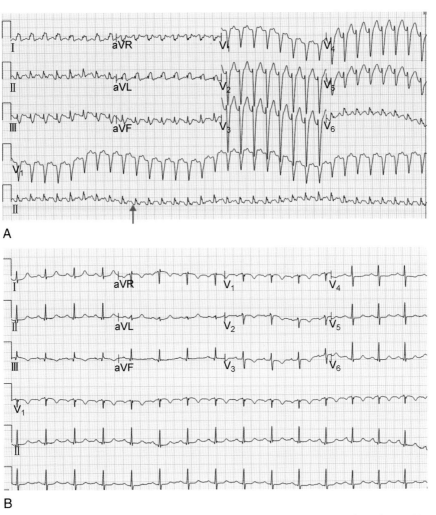

图 10.12　（**A**）男性患者基础心电图显示窦性心律伴窄 QRS 波。（**B**）发作 WCT 时呈左束支传导阻滞图型，V_1 导联无 R 波，V_2 导联 R 波 ≤ 40 ms，V_6 导联无 Q 波，提示室上性心动过速伴差异性传导。**A** 图的下壁导联中见 1：1 的室房传导和逆向 P 波（箭头）。心内标测证实为起源于右房下外侧壁的房性心动过速

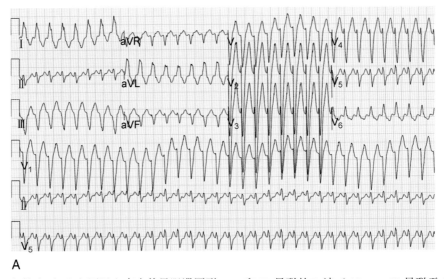

图 10.13　一名 WCT 患者（**A**）心电图呈左束支传导阻滞图形，V_1 和 V_2 导联的 R 波 ≤ 40 ms，V_6 导联无 Q 波，提示室上性心动过速伴差异性传导。（**B**）同一患者心电图有时也呈窄 QRS 波。（**C**）图心动过速由房性早搏引发（箭头），下传的 QRS 波为窄 QRS 波。**B** 图箭头所示为房性心动过速（稍不规则）。当 R-R 间期延长时，QRS 波变窄（**C** 和 **D**）。该房性心动过速起源于右房游离壁

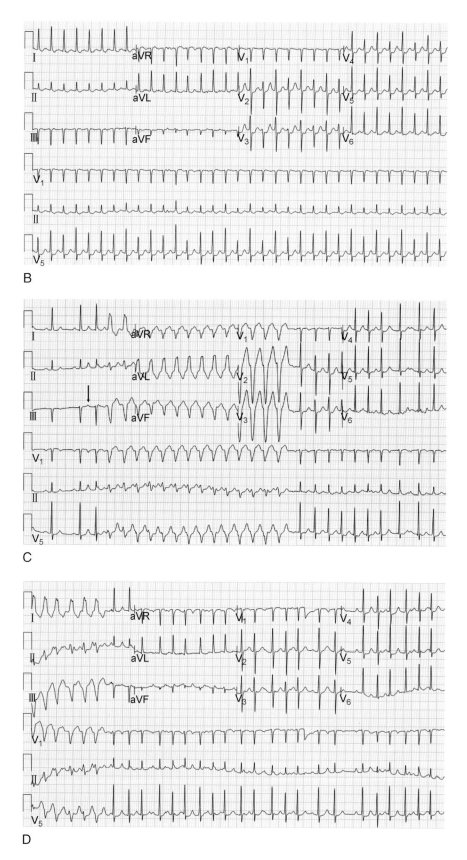

图 10.13 （续）

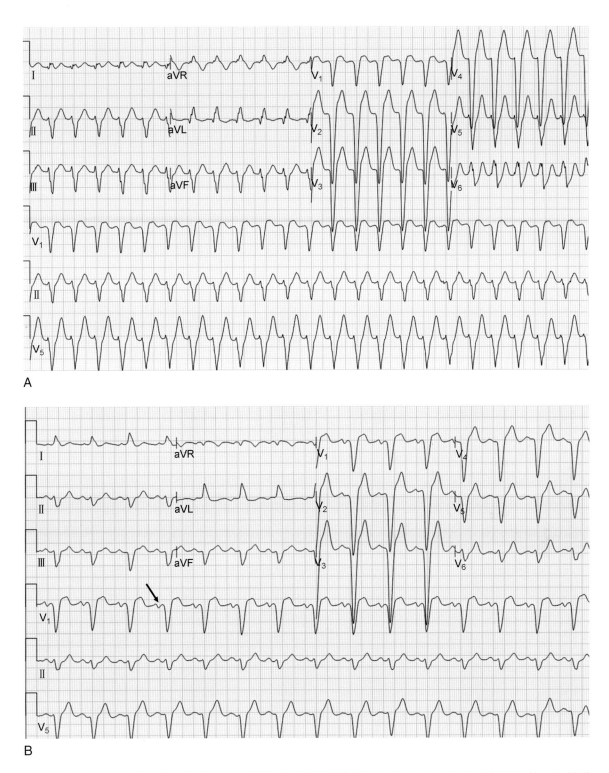

A

B

图 10.14　76 岁女性非缺血性扩张型心肌病患者发作类左束支传导阻滞形态 WCT。（**A**）心电图显示 WCT 的 aVR 导联 QRS 波呈 R 型，电轴极度右偏，Vi/Vt ＜ 1，这些心电图特征均提示室性心动过速。但窦性心律的基础心电图（**B**）（箭头）也见相似的 QRS 形态，胸前导联的 R 波发育不良，属严重心肌病引起不典型左束支传导阻滞或室内传导延迟。因此，该例 WCT 很可能是心力衰竭加重期间记录的窦性心动过速

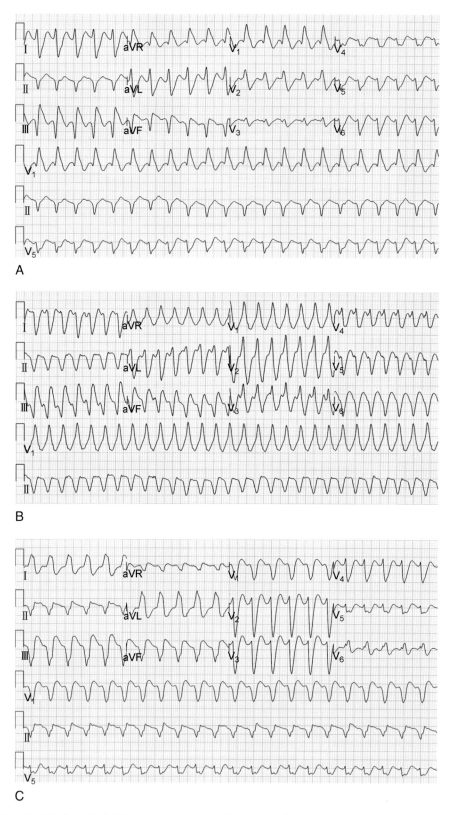

图 10.15　既往心肌梗死患者发作三种形态的 WCT。（**A**）QRS 波呈右束支传导阻滞图形，QRS 波时限 180 ms，V_1 导联呈 R 型，V_6 导联呈 RS 型，QRS 波电轴＋230°，提示为室性心动过速。（**B**）QRS 波呈右束支传导阻滞图形，QRS 波时限 188 ms，V_1 导联呈 R 型，QRS 波电轴＋260°，提示为室性心动过速。（**C**）QRS 波形态呈左束支传导阻滞图形，QRS 波时限 184 ms，V_2 导联 R 波增宽（＞40 ms），V_1 导联的 R 波峰缓慢下降至 S 波谷（R-S 间距增宽＞70 ms），提示室性心动过速

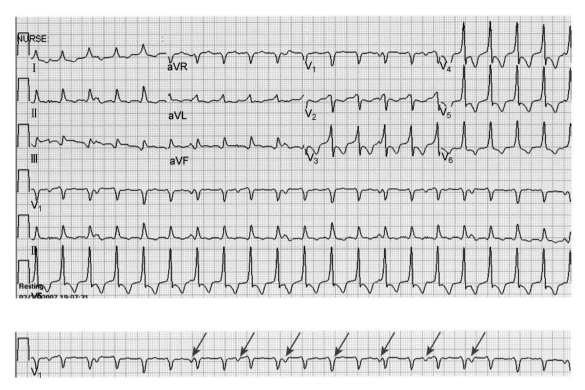

图 10.16　QRS 波相对较窄的 WCT。QRS 波时限 136 ms，Ⅱ 导联可见房室分离（箭头）伴直立的 P 波，提示室性心动过速。心内标测证实为继发于急性心肌梗死的室间隔起源的室性心动过速

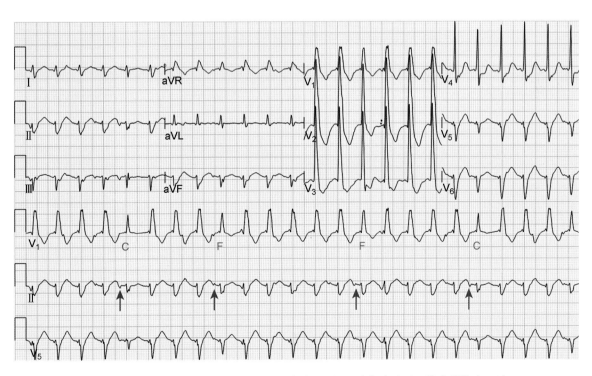

图 10.17　心电图显示 WCT，可见心室夺获（C）和融合波（F）。箭头所指为 P 波

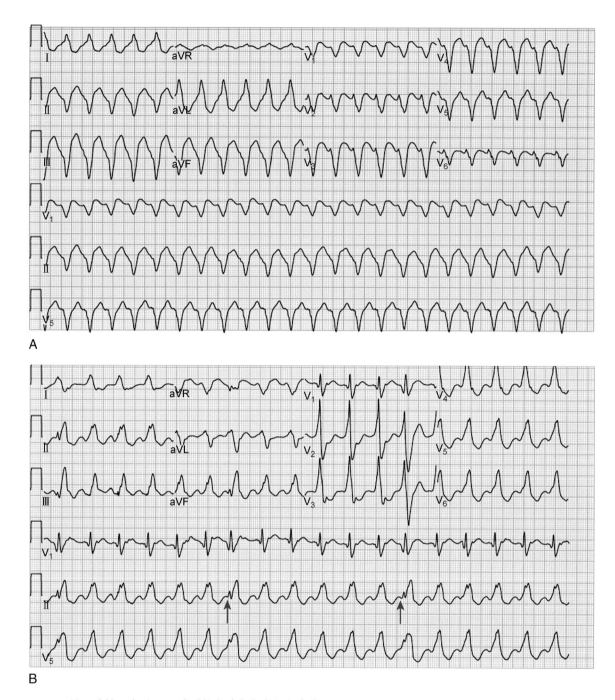

图 10.18 WCT 呈一致性正向（QRS 波群的主波方向在所有胸前导联均为正向）和一致性负向（QRS 波群的主波方向在所有胸前导联均为负向）。（**A**）WCT 呈左束支传导阻滞图形（V$_1$ 导联的 QRS 波主波负向），QRS 波时限 200 ms，V$_2$ 导联的 R 波 > 40 ms，V$_6$ 导联的 QRS 波呈 rS 图形，胸前导联的 QRS 波一致性负向，提示室性心动过速。（**B**）另一患者的 WCT 呈右束支传导阻滞图形（V$_1$ 导联的 QRS 波主波正向），QRS 波时限 180 ms，V$_2$ 导联的 R 波 > 40 ms，V$_6$ 导联的 QRS 波呈 R 波图形，胸前导联的 QRS 波一致性正向，提示室性心动过速。箭头显示可能的融合波证实室性心动过速的诊断

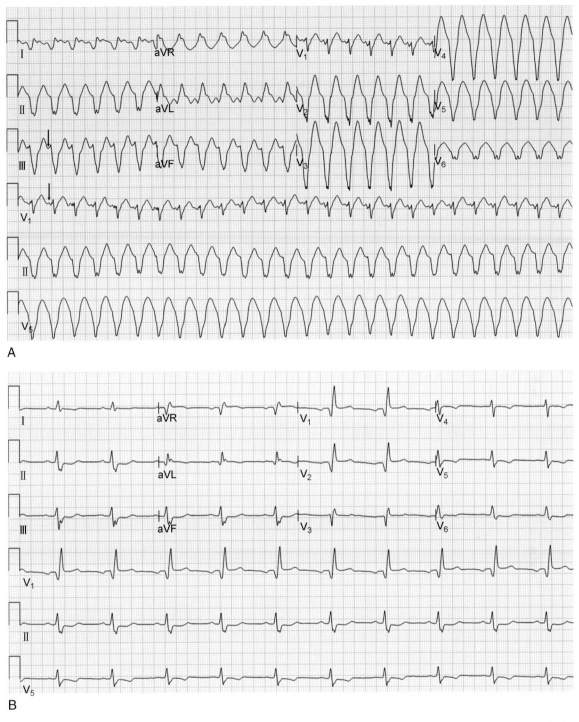

图 10.19　70 岁男性陈旧性心肌梗死患者发作 WCT。（**A**）WCT 的 QRS 波宽 220 ms，电轴极度右偏，QRS 主波在胸前导联呈负向一致性，V$_1$ 导联的 S 波谷顿挫。所有心电图特征均支持室性心动过速诊断。心电图显示 1 : 1 室房逆向传导，Ⅲ 和 V$_1$ 导联可见逆行 P 波（箭头）。（**B**）基础心电图可见提示陈旧性心肌梗死的前间隔 Q 波。室性心动过速经标测证实起源于左室心尖部

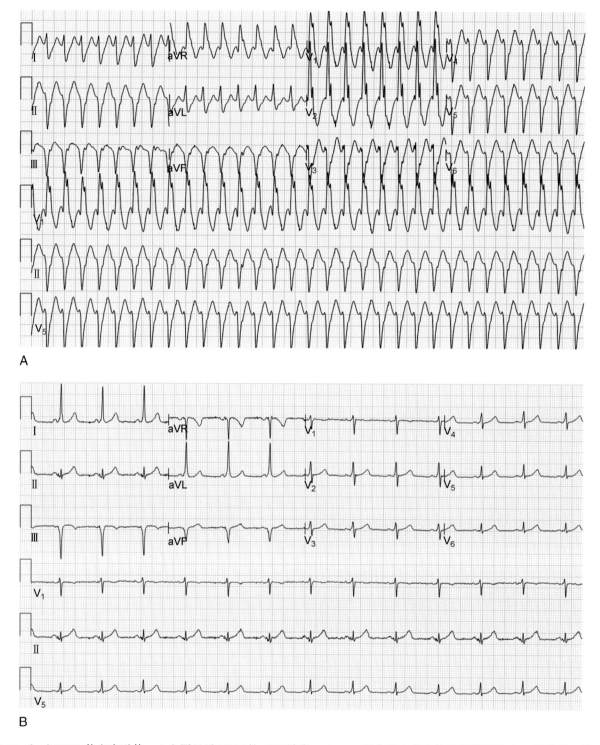

A

B

图 10.20 （A）WCT 伴室房逆传。心电图显示 WCT 的 QRS 波宽 150 ms，不典型右束支传导阻滞图形（V₁ 导联呈双峰 R 波，第 1 峰振幅高于第 2 峰），电轴极度右偏，V₆ 导联呈 rS 图形，提示室性心动过速。Ⅲ 导联还可见逆行 P 波（箭头），提示 1∶1 逆向室房传导。（B）窦性心律伴 WPW 综合征的患者，心电图提示旁路位于右后间隔，该患者后来发作 WCT（C）。但是该患者发作的并非逆向型房室折返性心动过速，因为 QRS 波形态与（A）中显示的预激波不符合。这是顺向型房室折返性心动过速，旁路作为逆传支但是合并了右束支差异性传导

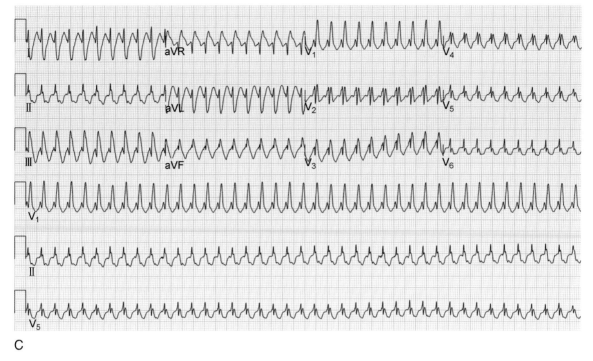

C

图 10.20 （续）

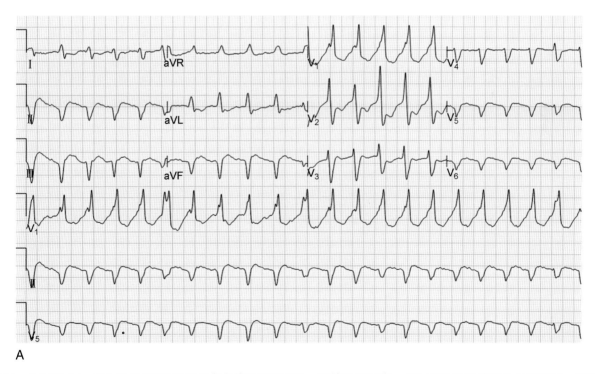

A

图 10.21　心电图（**A**、**B**）显示 WCT 呈类右束支传导阻滞图形，电轴极度右偏，aVR 导联 QRS 波起始 R 波宽顿，胸前导联的 Vi/Vt ＜ 1，两个患者均高度倾向于室性心动过速的诊断

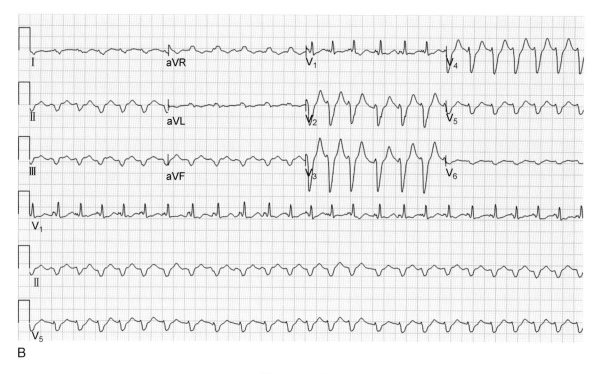

B

图 10.21 （续）

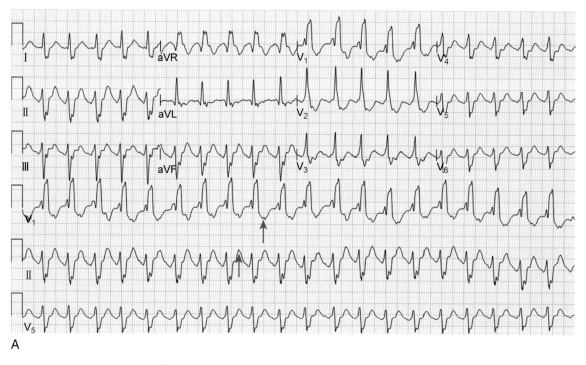

A

图 10.22　WCT 呈典型右束支传导阻滞图形。（**A**）心电图显示 WCT 呈右束支传导阻滞（RBBB）型，aVR 导线起始为 Q 波，V_6 导线呈 rS 图形且 S 波增宽，Vi/Vt > 1。V_1 和 II 导联可见相邻 QRS 波之间的切迹，提示 P 波（箭头）；但两个切迹间的间期与 WCT 的周长无相关性。（**B**）使用房室结阻断药物后，心电图显示经典型房扑不等比下传伴 RBBB 型差异性传导。R-R 间期延长时 QRS 波变窄证实 QRS 波增宽系差异性传导所致

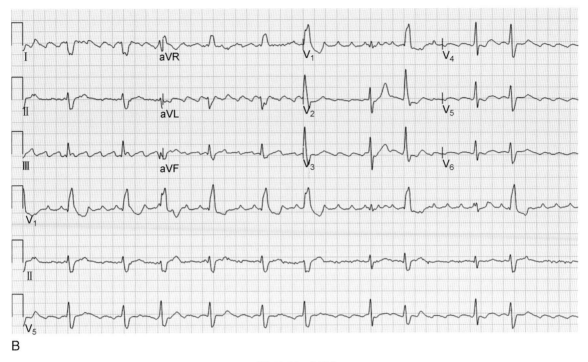

B

图 10.22 （续）

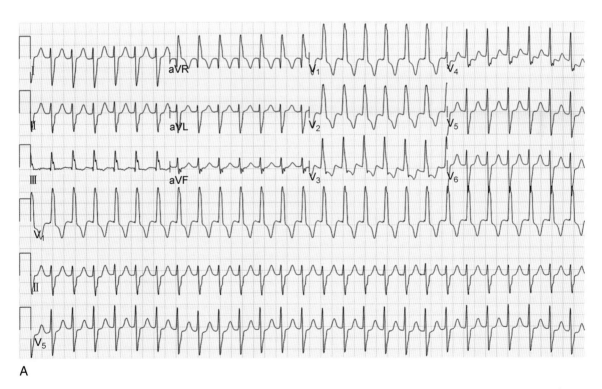

A

图 10.23 大动脉转位接受 Mustard 手术患者发作 WCT。这类患者存在发作室性心动过速和室上性心动过速的风险。（A）心电图显示 WCT 时 QRS 波时限仅 124 ms，呈不典型右束支传导阻滞型（V₁ 导联的 R 波呈双峰且第 1 峰大于第 2 峰），电轴右下，V₆ 导联呈 rS 图形，提示室性心动过速（译者注：原文为室上性心动过速，译者更正为室性心动过速）。（B）同一患者的心电图显示房扑（箭头）伴右束支传导阻滞和电轴右偏

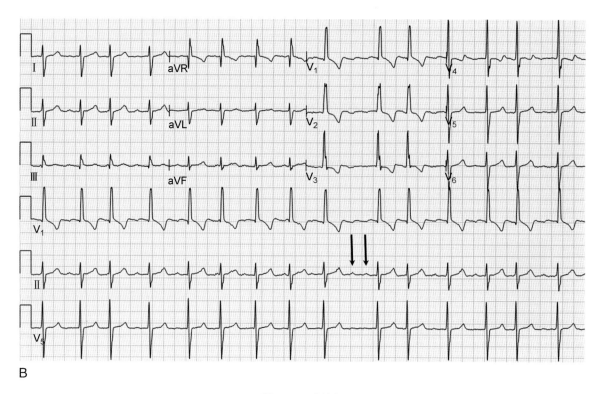

B

图 10.23 （续）

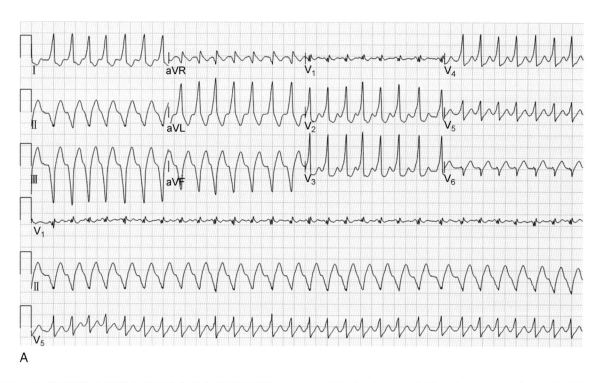

A

图 10.24 69岁无既往心脏病史的男性患者出现不规则宽 QRS 波心动过速。（A）心电图显示 WCT 呈不典型右束支传导阻滞型，V₆ 导联 QRS 波呈 rS 图形，提示室性心动过速。但心动过速的 R-R 间期稍有不齐，aVR 导联的 Vi/Vt < 1，V₂ ～ V₅ 导联的 R 波上升迟缓，提示房颤 / 房扑经旁路快速前传。（B）该患者随后记录的心电图显示房颤伴 R-R 间期绝对不规则且 QRS 波振幅随预激程度不同而变化。（C）直流电复律后患者的基础心电图显示 V₁ 导线预激波直立，下壁导联预激波倒置（箭头）。心内电生理检查证实旁路位于二尖瓣环的左后间隔区域

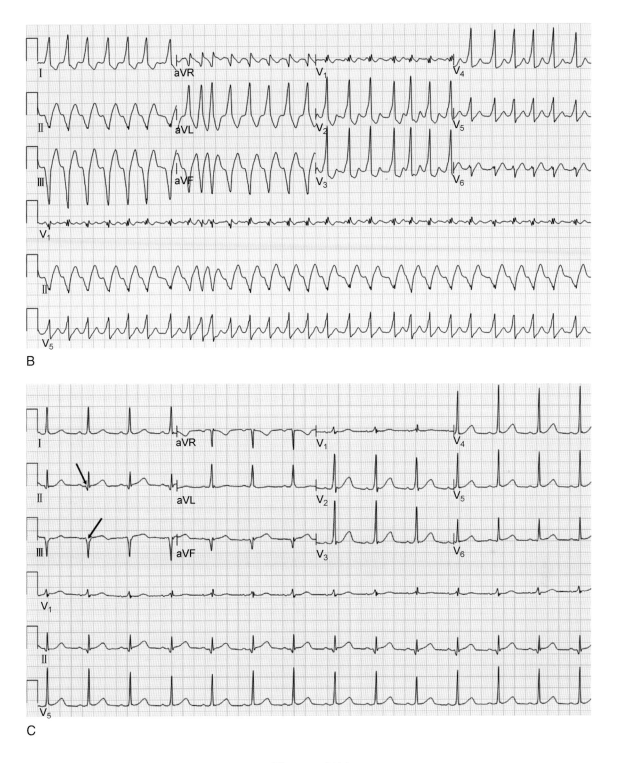

图 10.24 （续）

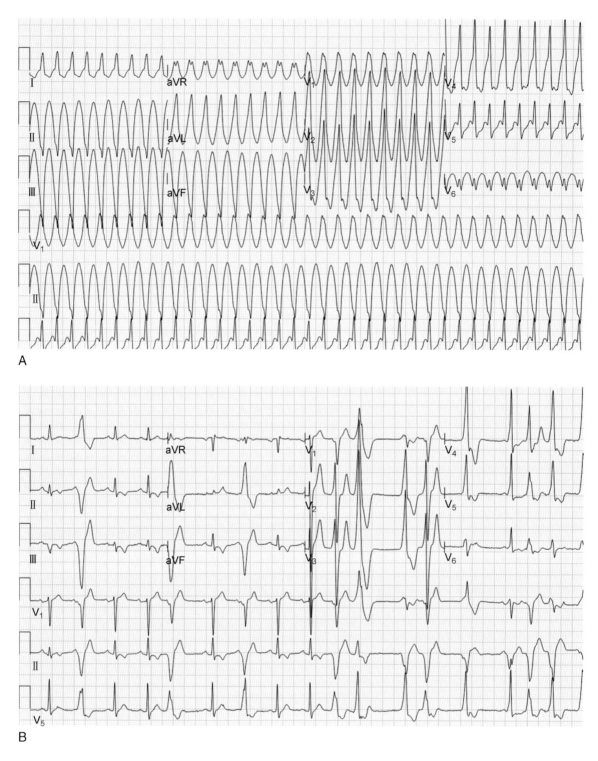

A

B

图 10.25 QRS 波上升支迟缓的 WCT。（**A**）一例心肌梗死患者的心电图显示 WCT 呈右束支传导阻滞型，QRS 波宽 200 ms，V₆ 导联呈 QS 型，胸前导联 V₁～V₅ 上升支迟缓。上述表现提示 WPW 综合征伴逆向型房室折返性心动过速可能；然而，由于有心肌梗死病史，不应排除室性心动过速。（**B**）WCT 终止后心电图显示频发单形性室性早搏。早搏的 QRS 波形态与 WCT 相似，证实为室性心动过速而非逆行性房室折返性心动过速。该室性心动过速起源于左室下壁基底部的心外膜面

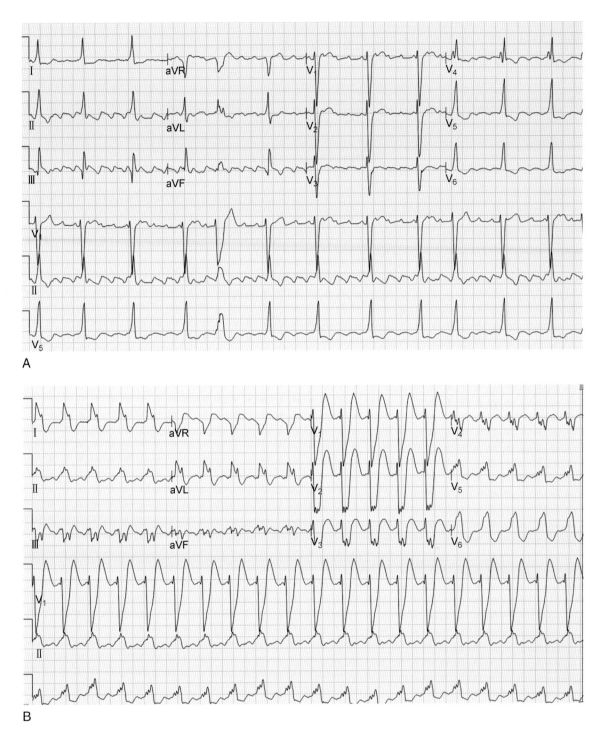

图 10.26　心力衰竭伴心房扑动患者的 WCT。(**A**) 基础心电图显示典型房扑和变化的下传比。(**B**) 表现为 WCT，QRS 波明显较宽 (200 ms)，心室率 119 次 / 分，Vi/Vt < 1，提示室性心动过速

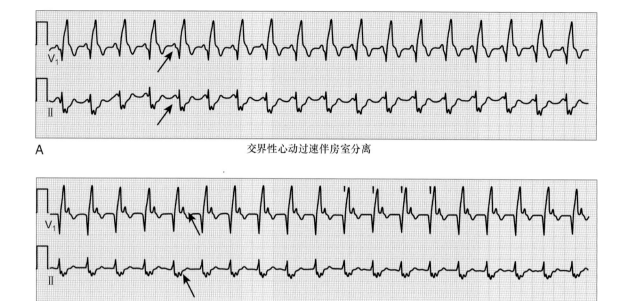

图 10.27 交界性心动过速表现为 WCT。（**A**）和（**B**）心电图分别显示交界性心动过速伴房室分离（**A**）和交界性心动过速伴逆行室房传导（**B**）。（**A**）WCT 伴等律性房室分离。心电图显示交界性心动过速，P-R 间期极短，下壁导联 P 波直立，P-R 间期轻微变化，提示窦性心动过速伴等律性房室分离。（**B**）上下节律条带分别显示顺行和逆行 P 波（箭头）

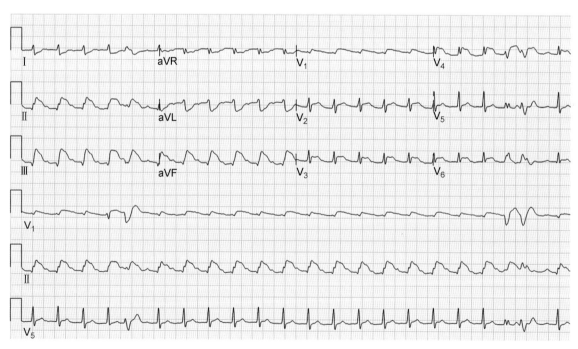

图 10.28 55 岁男性胸痛患者的心电图表现为 WCT，尤其 Ⅱ 、Ⅲ 、aVF 和 aVL 导联，系急性下壁心肌梗死时窦速伴 ST 段抬高所致。仔细观察可见 Ⅰ 导联和胸导联的 QRS 波并不宽

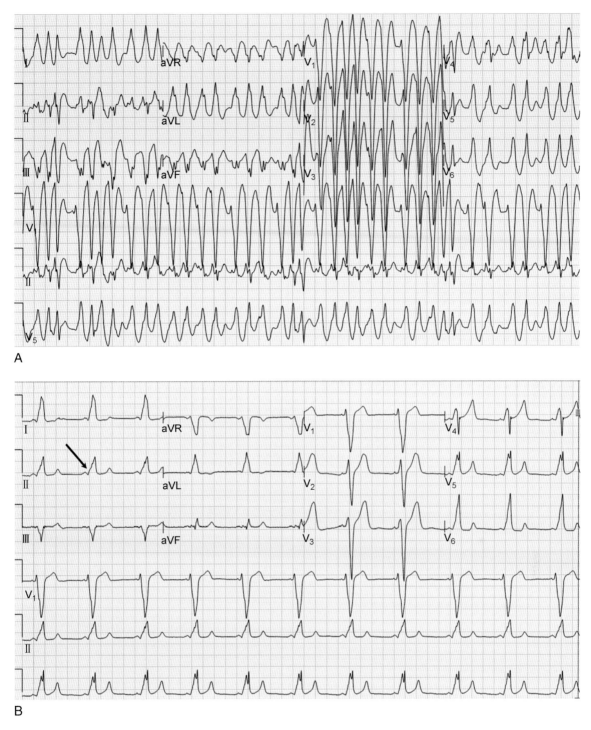

图 10.29　26 岁男性患者心搏骤停经体外电除颤后成功复苏，心电图记录到不规整的 WCT。（**A**）心电图显示不规则 WCT，QRS 波宽度和振幅多变，但 QRS 波的电轴保持不变。此为心室率极快的房颤。同一患者电转复后（**B**）心电图可见显性预激（箭头）。经标测证实旁路位于三尖瓣环后外侧，并成功实施射频消融

11

特发性室性心动过速

蔡翔 译 孙奇 审校

特发性室性心动过速

心脏结构正常的患者的室性心动过速（VT）称为特发性 VT。特发性 VT 有两种类型。更常见的一类是由环磷酸腺苷介导的触发活动引起的局灶性 VT。这类 VT 对腺苷、β 受体阻滞剂和钙通道阻滞剂敏感。而不太常见的一类是对维拉帕米敏感的左束支折返性 VT（reentrant left fascicular VT），其通常起源于靠近左束支的左后束，较少见于左前束[1]。

腺苷敏感型特发性室性心动过速

腺苷敏感型特发性 VT 有多种心电图（ECG）表现，包括频发室性早搏（PVC）、成对室早（ventricular couplets）、非持续性 VT 或持续性 VT（图 11.1）。这种形式的 VT 通常发生在休息时。在一些患者中可经运动诱发。运动试验可诱发 25% ～ 50% 的室性心动过速患者再发 VT（图 11.2）。特发性 VT 一般预后良好。然而，恶性（rapid）特发性 VT 可导致心脏性猝死[2]（图 11.3）。

特发性室性心动过速的起源位点

最常见的特发性 VT 起源于心室流出道。约 75% ～ 80% 的病例，VT 起源于右心室流出道（RVOT），其余的可起源于心室的任何部位，如左心室流出道（LVOT）、主动脉冠状动脉瓣（aortic coronary cusp）、乳头肌和心室的心外膜表面。大多数心外膜 VT 起源于冠状静脉窦或心大静脉或心脏后十字交叉点（the crux of the heart）。这些占特发性 VT 和 PVC 的 15%[3]。通过分析不同导联的 QRS 波形态，有学者提出了几种心电图诊断算法，用于定位 VT 起源（表 11.1）[4]：

1. 束支传导阻滞形态 [左束支传导阻滞（LBBB）与右束支传导阻滞（RBBB）]：一般情况下，LBBB

形态的 VT 起源于右心室和 RVOT，而起源于 LVOT 间隔（the septal LVOT）或主动脉窦的 VT 也可能有 LBBB 形态。RBBB 形态代表左心室起源。

2. QRS 波电轴（向上与向下）：一般来说，QRS 波电轴向上代表 VT 起源点靠下（inferior origin），QRS 波电轴向下代表起源点靠上（superior origin）。

3. R 波胸前导联移行（移行晚与移行早）：胸前导联 QRS 波移行 [R 波大于 S 波（从 Q-S 型或 r-S 型变为 R-S 型或 R-s 型）] 在 V_4 导联或以上定义为 QRS 波移行晚。在 RVOT 中，QRS 波移行发生在 V_3 或 V_4 导联。QRS 波移行早（early transition）（V_1 或 V_2）提示 VT 可能是瓣上起源（主动脉窦、肺动脉或心外膜）。

4. QRS 波形态（Q 波，单相 R 波与切迹 R 波）：Q 波通常提示 VT 起源于其所在导联的心室壁。如果 QRS 波是单向的，则提示左右心室同时激活，也就意味着 VT 很可能起源于室间隔；反之，如果 QRS 波有切迹，可能是因为两个心室先后激活，不支持室间隔起源。

5. QRS 波时限（窄与宽）：室间隔起源 VT 的 QRS 波时限相对窄（< 140 ms），而游离壁起源 VT 往往有更宽的 QRS 波时限。

6. QRS 波的伪 delta 波（即 QRS 波起始延长，类似于 Wolff-Parkinson-White 综合征中的 QRS 波向上波折延长）和 QRS 波类本位曲折延长 [从 QRS 波起始到 R 波峰值（the peak of R wave）的时间间隔]：V_2 导联的伪 delta 波 34 ms 或更长以及 QRS 波类本位曲折延长 85 ms 或更长（导致更宽的 QRS 波），提示心外膜 VT[5]。起源于中线（心脏交叉点或心前静脉）的心外膜 VT 往往 QRS 波宽度较窄。

但是，这些算法只能粗略指导。QRS 波形态和电轴还取决于其他几个因素，例如 QRS 波的传播方向（direction of the exit of wavefront）（心内膜与心外膜以及向右与向左）、心脏在胸腔中的位置（水平

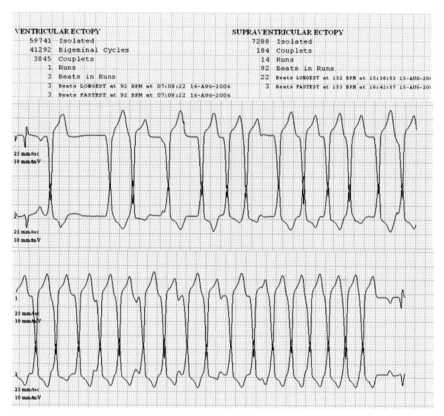

图 11.1 特发性 VT 患者的动态心电图记录显示频发室性早搏、成对室早和数次阵发性非持续性 VT。大约 40% 的 QRS 波是室性的

与垂直和顺钟向旋转与逆钟向旋转）、胸廓（thorax）的形状，以及更重要的心电图导联位置。

右心室流出道室性心动过速（RVOT VT）

RVOT VT 一般表现为 LBBB 样，R 波胸前导联移行在 V_3 或 V_4 导联，在下壁导联中 QRS 波正向。RVOT 可分为间隔前壁、后壁和侧壁（图 11.4）。

1. 前壁 RVOT VT：大多数 RVOT VT 起源于间隔的前上方，即在肺动脉瓣下方。这些 VT 或 PVC 在下壁导联中表现为正向 QRS 波，而在 aVR 和 aVL 导联中表现为大的负向 QRS 波。I 导联中通常具有初始等电位线（initial isoelectric）或负向转折（Q 波或 qR 波），也可能具有多相 QRS 波（图 11.5）。

2. 间隔 RVOT（septal RVOT）VT：间隔 RVOT VT 与 aVL 导联负向 QRS 波相关。下壁导联的 R 波较高且呈单相（图 11.6 和图 11.7）。

3. 后壁 RVOT VT：来自后壁 RVOT 的 VT 在 I 导联以 R 波为主（无前壁 RVOT VT 中可见的 Q 波或 qR 波），在 aVL 导联中具有 QS 波或 R 波，以及胸前导联移行早于 V_3 导联（图 11.8）。

4. 游离壁（外侧）RVOT VT：外侧或游离壁 RVOT VT 与 I 导联和 aVL 导联正向 QRS 波相关。这些 VT 在下壁导联的 QRS 波更宽且有切迹，胸前导联 QRS 波移行晚（图 11.9）。

肺动脉室性心动过速

与 RVOT VT 相比，肺动脉瓣上起源的 VT 在 V_2 导联中具有更大的 R/S 比，在下壁导联表现为高大 R 波。此外，这种 VT 在 I 导联有 QS 波（或 rS 波），aVL 导联的 Q 波振幅等于或大于 aVR 导联（图 11.10）。

右室间隔室性心动过速

间隔 VT 具有 LBBB 形态，其 QRS 波时限相对较窄（< 140 ms）。它们一般表现为单相 R 波，下壁导联 QRS 波幅度相对较低（图 11.11）。一般来说，间隔 VT 在 I 导联表现为 QS 波，但随着起源部位向右移动，无论是室间隔还是游离壁，I 导联表现为 R 波并逐渐占主导地位，QRS 波电轴变得更向左。类似地，aVL 导联中的 QS 波幅度大于 aVR 导联，

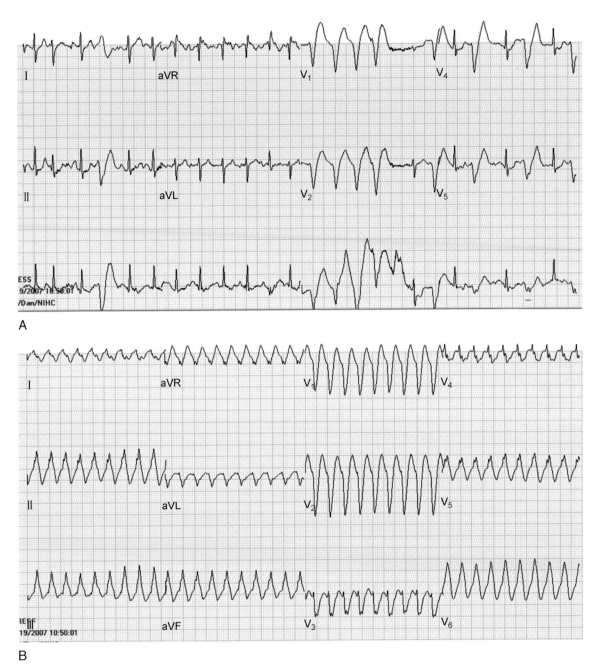

图 11.2　特发性 VT 患者运动期间的心电图，上图显示频繁的室性早搏和非持续性 VT（**A**）；下图对静脉注射腺苷有反应的持续性 VT（**B**）

表明起源于 RVOT 的左侧；aVR 导联中的 QS 波幅度大于 aVL 导联，表明起源于 RVOT 的右侧。

希氏旁（parahisian）室性心动过速

来自希氏束区附近的 VT 的特征性心电图表现包括 aVL 中的 R-RSR′ 型和 I 、V₅ 和 V₆ 导联中较高 R 波。下壁导联 R 波较小，且 V₁ 导联有 QS 波（图 11.12）。

右室游离壁室性心动过速

右室游离壁 VT 的 QRS 波形态取决 VT 起源的位置。一般来说，这种室速具有更长的 QRS 波时限，且具有三相 RR′ 波或 Rr′ 波。R 波在 I 导联有更大的 QRS 波幅度，aVL 导联无 q 波。在起源于右室游离壁下或下外侧（inferior/inferolateral）以及间隔中部或中部以下（lower or midseptum）的 VT 中，QRS 波电轴向上和向左（图 11.13）。

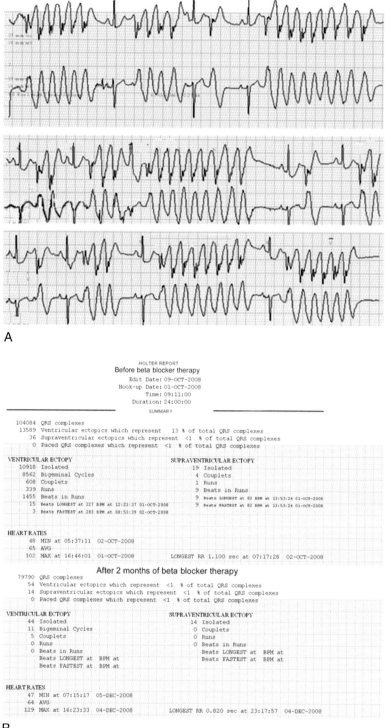

图 11.3　恶性特发性 VT。（**A**）没有任何器质性心脏病和频繁晕厥先兆和晕厥的患者的动态心电图记录显示频繁的单形性室性早搏（PVC），随后是快速的非持续性 VT。（**B**）同一患者的动态心电图记录显示 24 h 内有 13 500 个 PVC。频发的阵发性非持续性 VT，可见于特发性腺苷敏感型 VT 患者。该患者接受 β 受体阻滞剂治疗后 24 h 内，PVC 发作（burden）减少至 44 次

表 11.1　QRS 波形态对室性心动过速起源定位的心电图诊断

定位	BBB	QRS 波电轴	I	V_1	V_6	胸前导联移行	其他特点
RVOT							
间隔壁	LBBB	Inf	$-/\pm$	rS	R	V_3/V_4	负向 QRS 波出现在 I 导联
后壁	LBBB	Inf		rS	R	V_3	显著 R 波出现在 I 导联，QS 波或 R 波出现在 aVL 导联
前壁	LBBB	Inf		rR	R	V_3/V_4	负向 QRS 波（QR 波 /qR 波）出现在 aVR 和 aVL 导联
侧壁	LBBB	Inf		rS	R	V_4/V_5	正向 QRS 波（QR 波 /qR 波）出现在 I 和 aVL 导联，下壁导联有更宽且有切迹的 QRS 波
右侧间隔	LBBB	Inf Sup[a]	$-$	rS	R		QRS 波时限 < 140 ms 单相 R 波（下壁导联振幅更低） 右侧间隔 QS 振幅：aVR > aVL 左侧间隔 QS 振幅：aVL > aVR
希氏束旁	LBBB	Inf	$+$	qS	R		R/RSR′ 出现在 aVL 导联 高 R 波出现在 I、V_5 和 V_6 导联 低 R 波出现在下壁导联
右室游离壁	LBBB	Inf Sup[b]	$+$	R	RS		宽 QRS 波带三相 RR′ 波或 Rr′ 波 aVL 导联中没有 q 波
肺动脉	LBBB	Inf	$-$			V_1/V_2	QS 波（或者 rS 波）出现在 I 导联 Q 波振幅：aVL > aVR
三尖瓣环							
后内侧	LBBB	Inf Sup[c]	$-$	QS	R		前间壁 VT 中，aVL 导联表现为正向、等电位性或多相性
前外侧	LBBB	Inf Sup[c]	$+$	QS	R		肢体导联切迹，下外侧三尖瓣环 VT 时下壁导联切迹不一致
LVOT							
间隔壁	LBBB	L inf	$+$	rS	R	V_1/V_2	Rs 出现在 I 导联
游离壁	RBBB	Inf				V_1/V_2	胸前导联都以 R 波为主 在 $V_5 \sim V_6$ 导联中 S 波小或缺失
AMC	RBBB	Inf	$-/\pm$	qR	R	V_1/V_2	所有胸前导联都表现为宽的单相 R 波，V_6 导联中没有 S 波
二尖瓣环							
前外侧	RBBB	Inf	$-$	R	R	V_3/V_4	宽 QRS 波，aVL 导联 Q 波
后内侧	RBBB	Sup	$+$	R	R		下壁导联负向 / 双向 QRS 波
右冠窦	LBBB	Inf	$+$	rS	RS	V_1/V_2	非典型 LBBB V_2 导联的 R 波较宽
左冠窦	LBBB	Inf	$-/\pm$	rS	RS	V_1/V_2	非典型 LBBB V_1 导联表现为 W 型或 M 型 QRS 波 I 导联表现为 QS 波 /RS 波
乳头状肌							
前外侧	RBBB	Inf	$-$	rSR	RS	V_4/V_5	
后内侧	RBBB	Sup	$+$	rSR	RS	V_4/V_5	R 到 S 波的移行较晚
心外膜							
LVOT	LBBB	Inf	$-/\pm$	R	R	$V_2 \sim V_4$	QRS 波相较于其他心外膜 VT 较窄
Crux	LBBB	Sup	$-$	rS	R	$V_1 \sim V_3$	MDI > 0.55，顿挫的类本位曲折
AIV/GCV	LBBB	Inf	$-$	rS	R		MDI > 0.55 V_1 导联中 R 波 > 85 ms V_2 导联表现为模式中断（pattern break）伴 R 波突然消失
右室前壁	LBBB	Inf	$+$	rS	R	V_3	I 导联 Q 波 V_2 导联 QS 波

AIV，前室间静脉；AMC，主动脉瓣二尖瓣连接处；BBB，束支传导阻滞；GCV，心大静脉；L inf，向左下；Inf，向下；LBBB，左束支传导阻滞；LVOT，左心室流出道；MDI，最大偏转指数；RBBB，右束支传导阻滞；RVOT，右心室流出道；Sup，向上；VT，室性心动过速；+，正向；-，负向。

[a] 起源于下间隔或近心尖部的 VT，QRS 波电轴偏左上；

[b] 起源于右室游离壁下侧 / 下外侧，在间隔中部或以下的 VT，QRS 波电轴偏左上；

[c] 起源于三尖瓣环后间隔的 VT，QRS 波电轴偏左上

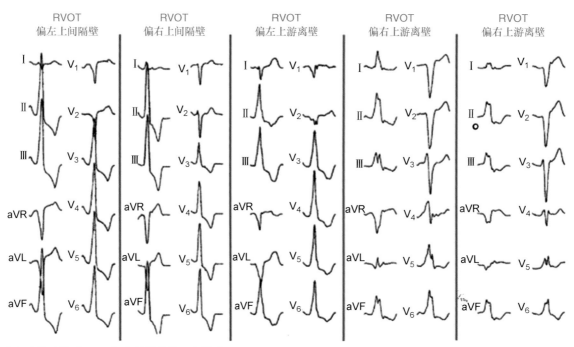

图 11.4　右心室流出道（RVOT）室性早搏的心电图（Issa ZF，Miller JM，Zipes DP，eds. Clinical Arrhythmology and Electrophysiology. Philadelphia，PA：Elsevier；2012，chapter 23，p. 568）

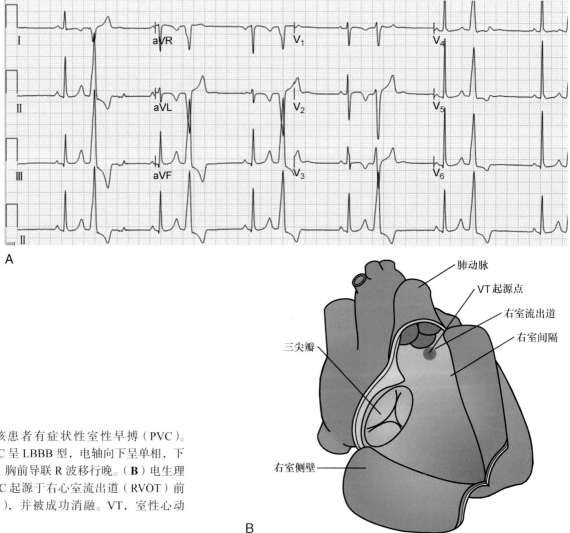

图 11.5　（A）该患者有症状性室性早搏（PVC）。心电图显示 PVC 呈 LBBB 型，电轴向下呈单相，下壁导联高 R 波，胸前导联 R 波移行晚。（B）电生理检查，标测 PVC 起源于右心室流出道（RVOT）前壁（anteroseptal），并被成功消融。VT，室性心动过速

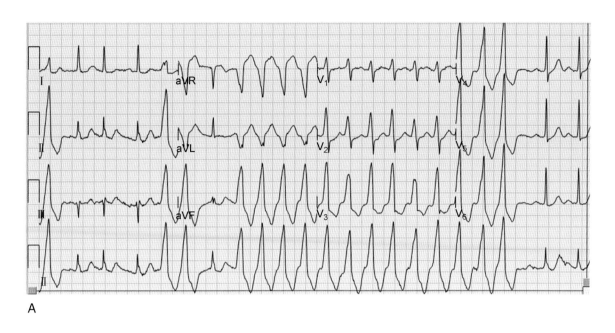

A

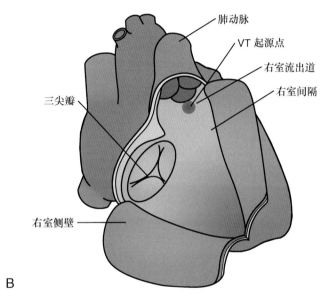

B

图 11.6 （**A**）室性早搏呈非典型 LBBB 型，电轴向下呈单相，下壁导联高 R 波，aVL 导联有 QS 波。（**B**）电生理检查，标测室性心动过速（**VT**）起源于肺动脉瓣下方的右心室流出道（RVOT）间隔壁，并被成功消融

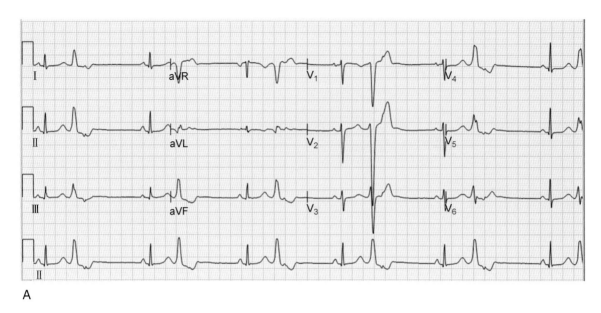

A

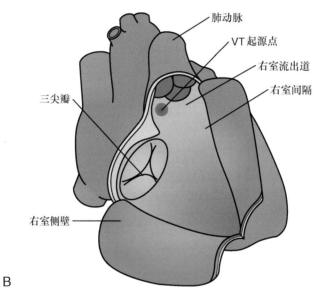

B

图 11.7　右心室流出道（RVOT）后外侧壁（posterolateral）室性心动过速（VT）。（**A**）室性早搏呈 LBBB 型，电轴向下，下壁导联表现为高大的 R 波且有切迹，aVL 导联有 qR 波。（**B**）电生理检查，标测 VT 起源于间隔 RVOT，并被成功消融

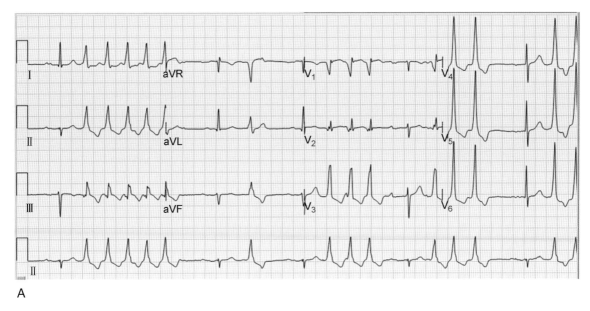

A

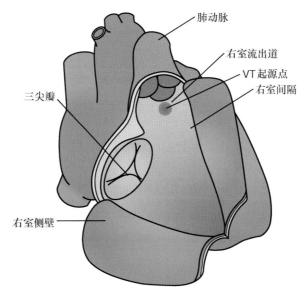

B

图 11.8　右心室流出道（RVOT）后内侧壁室性心动过速（VT）。（**A**）VT 呈 LBBB 型，电轴向下，下壁导联高 R 波且有切迹，aVR 导联有 qR 波，aVL 导联有正向 QRS 波。（**B**）电生理检查，标测 VT 起源于后内侧 RVOT，并被成功消融

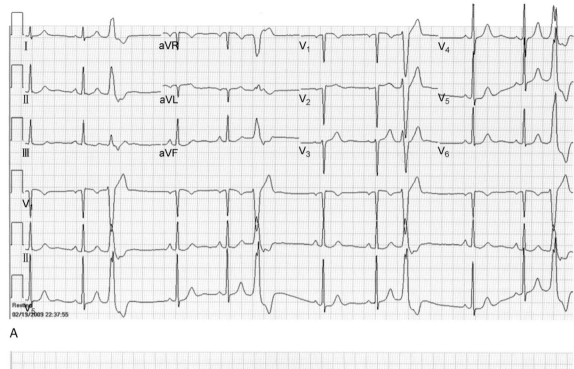

A

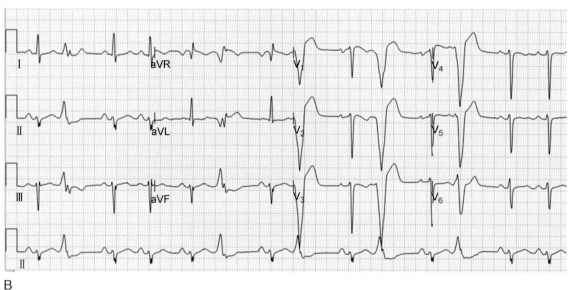

B

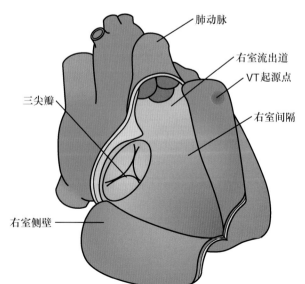

C

图 11.9 右心室流出道（RVOT）游离壁室性早搏（PVC）。PVC 呈 LBBB 型，电轴向下，在 I 和 aVL 导联有宽且有切迹 R 波（**A** 和 **B**）。下壁导联也有切迹的 QRS 波，胸前导联 R 波移行晚（仅在 B 图中）。（**C**）电生理检查，标测 PVC 起源于 RVOT 外侧（游离壁），并被成功消融。VT，室性心动过速

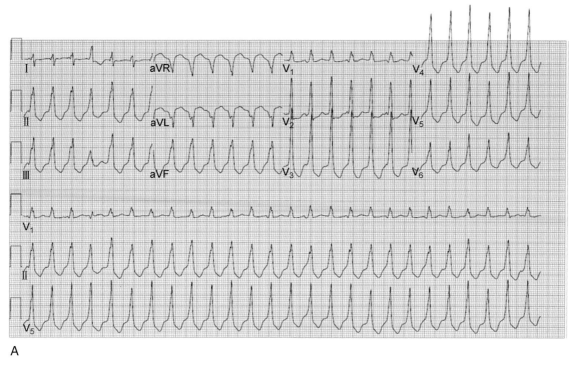

A

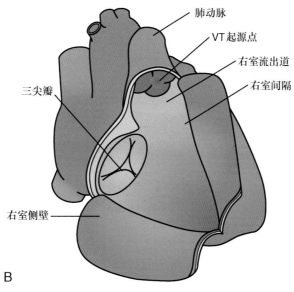

B

图 11.10 起源于肺动脉瓣上的室性心动过速（VT）。（A）VT 具有正向一致性，提示可能是瓣上起源。aVL 导联的 QS 波幅度与 aVR 导联相似，提示局灶性 VT 中线起源（midline origin）。（B）电生理检查，标测 VT 起源于肺动脉瓣上，并成功消融

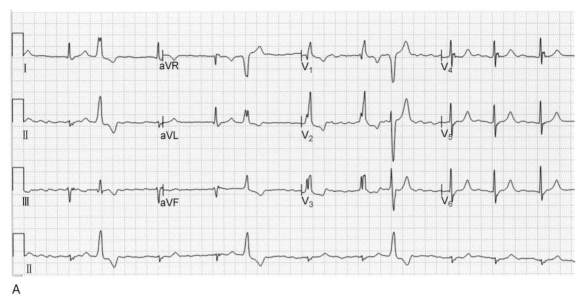

A

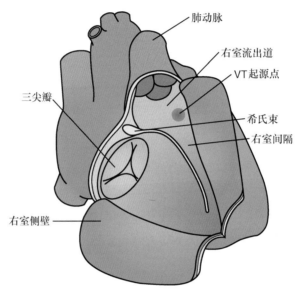

B

图 11.11　起源于靠近右心室流出道（RVOT）的室间隔的室性早搏（PVC）。（ A ）PVC 呈 LBBB 型，电轴向下，QRS 波较窄（QRS 波时限 120 ms），在 I 和 aVL 导联有切迹 R 波。下壁导联也表现为单相 QRS 波。（ B ）电生理检查，标测 PVC 起源于近 RVOT 的室间隔并被成功消融。VT，室性心动过速

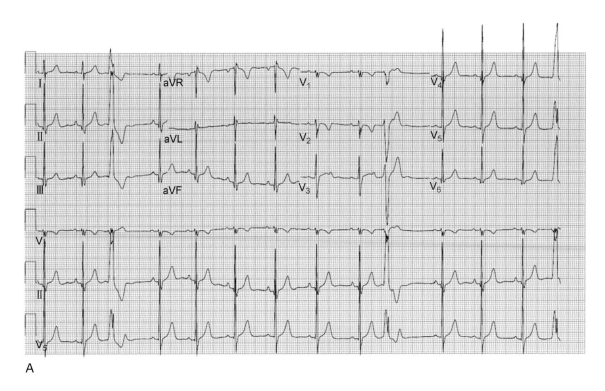

A

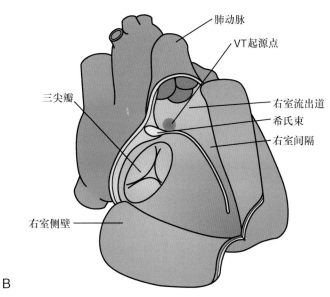

B

图 11.12　希氏束旁室性心动过速（VT）和室性早搏（PVC）。（**A**）一名 9 岁男孩的 PVC 呈 LBBB 型，电轴向下，QRS 波偏窄（QRS 波时限 120 ms），Ⅰ 导联有切迹 R 波。下壁导联也有切迹 QRS 波。（**B**）电生理检查标测 PVC 起源于希氏束近端之上的室间隔，成功消融

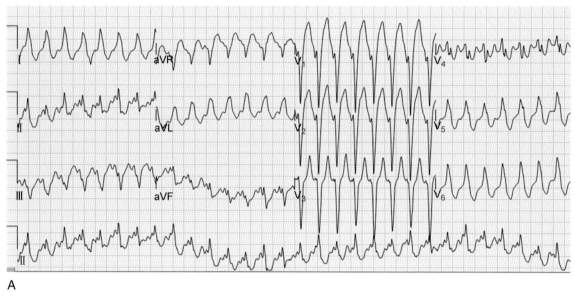

A

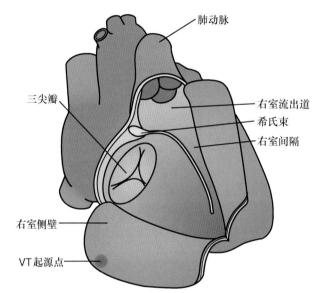

B

图 11.13 起源于右室（RV）游离壁的室性心动过速（VT）。（**A**）VT 呈 LBBB 型，电轴偏左上。QRS 波在下壁导联中延长且呈多相性，伴有胸前导联 R 波移行晚。aVR 导联 QRS 波为负向，I 和 aVL 导联为正向。（**B**）电生理检查标测 VT 起源于右室游离壁，并成功消融

三尖瓣环室性心动过速

三尖瓣环产生的 VT 在 I、aVL、V₅ 和 V₆ 导联中具有正向 QRS 波。三尖瓣环 VT 在 aVR 导联中具有 rS 波或 QS 波，类似于 RVOT VT。这些 VT 具有更大的 R 波幅度，在 I 导联的 QRS 波中没有任何负向成分（negative component），且在其他下壁导联中均无正向 QRS 波。

左侧室性心动过速

左侧特发性 VT 通常起源于 LVOT。其他左侧起源部位包括左二尖瓣环（left mitral annulus）、主动脉窦、主动脉瓣二尖瓣连接处、室间隔、乳头肌和主要位于冠状窦和心静脉区域的心外膜（图 11.14）。

左室流出道室性心动过速

LVOT 区域在解剖学上可分为前内侧间隔、前外侧游离壁、后外侧，以及主动脉瓣二尖瓣连接处；主动脉窦也是 VT 来源之一，V₅ 或 V₆ 导联中无 S 波表明 VT 来源于主动脉窦，而存在 S 波表明 VT 来源于瓣下位置。

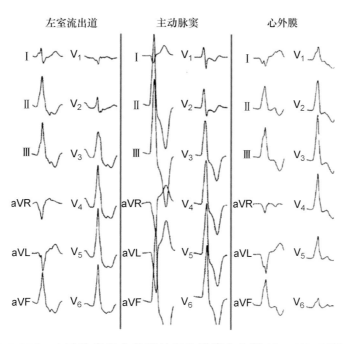

图 11.14 来自左室流出道（LVOT）、主动脉窦和心外膜的室性早搏心电图（Issa ZF，Miller JM，Zipes DP，eds. Clinical Arrhythmology and Electrophysiology. Philadelphia，PA：Elsevier；2019，Chapter 23）

1. 间隔 LVOT VT：RVOT VT 和间隔 LVOT VT 均具有 LBBB 形态。V_1 导联无 R 波或胸前导联 R 波移行晚（V_4 导联或以上）提示 VT 起源于 RVOT，而 V_1 或 V_2 导联存在 R 波和 R 波胸前导联移行出现在 V_1 或 V_2 导联则提示 VT 起源于 LVOT。此外，Ⅰ导联中的 QS 波同样提示 VT 起源于 LVOT 间隔（图 11.15）。

2. 游离壁 LVOT VT：游离壁 LVOT VT 具有 RBBB 形态，伴较早的 QRS 波移行且所有胸前导联均表现为 R 波，在 V_5 ～ V_6 导联中 S 波很小或缺失（图 11.16）。

3. 主动脉瓣二尖瓣连接处 VT：主动脉瓣二尖瓣连接处 VT 具有 RBBB 形态，在胸前导联可见宽的单相 R 波。由于左侧纤维三角区将初始电激活向左偏转，V_1 导联中存在 qR 波（图 11.17）。

二尖瓣环室性心动过速

二尖瓣环前环 VT 呈 RBBB 型且电轴下偏。前外侧二尖瓣环 VT 表现为胸前导联正向一致性，伴 V_1 导联 RBBB 型，通常在下壁导联有晚切迹（late notching）（图 11.18）。随着 VT 局灶沿二尖瓣环横向移动，Ⅰ导联和下壁导联的 R 波幅度减小，aVL 导联出现 Q 波。

起源于乳头肌的特发性室性心动过速

特发性 VT 可起源于左心室的乳头肌，很少起源于右心室。来自左心室前外侧乳头肌的 VT 呈 RBBB 型伴电轴右下偏，而来自后内侧乳头肌的 VT 呈 RBBB 型伴电轴右上偏（图 11.19 和图 11.20）。

主动脉窦室性心动过速

主动脉窦 VT 多起源于右、左冠窦（coronary cusps），呈 LBBB 形态伴电轴向下（图 11.21 至图 11.24）[6]。无冠窦（noncoronary cusp）通常没有心室肌束，很少是特发性 VT 的来源。这是因为无冠窦根部由纤维组织组成，与二尖瓣环相连。起源于主动脉窦的 VT 多具有更早的胸前导联移行（右冠窦：V_2/V_3 导联，左冠窦：V_1/V_2 导联）和 V_1 导联或 V_2 导联中较长的 R 波时限（V_1/V_2 导联，R 波时限指数 ≥ 50% 和 R/S 比值 ≥ 30%），这些特点可与高左室间隔（high left septum）起源的 VT 相鉴别。胸前导联移行较早也是主动脉窦起源的 VT 与 RVOT VT（胸前导联移行位于 V_3/V_4 导联）的不同点。左冠窦通常与 V_1 导联中的 W 形或 M 形以及 Ⅰ导联中的 QS 波或 rS 波相关，而右冠窦 VT 在 Ⅰ导联有更大的 R 波幅度，且与瓣膜相对于胸壁的解剖位置相关。

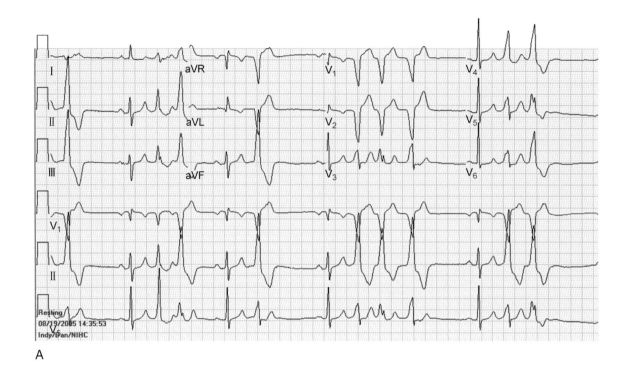

A

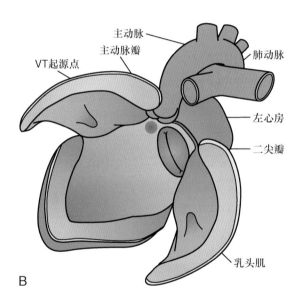

B

图 11.15　心动过速性心肌病患者的左室间隔 LVOT VT。（**A**）室速呈 LBBB 型，与大多数间隔 LVOT VT 不同，胸前导联 R 波移行位于 V_3 导联。Ⅰ 导联负向转折提示 LVOT，而不是 RVOT 起源 VT。（**B**）电生理检查中标测 VT 起源于 LVOT 附近的室间隔，并成功消融

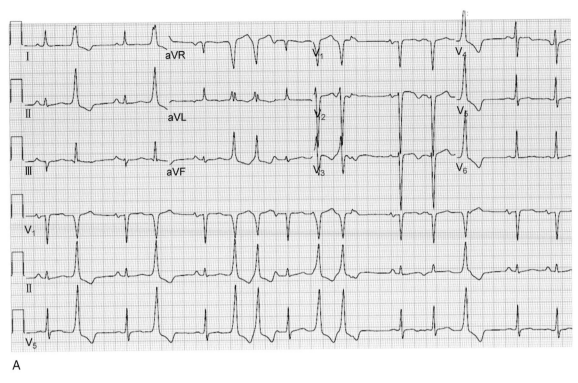

A

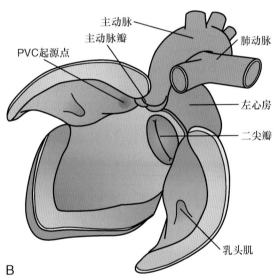

B

图 11.16　游离壁左室流出道室性早搏，呈 LBBB 型和电轴向下。（A）胸前导联 R 波移行在 V₃ 导联，R 波在 V₂ 导联递增。（B）电生理检查中标测室性早搏起源于左室流出道外侧，并成功消融

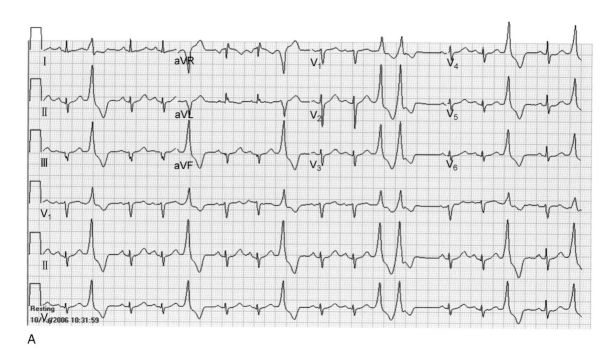

A

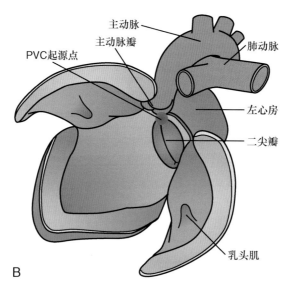

B

图 11.17 （A）室性早搏呈 RBBB 型，伴 V₁ 导联移行，V₁ ～ V₆ 导联呈单相 R 波。（B）电生理检查中标测室性早搏起源于主动脉瓣二尖瓣连接处，并成功消融

心外膜室性心动过速

　　该区域的 VT 主要来自与冠状静脉系统相关的血管周围心肌组织，特别是在心大静脉和前室间静脉的交界处，另外也包括其他心外膜部位。心外膜病灶从起源向心内膜的冲动传导相对较慢，因此具有伪 delta 波（持续时间 ≥ 34 ms），类本位曲折延长（从 QRS 波起始到 R 波峰值的时间间隔）达 85 ms 或更大，以及更宽的 QRS 波〔最短的胸前导联 RS 波（shortest precordial RS complex）≥ 121 ms〕[4]。前外侧或心尖上段 VT 在 I 导联中有 Q 波，而基底下段 VT 或近心尖部（inferoapical）VT 在下壁导联有 Q 波。

心外膜左心室流出道室性心动过速

　　心前区最大偏转指数（MDI），即任何胸前导联起始至波峰或波谷的最短时间除以 QRS 波时程，有助于识别心外膜病灶。MDI > 0.55 在区分心外膜病

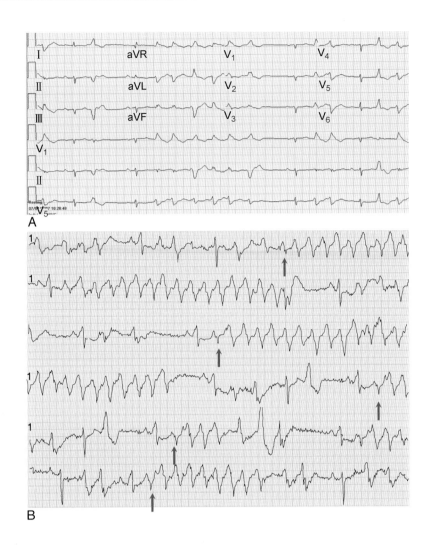

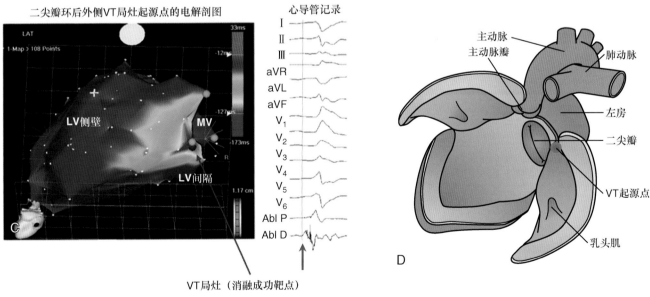

图 11.18　起源于二尖瓣环后外侧的特发性室性心动过速（VT）。（**A**）心电图来自一名病态肥胖（400 磅）患者，其心脏结构正常，出现反复晕厥。表现为频繁的以单形性为主的，伴右束支传导阻滞形态的室性早搏（PVC）和非持续性 VT。（**B**）动态心电图记录显示由单形 PVC 引发的多次快速非持续性 VT（箭头指示）。标测引发 VT 的 PVC 起源于二尖瓣环后外侧（**C** 和 **D**）。电解剖激动标测（**C**）显示来自起源点的离心激动（红色是左室的起源部位，黄色、绿色、深蓝色和紫色区域按时间顺序代表更远的部位）。心内标测显示起源点比体表 QRS 波早 30 ms（箭头）。于起源点进行导管消融消除心律失常。LV，左室；MV，二尖瓣

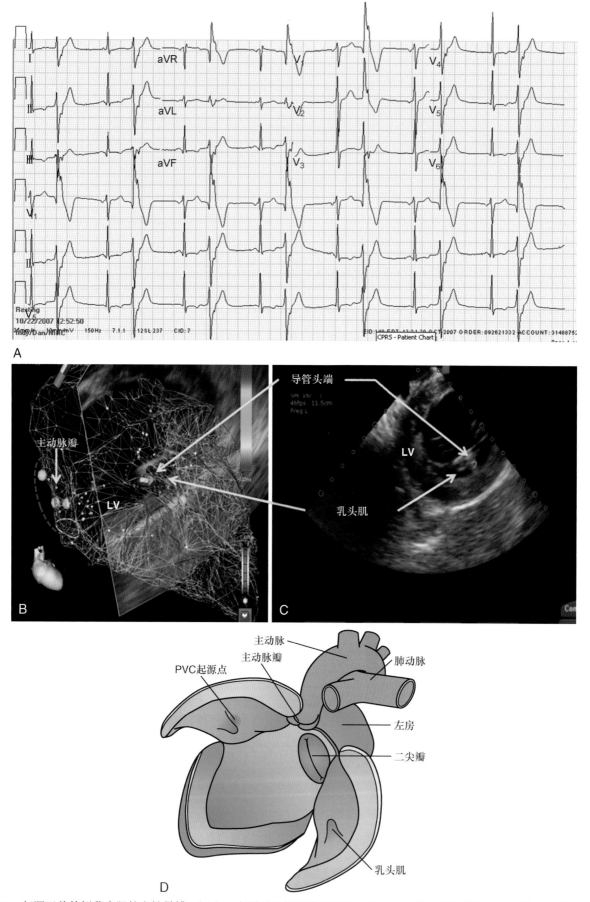

图 11.19　起源于前外侧乳头肌的室性早搏。（**A**）心电图示室性早搏（PVC）呈 RBBB 型，电轴偏右上。心腔内超声电解剖标测（**B**）显示前外侧乳头肌导管消融成功的部位（**C** 和 **D**）。LV，左室

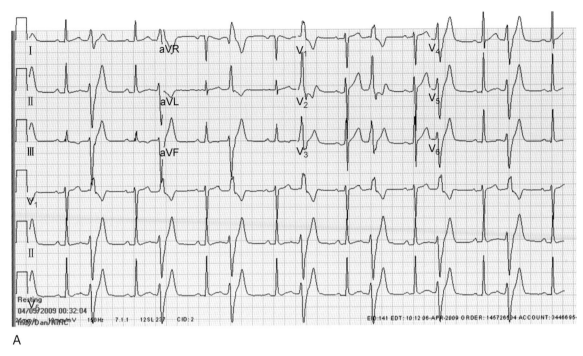

A

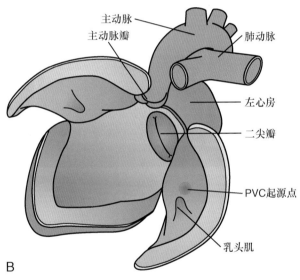

B

图 11.20　起源于后内侧乳头肌的室性早搏（PVC），呈 RBBB 型，电轴偏左上（A），标测到其起源于后内侧乳头肌（B）

灶和其他流出道起源部位方面具有高灵敏度和特异度。这些 VT 还表现为胸前导联"形态中断（pattern break）"或 R 波退行 / 进展，即在 V_2 导联中 R 波突然消失，在 V_3 ～ V_6 导联中 R 波恢复。

起源于冠状窦和心脏静脉的心外膜室性心动过速

当 VT 起源于心大静脉近端时，其形态表现为 RBBB 型。起源于心大静脉远端或冠状前静脉的 VT，相比于起源于主动脉窦的 VT，心电图表现为较宽的

LBBB 形态，V_1 导联中 R 波较宽（≥ 75 ms），无 S 波[2]（图 11.25 和图 11.26）。起源于冠状前静脉（anterior coronary vein）的室速通常具有特征性的心前区形态中断，以及在 V_2 导联 R 波突然消失，在 V_3 ～ V_6 导联又出现宽 R 波。

起源于心脏交叉点的心外膜室性心动过速

心外膜特发性 VT 起源于后降动脉相邻的锥形间隙（pyramidal space）中的心脏交叉点，除了电轴

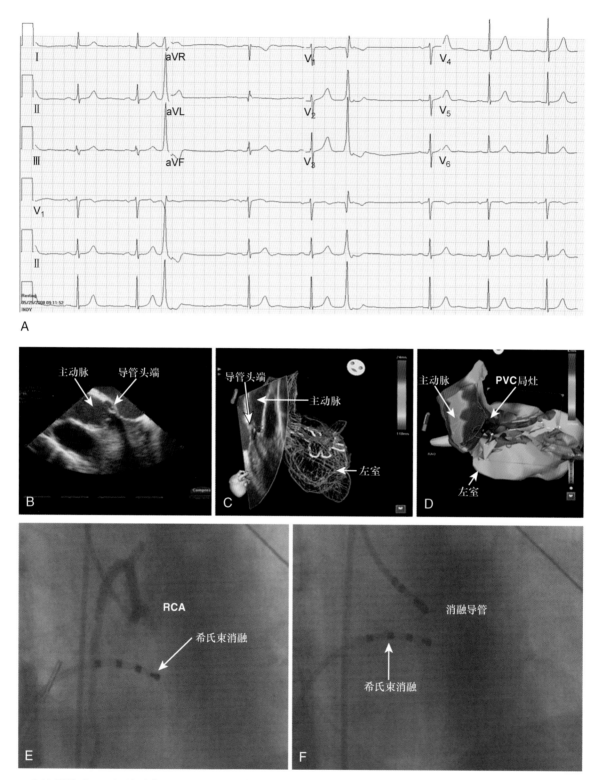

图 11.21　室性早搏（PVC）呈不典型 LBBB 型，电轴向下，伴 V_2 导联移行（**A**）。标测 PVC 起源于右冠窦。使用心腔内超声和透视引导进行的电解剖标测显示标测导管头端在右冠窦（B-D）。（**B**）心腔内超声显示标测/消融导管头端在主动脉根部。（**C**）绿色网络显示心内膜标测期间的左心室解剖结构。二维心腔内超声心动图显示主动脉根部，以及导管头端位于 PVC 起源点，并成功消融。（**D**）该图显示了主动脉根部室早的激动传导图，红色为最早激动部位，黄色、绿色和蓝色是渐次激动的部位。右冠状动脉（RCA）血管造影显示 PVC 局灶距离 RCA 起点至少 8 mm（**E** 和 **F**）

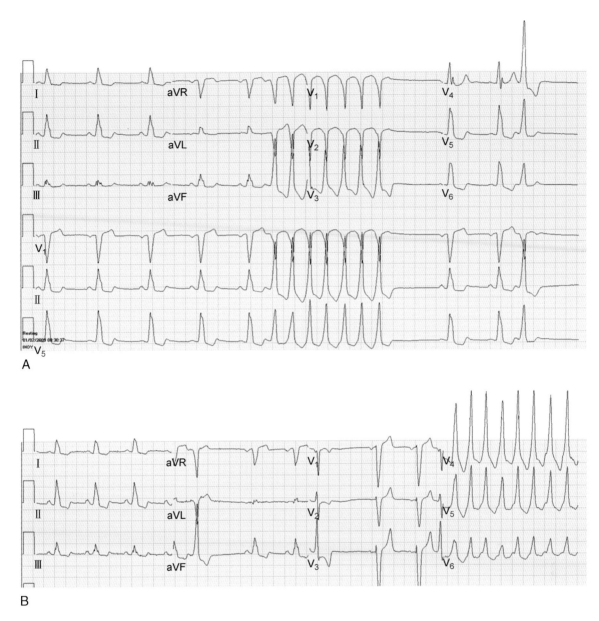

图 11.22　起源于右冠窦的室性心动过速（VT）。VT 呈 LBBB 型，电轴向下（**A** 和 **B**）。然而，与图 11.21 中右冠窦 VT 患者的心电图不同，胸前导联移行较晚（V_3 导联）。胸前导联移行类似于右室流出道（RVOT）VT。多达 1/4 的主动脉窦 VT 可能优先传导至 RVOT，心电图模式可能与 RVOT VT 相似，其中 20% 有胸前导联移行晚（V_3/V_4）。标测 VT 起源于右冠窦

向左上和 > 0.55 的最大偏转指数外，在 V_2 导联或之前有胸前导联移行。下壁导联具有负向 QS 波，伴顿挫的（slurred）类本位曲折（图 11.27）。QRS 波形态与显性后间隔旁路所表现的最大预激非常相似，这些通路在锥形间隙都具有相似的心室插入点。

右心室心外膜室性心动过速

前右心室心外膜部位起源的 VT 呈 LBBB 型，I 导联电轴向下和初始 Q 波（initial Q waves）。胸

前导联表现为 V_2 导联有 QS 波，在 V_3 导联出现胸前导联移行。

维拉帕米敏感型特发性室性心动过速

特发性心室分支型 VT 是由左心室浦肯野纤维改变的折返引起的。VT 对维拉帕米敏感，对腺苷不敏感。由于电激动通过浦肯野系统的快速传导通道激动心室，故其 QRS 波时限一般小于 140 ms，RS波持续时间为 60 ～ 80 ms；因此可能被误认为是室

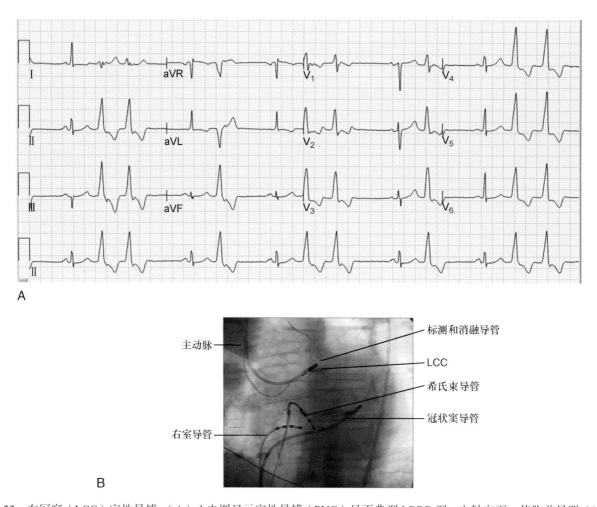

A

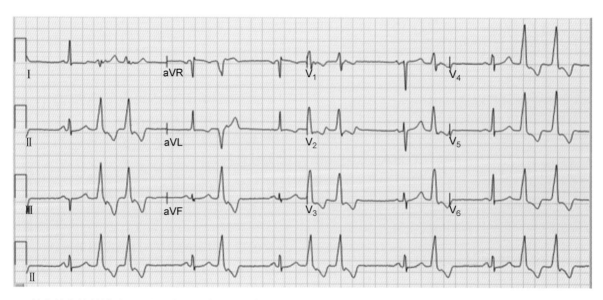

图 11.23　左冠窦（LCC）室性早搏。（A）心电图显示室性早搏（PVC）呈不典型 LBBB 型，电轴向下，伴胸前导联（V₁）R 波移行早。通常在 LCC 室性心动过速中可见 I 导联有 rS 波，V₁ 导联 "M" 波。（B）透视图像（左前斜）可见标测导管在主动脉窦内的 LCC 基底部，即 PVC 最早激动点。电生理检查标测 PVC 起源于 LCC

图 11.24　特发性室性早搏（PVC）和起源于右、左冠窦之间的成对室性早搏。心电图显示 PVC 呈非典型的 RBBB 型，伴胸前导联移行早。电生理检查中标测 PVC 起源于左冠窦

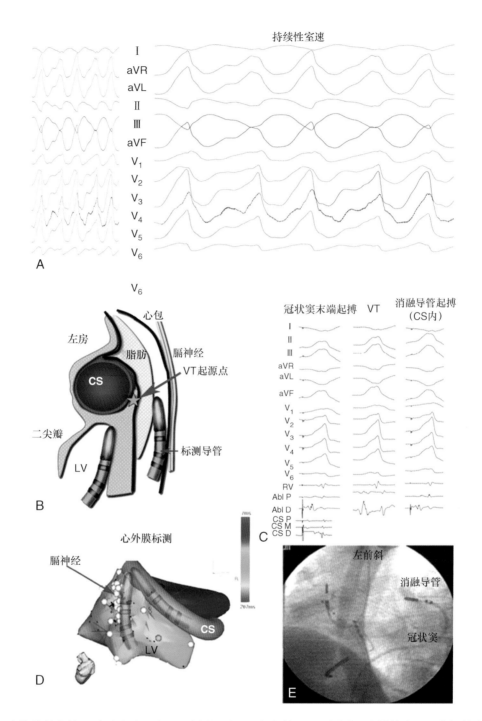

图 11.25　起源心大静脉的室性心动过速（VT）。心电图显示 VT 有宽的 RBBB 图形，电轴偏右下，伴长的类本位曲折（**A**）。VT 最初在心外膜标测到，标测导管头端位于与膈神经相邻的 VT 局灶起源点（**B**）。冠状窦（CS）起搏图形与 VT 相似。由于存在相邻的左侧膈神经（于最早激动点起搏可激动膈肌），故无法通过心外膜入路消融（**C**）。在随后的激动中，消融导管于 CS 内标测到最早心室激动并成功消融 VT，该靶点的起搏图形与 VT 相似（**D**），在左前斜（LAO）透视中也可见（**E**）。消融导管放置在邻近 VT 起源部位的冠状窦中。Abl，消融导管；D，远端；LV，左室；M，中段；P，近端；RV，右室

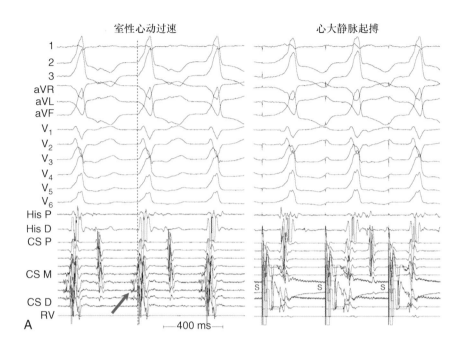

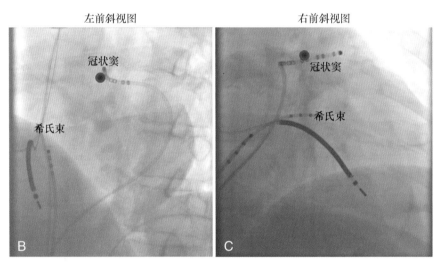

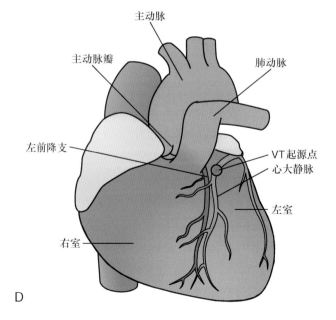

图 11.26　室性心动过速（VT）起源于靠近心前静脉基底部的心外膜。（**A**）腔内电图记录了 VT 期间位于冠状窦（CS）（远端）的最早激动点（红色箭头）。冠状窦记录来自放置于 CS 中的十极导管，其远端电极放置于心大静脉前支的基底部。相同部位起搏展示了所有导联（12/12）起搏图形中的 QRS 波。（**B** 和 **C**）透视图像也展示了 VT（红点）位于心前静脉的心外膜起源（**D**）。D，远端；His，希氏束；M，中段；P，近端；S，来自 CS 导管远端电极的刺激

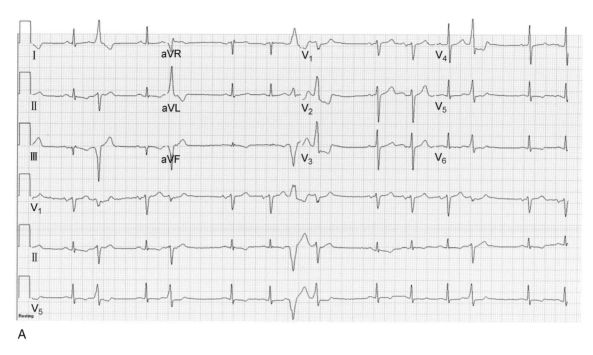

A

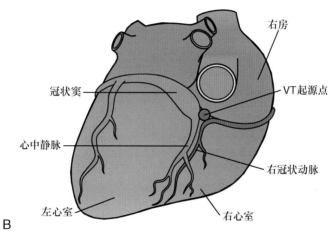

B

图 11.27　起源于心脏后十字交叉点（下后部心外膜基底面）的室性早搏。（**A**）心电图呈 LBBB 型，V₁ 导联 R 波移行，Ⅲ 和 aVF 导联呈顿挫的 QS 波。（**B**）标测室性早搏局灶起源于心脏交叉点。VT，室速

上性心动过速。VT 心率约为 150～200 次 / 分，并且经常表现出周长交替（cycle length alternans）。这种 VT 的折返环可分为三类：

1. 左后分支型室速：这是最常见的分支型室速，包括左后分支的一部分，出口位于心尖下左室间隔。呈 RBBB 型，并且 V₁ 和 V₂ 导联中的 R/S 比值小于 1。来源于更靠近心脏中部后乳头肌的 VT，电轴偏向左上，V₅ 和 V₆ 导联呈 RS 波。更靠近心尖部的 VT 会出现电轴偏向右上，在 V₅ 和 V₆ 导联产生小 r 波和深 S 波（甚至 QS 波）。在更靠近心尖部起源

VT 中（in cases with more apical exits），V₅、V₆ 导联 R 波可能会消失（图 11.28 和图 11.29）。

2. 左前分支型室速：少数室速是由累及左前分支的折返引起的。VT 呈 RBBB 型，电轴右偏。

3. 左侧高位间隔分支型室速：这是一种非常罕见的室速，累及左束支近端。值得注意的是，它的 QRS 波群较窄，电轴正常或向右偏。

起源于后内侧和前外侧乳头肌的特发性 VT 由于分别靠近左后分支和左前分支，可与分支型 VT 相似，但是仍有一些区别（表 11.2）。

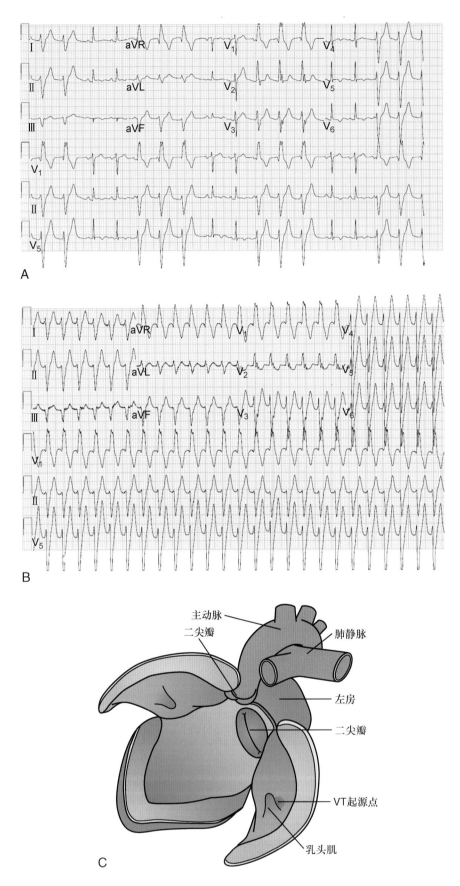

图 11.28　左心室分支型室性心动过速（VT）。（**A**）心电图显示窦性心律伴非持续性 VT（NSVT）。NSVT 连续三跳是融合波。NSVT 和持续性 VT（**B**）的 QRS 波形态（QRS 波持续时限 140 ms）呈 RBBB 型且电轴偏右上，符合从后内侧或中下左室间隔起源的 VT（**C**）

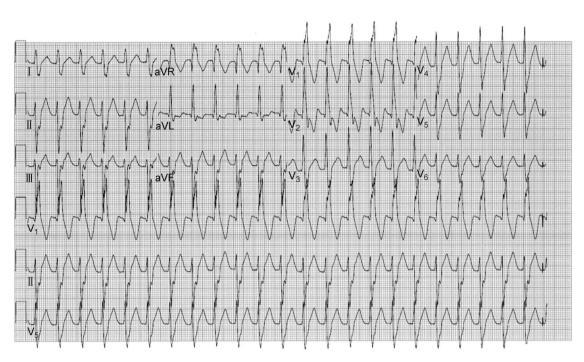

图 11.29　另一例患者的左心室分支型室性心动过速，电轴偏右上，呈 RBBB 型。标测 VT 局灶起源于左室中下间隔

表 11.2　左心室分支型室性心动过速与乳头肌室性心动过速的区别[7]

	左心室分支型 VT	乳头肌 VT
机制	折返	局灶
QRS 波时限	127 ms±11 ms	150 ms±15 ms
V₁ 导联	所有室速中均有 rsR′ 波	单相 R 波或 qR 波
Q 波	下壁导联（后段 VT） Ⅰ、aVL 导联（前段 VT）	无
腺苷敏感性	－	＋
维拉帕米敏感性	＋	＋

VT：室性心动过速

参考文献

1. Killu AM, Stevenson WG. Ventricular tachycardia in the absence of structural heart disease. *Heart.* 2019;105:645－656.
2. Noda T, Shimizu W, Taguchi A, et al. Malignant entity of idiopathic ventricular fibrillation and polymorphic ventricular tachycardia initiated by premature extrasystoles originating from the right ventricular outflow tract. *J Am Coll Cardiol.* 2005;46:1288－1294.
3. Baman TS, Ilg KJ, Gupta SK, et al. Mapping and ablation of epicardial idiopathic ventricular arrhythmias from within the coronary venous system. *Circ Arrhythm Electrophysiol.* 2010;3:274－279.
4. Della Rocca DG, Gianni C, Mohanty S, Trivedi C, Di Biase L, Natale A. Localization of ventricular arrhythmias for catheter ablation: the role of surface electrocardiogram. *Card Electrophysiol Clin.* 2018;10:333－354.
5. Valles E, Bazan V, Marchlinski FE. ECG criteria to identify epicardial ventricular tachycardia in nonischemic cardiomyopathy. *Circ Arrhythm Electrophysiol.* 2010;3:63－71.
6. Daniels DV, Lu YY, Morton JB, et al. Idiopathic epicardial left ventricular tachycardia originating remote from the sinus of Valsalva: electrophysiological characteristics, catheter ablation, and identification from the 12-lead electrocardiogram. *Circulation.* 2006;113:1659－1666.
7. Good E, Desjardins B, Jongnarangsin K, et al. Ventricular arrhythmias originating from a papillary muscle in patients without prior infarction: a comparison with fascicular arrhythmias. *Heart Rhythm.* 2008;5:1530－1537.

12

器质性心脏病中的室性心动过速

王静 译 乔宇 审校

室性心律失常包括单发室性早搏、成对室性早搏、非持续性室速、持续性室速、心室扑动和心室颤动（表12.1）。

病史、查体和基础心电图

病史（如冠状动脉疾病或心肌病、心力衰竭、心脏手术、心脏肥大的病史）和查体在有持续性室速发作史的患者中有助于确定是否存在器质性心脏病。基础心电图（ECG）能够提供有关器质性心脏病及其类型的线索，从而判断室速的潜在病因，例如在两个连续的导联中存在异常Q波、碎裂QRS波（定义为R波或者S波中存在2个及以上切迹但无束支传导阻滞）。碎裂的宽QRS波定义为QRS波持续时间 > 120 ms伴有以下表现：两个相邻导联的R波或S波有2个及以上切迹、室内传导延迟或胸前导联R波递增不良。正常心肌起源的室速起始除极通常较快，而器质性心脏病中的室速起始除极则显顿挫。起始除极较顿挫也可见于心外膜室速（伴或不伴器质性心脏病）。器质性心脏病中的室速波幅相对较低，并且通常在QRS波出现切迹。大多数室速发生于心内膜，但也可发生于心外膜（尤其是非缺血性心肌病和特发性室速）或心肌中层。机制包括折返、触发活动和自律性异常（表12.2）。

冠心病中持续性单形性室速

在急性心肌梗死期间发生室性快速性心律失常时，通常为多形性室速或室颤。单形性室速通常发生在心肌梗死后数年，主要与左室的心肌瘢痕有关（图12.1）。室速很少来自右室。当室速折返环位于左室外侧壁而非室间隔时，QRS波更宽。然而，QRS波宽度还取决于心肌瘢痕程度、心肌传导延迟以及是否使用了减慢心肌传导的抗心律失常药物。基线心电图中的Q波、束支传导阻滞类型、QRS波电轴、QS波、胸前导联QRS波同向性（所有胸前导联的QRS波完全正向或完全负向）和室速期间的QRS波宽度提供室速折返环位置的线索（表12.3）。总体而言，QRS波形态在定位心肌梗死后室速起源部位方面，相较于正常心脏患者的局灶性室速而言，其准确性要低[1]。这是由于器质性心脏病室速的主要机制是折返，室速的激动通过心肌瘢痕间的狭窄通道（峡部）缓慢通过，然后进入相对健康的心肌，使心室其余部分除极，从而产生QRS波[2]。在室速中，兴奋冲动从起源处扩布至其他心肌，产生总体向量使QRS波出现特定的形态。室速的QRS波形态取决于几个因素，包括室速起源位置、围绕它的心肌瘢痕、心脏方位（垂位心与横位心，或心脏顺钟向与逆钟向转位），以及胸部外形。然而，心电图能够将室速定位到小于15 ~ 20 cm的区域。

因此，为识别冠心病中室速起源部位而开发的算法，其预测准确度仅有70%。这些算法使用束支传导阻滞形态、QRS波极性、QRS波电轴和八种不同的心前区R波递增模式，以及与陈旧性前壁或下壁心肌梗死的关系（图12.2至图12.4）。

基础心电图

连续导联中的Q波、碎裂QRS波和持续性ST段抬高（提示室壁瘤）表明相应室壁的心肌瘢痕。这些表现提供了有关室速部位的有价值的信息（图12.5）。

束支传导阻滞样心电图

在冠心病中，具有左束支传导阻滞的室速几乎

表 12.1　室性心律失常的分类

心律失常	心电图特征	注释
室性早搏	独立于室上性冲动的自发性心室除极	通常为良性，但可能引起心动过速心肌病和心力衰竭或诱发室速 / 室颤
非持续性室性心动过速	连续 3 个及 3 个以上的心室除极，频率＞ 100 次 / 分，持续时间＜ 30 s	
持续性室性心动过速	频率＞ 100 次 / 分、持续时间＞ 30 s 的连续性室性心动过速或持续时间＜ 30 s 但伴有血流动力学障碍需要立即终止的室性心动过速	
单形性室性心动过速	QRS 波形态固定 可出现周长变异和 QRS 波电交替 在抗心律失常药物治疗的情况下，心率可＜ 100 次 / 分	左束支传导阻滞型室性心动过速在 V_1 导联的 QRS 波群主波方向向下（呈 QS、rS、qrS） 右束支传导阻滞型室性心动过速在 V_1 导联的 QRS 波群主波方向向上（呈 rs-R′、qR、R-R、R、R-S）
多形性室性心动过速	QRS 波群形态不断变化或存在多种形态（5 个以上的 QRS 波形态不固定） 频率＞ 100 次 / 分时，QRS 波群之间没有明确的等电位线，或在多个同时记录的导联中 QRS 波群形态不同	提示心室的激动顺序不断变化和（或）起源部位不止一个
尖端扭转型室性心动过速	与长 QT 间期有关的多形性室速 QRS 主波围绕等电位线发生扭转	多数药物诱发或见于先天性长 QT 综合征
双向性室性心动过速	QRS 波的额面电轴发生逐次交替	与儿茶酚胺敏感型室性心动过速或洋地黄中毒有关
心室扑动	规则、快速（频率 300 次 / 分，周长变异通常为 30 ms）的单形性室性心律失常，连续 QRS 波之间无等电位线	非常快速的室性心动过速和心室扑动之间，或快速的心室扑动和心室颤动之间的临床鉴别意义不大
心室颤动	快速（通常频率≥ 300 次 / 分）、严重不规则的室性心律失常，QRS 波在周长、形态和幅度上明显不同	

表 12.2　器质性心脏病中的室性心动过速

	瘢痕相关室性心动过速	局灶性室性心动过速	束支折返性室性心动过速	心内膜起源	心外膜起源
冠心病	+	+	+	+	+
非缺血性扩张型心肌病	+	+	+	+	+
致心律失常型右室心肌病	+				+
结节病	+				
肥大型和限制型心肌病	+				
淀粉样变性	+				
心脏瓣膜疾病	+		+		
先天性心脏病	+		+		

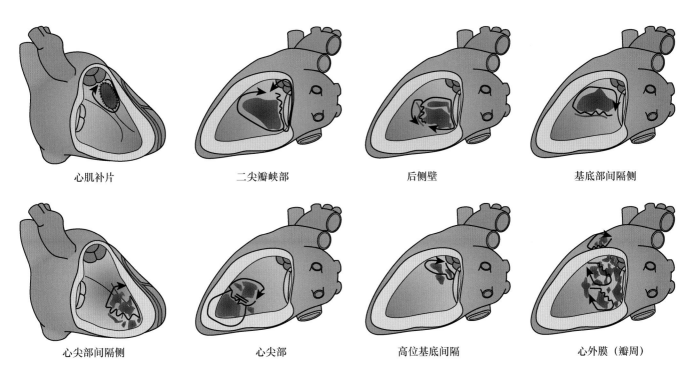

心肌补片　　　　　二尖瓣峡部　　　　　后侧壁　　　　　基底部间隔侧

心尖部间隔侧　　　　心尖部　　　　　高位基底间隔　　　　心外膜（瓣周）

图 12.1　器质性心脏病中不同类型和不同部位的室性心动过速（VT）折返环。室间隔缺损修补的患者，心肌瘢痕周围可发生 VT。同样，在心肌梗死瘢痕周围也可以出现折返性 VT，主要在左室。非缺血性心肌病患者的心外膜或心肌中的瘢痕主要位于心脏瓣膜周围。深红色表示心肌瘢痕

表 12.3　心电图形态和室性心动过速起源部位

主要心电图形态	QRS 波群电轴及形态	VT 折返环在 LV 的部位	注释
基线 ECG 呈 Q 波、碎片 QRS 波、ST 段抬高	下壁导联（Ⅱ、Ⅲ、aVF）	下壁	
	前 / 前侧壁导联（V₁～V₅）	前壁	
	侧壁导联（Ⅰ、aVL、V₆）	侧壁	
束支传导阻滞形态	左束支传导阻滞	间隔，很少在 RV	
	右束支传导阻滞	LV 任意部位	从心尖、心底或间隔到侧壁的任何部位
QRS 波电轴	电轴向右下	基底部	VT 可以起源于从间隔到侧壁的任何部位
	电轴向左下	基底部间隔侧	通常与下后壁 MI 有关
	电轴向右上	心尖	VT 可起源于从间隔到侧壁的任何部位 下壁导联呈 QS 型，V₅、V₆ 导联呈 QS 或 rS 型
心前区导联同向性	正向	基底部	VT 折返环可位于近基底部间隔侧的任何部位，在 LVOT、RVOT 或二尖瓣环周围
	负向	心尖	主要是前间隔的 MI
呈 QS 型的导联	V₂～V₄	前壁	
	V₃～V₅	心尖	
	下壁导联	下壁	
Q 波	Ⅰ、V₁、V₂、V₆ 导联呈 RBBB 形态	心尖	起源于左心室下基底部的 VT 没有 Q 波存在
	Ⅰ、V₆ 导联呈 LBBB 形态	心尖部间隔侧	

主要心电图形态	QRS 波群电轴及形态	VT 折返环在 LV 的部位	注释
R 波	Ⅰ、V₁、V₂、V₆ 导联呈 RBBB 型或 LBBB 型	后壁	
	Ⅰ 和 V₆ 导联呈 LBBB 型	下基底部	
前壁心肌梗死伴 LBBB	电轴指向左上	间隔前心尖部	
	V₁～V₆ 导联呈 QS 型（负向同向性），而 Ⅰ 和 aVL 导联呈 Q 波	前间隔	
	V₁ 导联为 R 波，而 aVL 导联为 Q 波	间隔后方（靠近中 1/3 处）	
	电轴偏向右下，VT 常起源于间隔处，偶尔远离间隔	间隔中上部或间隔心尖部	可能偶尔远离左室间隔
前壁心肌梗死伴 RBBB	电轴指向右上，V₁ 导联呈 qR 型或单相 R 波，而 V₂、V₃ 和（或）V₄ 导联呈 QS 或 QR 型	左室心尖部	
	Ⅰ、Ⅱ 和 Ⅲ 导联呈 QS 型；心前区 V₂～V₆ 导联也呈 QS 型	左室心尖部	
前壁心肌梗死伴 RBBB	电轴偏向右下，aVR 和 aVL 导联主波均为负向	左室间隔部	LBBB 或 RBBB 型且电轴明显偏向右下的 VT，通常起源于前壁室壁瘤边缘的上部
	电轴指向右上，侧壁导联（V₄～V₆）呈 QS 型	从间隔到侧壁的左室心尖部	这种形态在局灶性 VT 中不太明显
	电轴指向右上，aVR 导联的 R 波比 aVL 导联的 R 波振幅更高	左室远后侧壁	通常与较大的 LV 室壁瘤有关
前壁心肌梗死伴 RBBB 或 LBBB	电轴下偏	LV 室壁瘤的基底部（上部）	
后侧壁心肌梗死伴 RBBB	电轴指向右下，V₁～V₄ 导联呈明显的 R 波	左室侧壁或后侧壁	回旋支供应区域
下壁心肌梗死伴 RBBB	胸前导联主波均向上（V₁～V₆ 导联呈 R 波型）	左室后基底部	当 VT 起源于后基底部及更靠侧壁（或后壁）时，心前区的 R 波幅度可能会逐渐降低，因为心肌梗死可能延伸到后外侧壁
下壁心肌梗死伴 LBBB	电轴左偏	间隔下基底部	随着 VT 的起源部位从中部向侧壁（即后壁）移动，电轴更偏向右或上方
下后壁心肌梗死伴 LBBB	V₁ 导联呈 rS 型，V₆ 导联呈 R 型，电轴指向左上	二尖瓣环和下壁心肌梗死瘢痕之间的峡部	缓慢传导区的激动平行于二尖瓣环，或呈顺钟向或呈逆钟向，导致两种不同的束支传导阻滞形态
下后壁心肌梗死伴 RBBB	V₁ 导联呈 R 型，V₆ 导联呈 QS 型，电轴指向右上		
起源于主动脉瓣二尖瓣交界处的 VT	QRS 波呈 RBBB 形态，V₂～V₆ 呈 R 波，平均 QRS 波时程为 165 ms±47 ms	左冠窦与二尖瓣前叶之间的纤维区	病因中，CAD 占 48%，NICM 占 33%，心脏瓣膜疾病占 19%

续表

主要心电图形态	QRS 波群电轴及形态	VT 折返环在 LV 的部位	注释
RBBB 型的心外膜 VT	假 delta 波（最早心室激动到任一胸前导联最早的本位曲折之间的距离）≥ 34 ms	LV 心外膜的任何部位	敏感度 83%，特异度 95%
	V₂ 导联类本位曲折时间（V₂ 导联中最早的心室激动到 R 波达峰的时限）> 85 ms		敏感度 87%，特异度 90%
	最短 RS 时间（最早心室激动到任一胸前导联第一个 S 波最低点的时限）≥ 121 ms		敏感度 76%，特异度 85%
	QRS 波宽度 > 200 ms		

CAD，冠心病；LBBB，左束支传导阻滞；LV，左心室；LVOT，左室流出道；NICM，非缺血性心肌病；RBBB，右束支传导阻滞；RV，右心室；RVOT，右室流出道；VT，室性心动过速

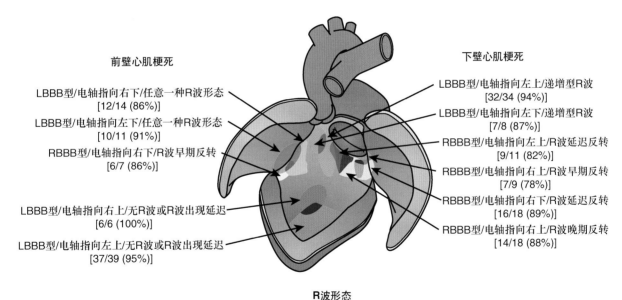

前壁心肌梗死

LBBB型/电轴指向右下/任意一种R波形态
[12/14 (86%)]

LBBB型/电轴指向左下/任意一种R波形态
[10/11 (91%)]

RBBB型/电轴指向右下/R波早期反转
[6/7 (86%)]

LBBB型/电轴指向右上/无R波或R波出现延迟
[6/6 (100%)]

LBBB型/电轴指向左上/无R波或R波出现延迟
[37/39 (95%)]

下壁心肌梗死

LBBB型/电轴指向左上/递增型R波
[32/34 (94%)]

LBBB型/电轴指向左下/递增型R波
[7/8 (87%)]

RBBB型/电轴指向左上/R波延迟反转
[9/11 (82%)]

RBBB型/电轴指向右上/R波早期反转
[7/9 (78%)]

RBBB型/电轴指向右下/R波延迟反转
[16/18 (89%)]

RBBB型/电轴指向右上/R波晚期反转
[14/18 (88%)]

R波形态

形态	V₁	V₂	V₃	V₄	V₅	V₆	形态	V₁	V₂	V₃	V₄	V₅	V₆
递增							R波为主波						
无/延迟出现							R波突然消失						
无典型QS波[a]							R波延迟反转						
典型QS波[b]							R波早期反转						

图 12.2　梗死后患者室性心动过速出口部位区域示意图。LBBB，左束支传导阻滞；RBBB，右束支传导阻滞
译者注：[a] QS 波前或波后存在 r 波，因此无典型 QS 波；[b] 典型 QS 波前后均无 r 波

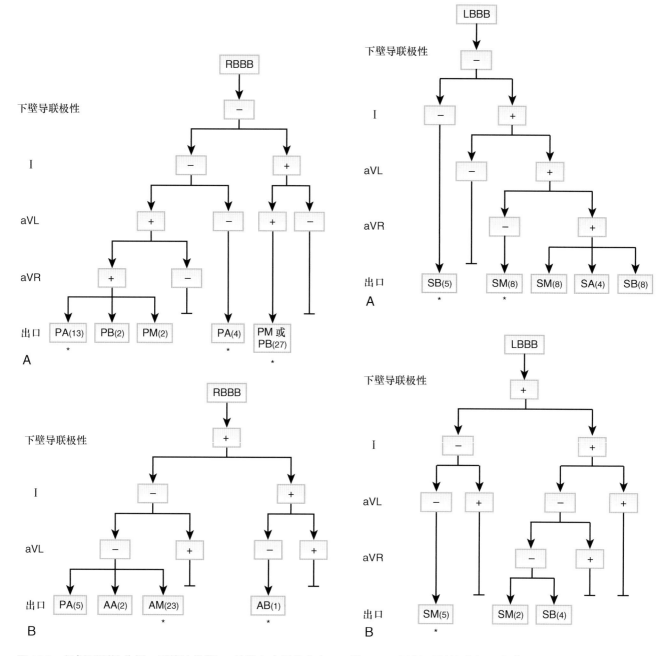

图 12.3 根据回顾性分析，用算法推算 12 导联心电图为右束支传导阻滞形态（RBBB）的室性心动过速（VT）出口部位。（A）在下壁导联中为负向的室速。（B）在下壁导联中为正向的 VT。"⊥"表示未发现有该心电图形态的室速。若出口部位的阳性预测值等于或大于 70%，用 * 标记。回顾性分析中的每种心电图形态的 VT 及其出口部位的数量标注在括号中。AA，前心尖部；AB，前基底部；AM，前壁中部；PA，后心尖部；PB，后基底部；PM，后壁中部（From Segal OR，Chow AW，Wong T，et al. A novel algorithm for determining endocardial VT exit site from 12-lead surface ECG characteristics in human，infarct-related ventricular tachycardia. J Cardiovasc Electrophysiol. 2007；18：161.）

图 12.4 根据回顾性分析，推算 12 导联心电图（ECG）形态为左束支传导阻滞的室性心动过速（VT）的心脏出口部位。（A）在下壁导联中为负向的室速。（B）在下壁导联中为正向的 VT。"⊥"表示未发现具有该心电图形态的 VT。出口部位阳性预测值≥ 70%，用 * 标记。回顾性分析中确定的每种心电图形态的 VT 和出口部位数量显示在括号中。SA，前间隔；SB，间隔基底部；SM，间隔中部（From Segal OR，Chow AW，Wong T，et al. A novel algorithm for determining endocardial VT exit site from 12-lead surface ECG characteristics in human，infarct-related ventricular tachycardia. J Cardiovasc Electrophysiol. 2007；18：161.）

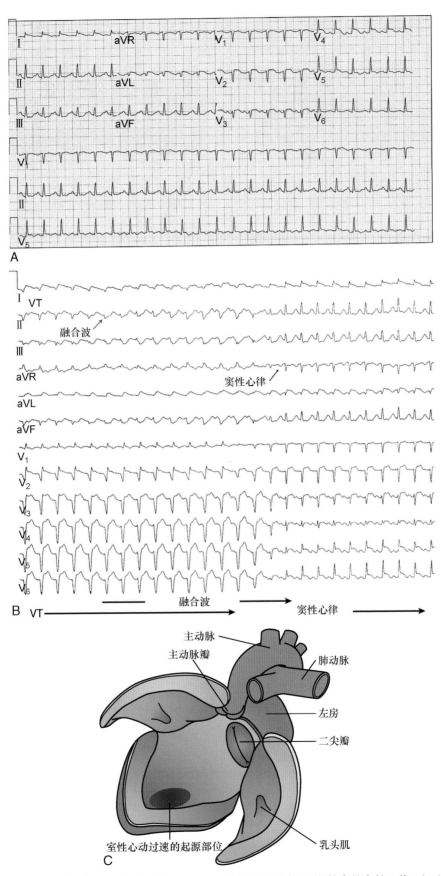

图 12.5　急性前侧壁心肌梗死时的室性心动过速（VT）。（**A**）前侧壁导联为 ST 段抬高的窦性心律。（**B**）VT 伴随右束支传导阻滞，电轴指向右上，QRS 波 QS 型，提示起源部位在心尖下区，可自发终止。第 6 次心搏开始出现融合波，其后是窦性心动过速。融合波的起始（QRS 波有细微的变化，例如在 II 导联起始的 r 波在 VT 发生时是不存在的）用红色箭头标记，纯窦性波形的起始用蓝色箭头标记。（**C**）标测提示 VT 折返环在左室低位心尖部

总是起源于或靠近左室间隔，很少起源于右室。因此，心电图对左束支传导阻滞型室速具有较高的预测精度。右束支传导阻滞的室速几乎总是出现在左室，室速的折返环可以出现在从左室间隔到侧壁、从心尖到基底的任何部位。下壁心肌梗死相关的右束支传导阻滞型室速往往集中在左室后下的一个小区域内，而与此相反，前壁心肌梗死相关的室速则可以出现在较广泛的区域，因为心肌瘢痕面积相对较大（前外侧）。具有右束支传导阻滞型室速的心电图不具有良好的预测准确性。

QRS 波电轴

QRS 波电轴主要取决于室速折返的出口位置。此外它还取决于兴奋所经过心肌瘢痕的范围和部位（当冲动离开受保护的慢传导通道出口后）。因此在前壁大片瘢痕（左束支传导阻滞或右束支传导阻滞型，电轴偏向右上或左上）的患者中电轴可能会产生误导。

QRS 波同向性

胸前导联正向同向性（即所有 QRS 波群直立）提示室速源自左室基底（室间隔基底部、二尖瓣环、主动脉瓣环）或右室流出道区域，而负向同向性（所有 QRS 波在胸前导联均为倒置）则提示室速折返环位于左室心尖部或附近。

室速中的 QS 型 QRS 波（QS 波）

心电图任何导联中 QS 波的存在即表示激动传导远离该导联所指向的正方向。因此，下壁导联中的 QS 波表明激动起源于下壁并向远离下壁的方向传导，而胸前导联中的 QS 波表明激动起源于前壁并向远离前壁的方向传导；$V_2 \sim V_4$ 导联中的 QS 波提示前壁起源，$V_3 \sim V_5$ 导联中的 QS 波提示心尖起源，$V_5 \sim V_6$ 导联中的 QS 波提示侧壁起源。I、V_1、V_2 和 V_6 导联中存在 Q 波，可见于起源于心尖部附近的右束支传导阻滞型室速，但起源于左室下基底部的室速则无此特点。在 I、V_1、V_2 和 V_6 导联中的 R 波对于后侧壁起源且伴左束支传导阻滞或右束支传导阻滞型室速具有特异性。此外，在 I 和 V_6 导联中

存在 Q 波的左束支传导阻滞型室速多起源于心尖间隔侧，而在 I 和 V_6 导联中存在 R 波则多见于下基底间隔起源者。图 12.6 至图 12.28 所示为导管消融期间标测到不同形态的心内膜和心外膜折返性室速。

冠心病中的局灶性单形性室速

在冠心病患者中，高达 9% 的单形性室速为局灶机制（自动、触发或微折返）。尽管不是绝对的，但以下特征有助于区分冠心病患者的局灶性室速和大折返性室速[3]：

1. 自发性短阵室速，相较于持续性室速更符合局灶机制（图 12.29 和图 12.30）。

2. 冠心病中的局灶性室速对腺苷不敏感，除非特发性室速与冠心病共存。冠心病患者合并局灶性室速中，仅有 1/9 对腺苷敏感，这表明存在特定的机制。

3. 诱发或维持室速需要异丙肾上腺素则更符合局灶机制，很少见于心室大折返。局灶性室速起源于相对健康的心肌或瘢痕边界区。相反，大折返性室速在心肌瘢痕区域或其边界区域具有关键峡部。

4. 局灶性室速主要起源于左室基底部或中部（距离瓣环 3 cm 以内）[3]。

冠心病中的多形性室速和室颤

频发多形性室速或室颤多见于急性心肌梗死或心肌梗死后期的慢性冠心病患者。大多数情况下，心电图对心律失常起源的诊断通常帮助不大。然而，在少数情况下，单个单形性室性早搏会触发多形性室速或室颤，对于该部分病例，室性早搏的标测和导管消融可以消除心律失常（图 12.31）。因此，心电监护和 12 导联心电图上的单形性室性早搏（室早）也需要引起重视。

束支折返性室速

束支折返性室性心动过速（BBR-VT）见于患有希-浦系统基础疾病且通常心脏扩大的患者，约占所有程序刺激诱发的持续性单形性室速的 6%。在非缺血性心脏病患者和既往接受过瓣膜手术的患者中，大约 1/3 可诱发的持续性室速是束支折返性室速[4]。通常情况下，希-浦系统的传导较快而不应期较长，

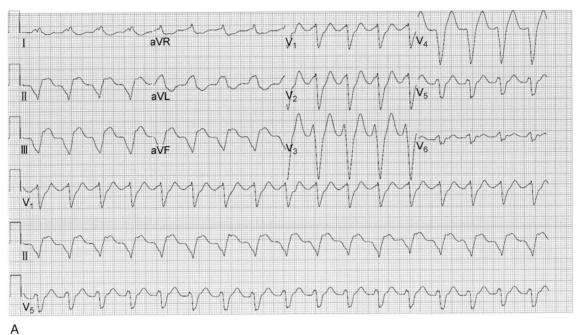

A

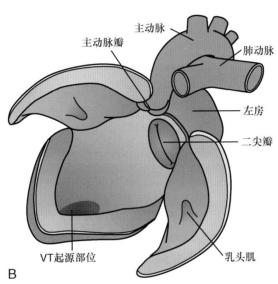

B

图 12.6 室性心动过速（VT）伴左束支传导阻滞形态且电轴指向左上。（**A**）胸前导联没有明显的 R 波，提示 VT 起源于靠近室间隔的左室心尖部。极少数情况下，类似形态的 VT 可起源于靠近室间隔的右室心尖部。（**B**）标测 VT 折返环在左室的下心尖部

其独特的电生理特性通常会阻止持续性折返的发生。然而，在疾病或药物使希-浦系统发生传导延迟的情况下，则有利于束支内的持续性折返。目前报道的束支折返性室速包括三种类型（表 12.4）。A 型（图 12.32）和 C 型分别是逆钟向和顺钟向的经典束支折返性室速。B 型是发生于左束支的分支间折返。当房性或室性早搏在正常束支内传导，产生与窦性心律相同的 QRS 波，然后逆向激动阻滞侧的分支可诱

发和维持分支折返性室速。

这些患者的静息心电图通常表现为不同程度的传导异常，表现为 P-R 间期延长、非特异性室内传导延迟、不完全或完全性束支传导阻滞，偶有完全性房室传导阻滞。这些室速常表现为频率较快的典型的束支传导阻滞样 QRS 波，分支折返（B 型）室速最常见于前壁梗死伴有左前或左后分支阻滞的患者。

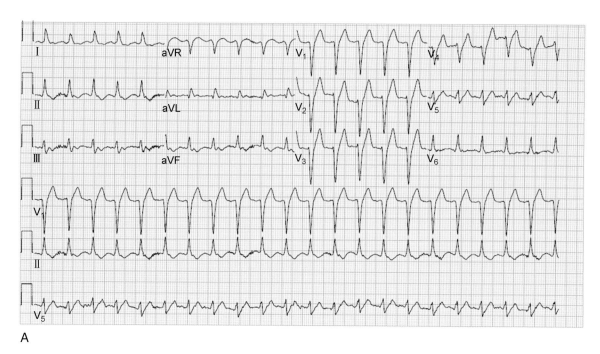

A

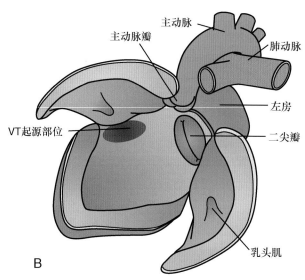

B

图 12.7　室性心动过速（VT）伴较窄的 QRS 波（起源于室间隔）。（**A**）因为起源于室间隔，可以同时激动左右心室，因此 VT 波形相对较窄。胸前导联 R 波移行晚，提示 VT 起源于前间隔（下壁导联 QRS 波主波向上）。（**B**）标测 VT 折返环位于左心室前中间隔部，靠近心尖

非缺血性心肌病中的室速

非缺血性心肌病患者可发生所有类型的室性快速性心律失常。频发室早、成对室早、非持续性室速可导致可逆性心动过速性心肌病，临床上很难与非缺血性心肌病相鉴别。抑制或根治心律失常可使左室功能得到改善。对于病因不明的非缺血性心肌病患者，室早负荷大于 20% ～ 25%，在考虑埋藏式心脏复律除颤器（植入用于猝死的一级预防）之前，应对室早进行导管消融。非缺血性心肌病中大部分（90%）室速起源于主动脉瓣和二尖瓣瓣上、瓣周的瘢痕组织或是主动脉瓣二尖瓣移行区（图 12.33 至图 12.36；另见表 12.3）。

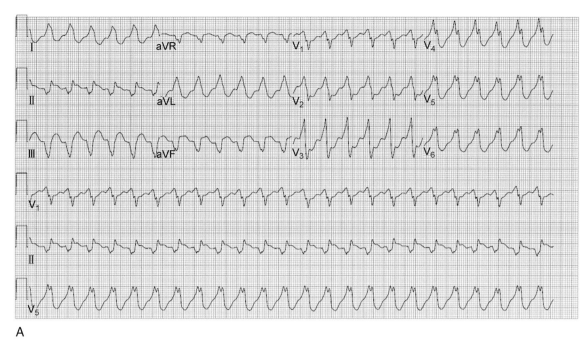

A

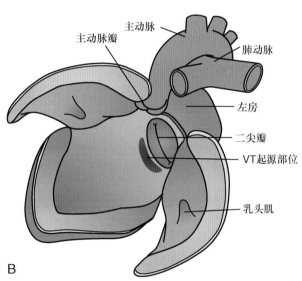

B

图 12.8 室性心动过速（VT）伴左束支传导阻滞且电轴偏向左上。（**A**）VT 在胸前导联表现为正向同向性，提示起源于间隔基底部。下后壁心肌梗死伴室间隔下部或二尖瓣环间隔侧起源的 VT 也可表现为类似的 QRS 波形态。（**B**）标测提示 VT 起源部位在二尖瓣环间隔侧

非缺血性心肌病中的心外膜室速

近 1/3 的非缺血性心肌病室速和 70% 的南美锥虫心肌病室速的折返环位于心外膜或心外膜下，需进行心外膜消融。Vallès 等通过对 14 名非缺血性室速患者进行心内膜和心外膜起搏标测，重新修订了之前的心外膜室速标准（Ⅰ 导联 Q 波、下壁导联无Q 波和以下的间期条件：假性 delta 波 ≥ 34 ms，类本位曲折时间 ≥ 85 ms，最短 RS 间期 ≥ 121 ms，最大偏转指数 ≥ 0.55）[5]。他们提出了一种四步法，用于在非缺血性心肌病中鉴别起源于心外膜室速与起源于心室基底上部和左室侧壁的室速（图 12.37 至图 12.40）。

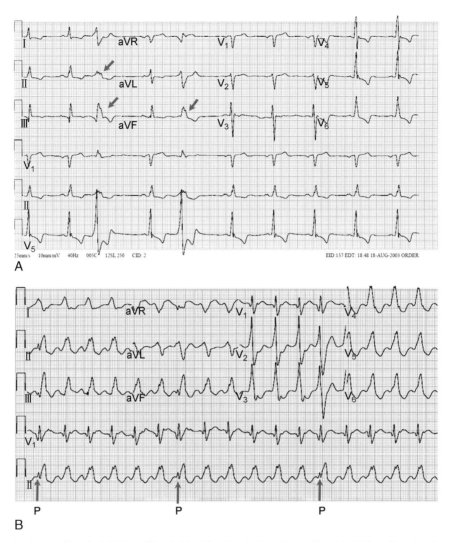

A

B

图 12.9　室性心动过速（VT）伴左束支传导阻滞且电轴下偏。（**A**）陈旧性心肌梗死患者的基线心电图：窦性心律，Ⅱ、aVF 和 V₃～V₄ 导联的室早可见碎裂 QRS 波（箭头所指），提示下壁和前壁存在心肌瘢痕。（**B**）胸前导联为正向同向性伴 QRS 波 电轴下偏，提示 VT 起源于左室前基底部。红色箭头所指为 3 个室性融合波。标测提示 VT 起源于左室前基底部，距离间隔约 1 cm

在致心律失常型右室发育不良 / 心肌病（ARVC）中的室速

　　致心律失常型右室发育不良 / 心肌病（ARVD/C）是一种遗传性心肌病，其特征是右室心肌进行性被纤维脂肪替代。这种疾病通常涉及右室，但左室和间隔也可能受累。心肌被纤维脂肪替代会产生"孤岛样"瘢痕区域，从而导致折返性左束支传导阻滞型室速。大约 40%～50% 的 ARVD/C 患者在就诊时心电图正常[6]。然而，当疾病进展 6 年后，几乎所有患者的基线心电图都会出现与右室除极和复极异常相关的一种或多种表现（表 12.5）[6]。诊断 ARVD/C 有几个主要和次要标准。V₁、V₂ 或 V₃ 导联的 epsilon 波和 QRS 波时程大于 110 ms 是主要标准，而 T 波倒置（V₂～V₃ 导联，年龄＞12 岁，且无右束支传导阻滞的情况下）是次要标准。epsilon 波是小幅度的"迟激"电位，出现在 QRS 波群结束后的 ST 段，见于 33% 的患者（图 12.41）。终末除极持续时间在 V₁～V₃ 导联中最明显，从 S 波的波谷到所有除极的结束，因此不仅包括 S 波上升支，还包括晚期碎裂电位和 epsilon 波（图 12.41）。它代表了由于心肌瘢痕和脂肪替代导致的右室延迟激动。图 12.41 所示为 V₂ 导联不完全性右束支传导阻滞伴 T 波倒置。然而，将走纸速度增加到 500 mm/s，幅度增加到 0.05 mV/mm，可以清楚地发现 V₁ 和 V₂ 导联中的 epsilon 波（箭头）以及 V₁ 导联中的碎裂 QRS 波。

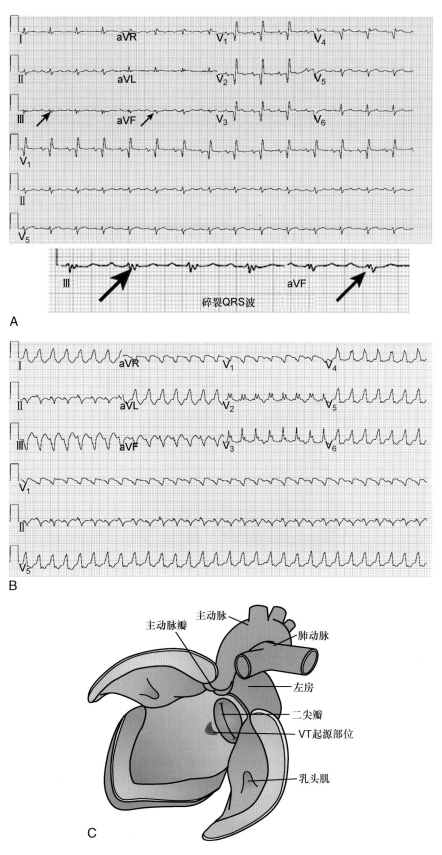

图 12.10　起源于二尖瓣峡部的室性心动过速（VT）。（**A**）基线心电图示 $V_1 \sim V_4$ 导联出现 Q 波，提示前间壁心肌梗死；下壁导联中出现碎裂 QRS 波（箭头所指；下图为放大图），提示陈旧性下壁心肌梗死。（**B**）同一患者的室性心动过速伴左束支传导阻滞且电轴偏向左上。（**C**）标测提示 VT 折返环在左心室后下方瘢痕和二尖瓣环（二尖瓣峡部）之间。在二尖瓣低位和瘢痕之间消融可成功消除 VT

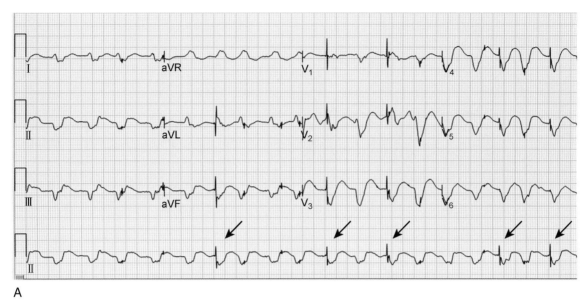

A

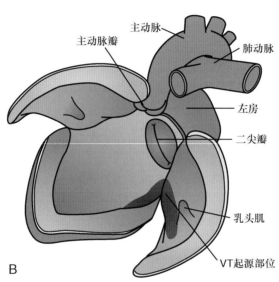

B

图 12.11 （A）室性心动过速（VT）伴左束支传导阻滞——类似于左室心尖近间隔侧起源的 VT（电轴右偏）。（B）下壁导联中的 QS 波提示 VT 起源于心尖间隔侧下部。标测提示 VT 在心尖间隔侧下部。由于埋藏式心脏复律除颤器感知不良，可见 5 跳起搏信号（箭头所指）

终末除极持续时间 ≥ 55 ms、具有左束支传导阻滞形态和电轴向上的室速以及多种室速形态都对 ARVD/C 具有高度特异性（图 12.42 至图 12.44）。此外，信号平均心电图记录的晚电位是除极异常的表现，属于次要标准。

先天性心脏病术后晚发室性心动过速

室速占先天性心脏病患者中宽 QRS 波心动过速中的 38%。室上性心动过速（包括房扑、房速、房室折返性心动过速、房室结折返性心动过速）和晚发的室速主要发生在法洛四联症和室间隔缺损修补术后的患者中（图 12.45；另请参见图 12.1）。持续性室速的独立预测因素包括 QRS 波 ≥ 180 ms、术后 QRS 波增宽、QRS 波离散度增加（定义为 12 导联内最长和最短 QRS 波时程之间的差值）、Q-T 间期离散度增加（QT 间期离散度简单定义为 12 导联心电图中最长和最短 QT 间期之间的差值）、Holter 监测中频发室性早搏、完全性心脏传导阻滞、手术时年龄较大（＞ 10 岁）、右室流出道（RVOT）补片、

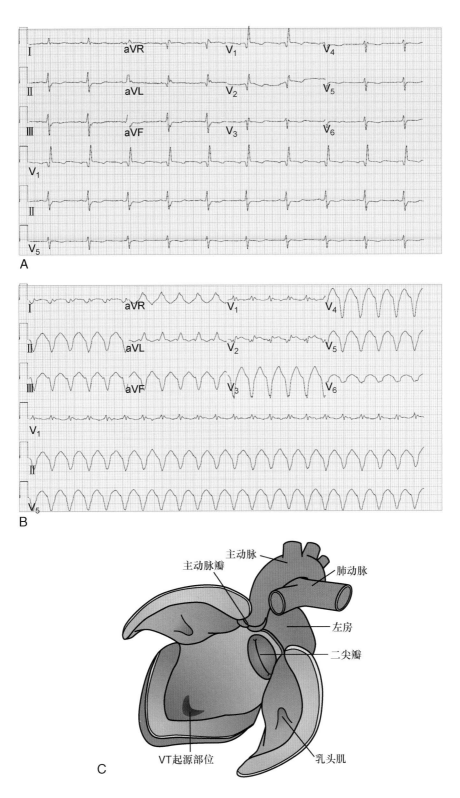

图 12.12　室性心动过速（VT）伴右束支传导阻滞形态且电轴上偏。（**A**）陈旧性前壁心肌梗死患者心电图：窦性心律，V_1、V_2 导联可见 Q 波。（**B**）VT 伴右束支传导阻滞，在下壁导联和胸前 $V_2 \sim V_6$ 导联中表现为 QS 波形。（**C**）标测 VT 起源于间隔下部靠近左室心尖部

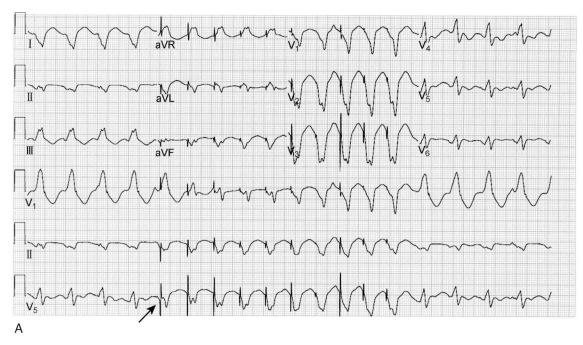

A

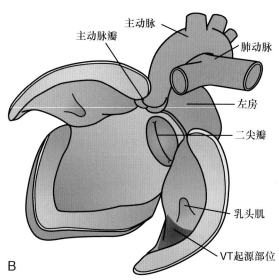

B

图 12.13　室性心动过速（VT）伴右束支传导阻滞且电轴指向左上。（**A**）QRS 波形态在 V₁ 导联以 R 波为主，胸前 V₄ ～ V₆ 导联 R 波振幅逐渐减低，Ⅰ、Ⅱ 导联主波向下，提示 VT 起源于左室下外侧壁靠近基底部。起搏信号后可见 QRS 波形态改变（左束支传导阻滞形态，箭头所指），这是由埋藏式心脏复律除颤器抗心动过速起搏夺获心室所致。抗心动过速起搏未能终止 VT。（**B**）VT 起源于心尖外侧部

右室收缩压升高、RVOT 动脉瘤以及肺动脉和三尖瓣反流。源自 RVOT 的室速与右室切口或 RVOT 重建相关，源自右室流入道间隔的室速与室间隔缺损的修补相关。室速最常见为单形性和大折返性，顺钟向或逆钟向围绕心肌瘢痕或手术补片折返决定了心电图的室速形态。最常见的是，在围绕瘢痕顺钟向旋转时可以看到左束支传导阻滞或右束支传导阻滞和电轴指向右下的形态。不太常见的是，可以发生左束支传导阻滞和电轴指向左侧的形态。室速和室颤也可发生在与严重左室功能不全相关的各种其他心脏异常中，或由 Ebstein 畸形中的多旁路引起。

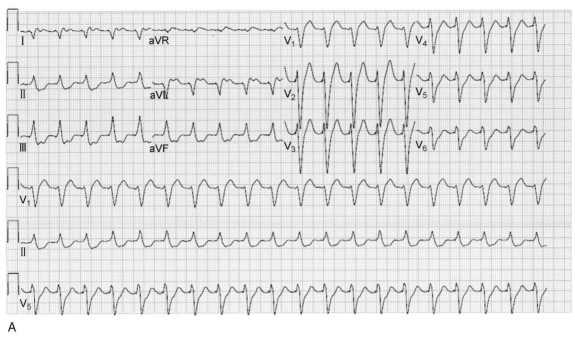

A

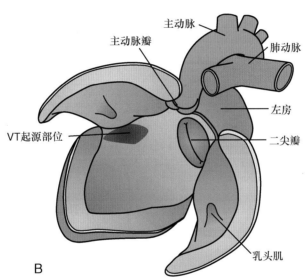

B

图 12.14 起源于前中间隔的室性心动过速（VT）伴左束支传导阻滞形态且电轴指向右下。（A）VT 电轴下偏，在 aVR 和 aVL 导联为负向，QRS 波形相对较窄，提示起源于间隔部。胸前导联 R 波振幅相对较低，提示 VT 起源更靠近心尖部。（B）标测提示 VT 在心尖前间隔部

左心室辅助装置患者中的室性心动过速

左心室辅助装置（LVAD）患者的室性心律失常并不少见，原因是存在严重的器质性心脏病。植入 LVAD 后可能新发单形性室速；约 60% 的患者在植入 LVAD 后出现单形性室速。这些室速中绝大多数的出口都位于左室心尖处插管位置的附近[7]（图 12.46）。

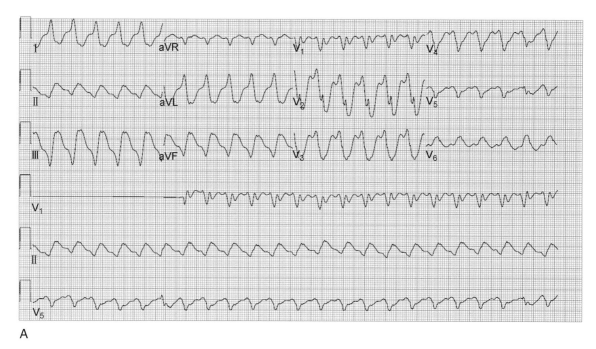

A

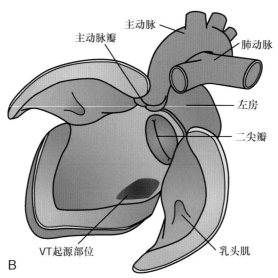

B

图 12.15 室性心动过速（VT）伴左束支传导阻滞形态，电轴指向左上。（A）心电图示 V_4 ～ V_5 导联出现 R 波反转、下壁导联呈 QS 型。（B）VT 起源于左室中下间隔

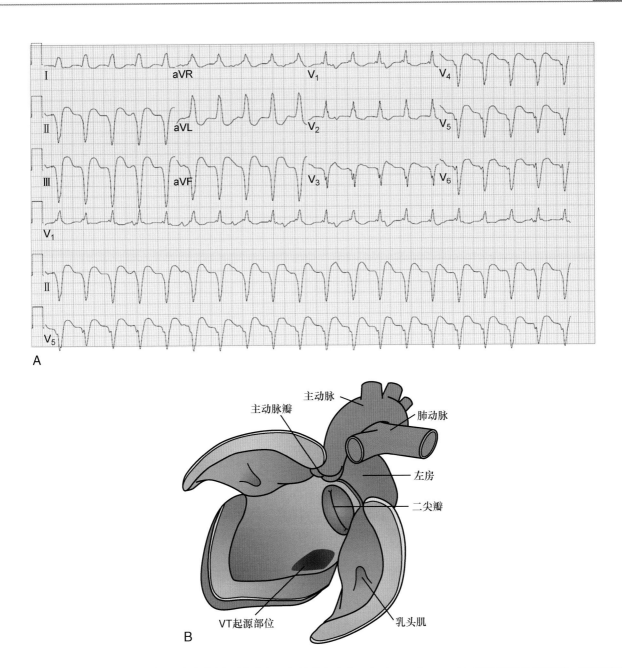

图 12.16　室性心动过速（VT）伴右束支传导阻滞形态，电轴指向左上。（**A**）VT 在 V₄ ～ V₅ 导联出现 R 波反转，下壁导联呈
QS 型。这种右束支传导阻滞型 VT 起源于左室中下间隔部（**B**）与图 12.15 中左束支传导阻滞型 VT 起源部位相同

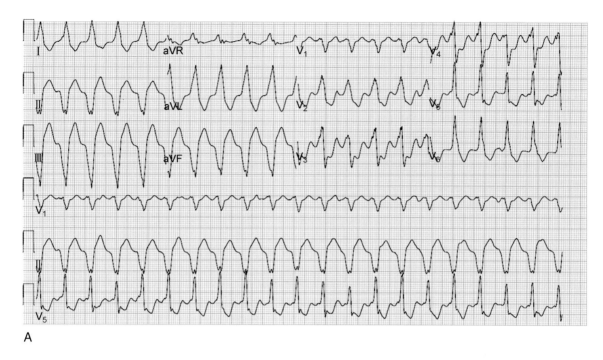

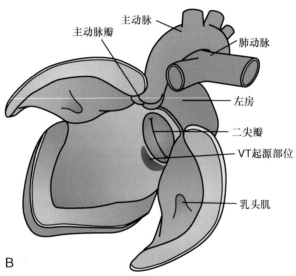

图 12.17　下后壁心肌梗死患者的室性心动过速（VT）伴左束支传导阻滞形态，电轴指向左上。（**A**）心电图示 QRS 波移行较早，提示 VT 起源于基底部，电轴指向左上提示 VT 起源于左室后下方。（**B**）标测 VT 起源于左室后壁，VT 峡部位于心肌瘢痕和二尖瓣环 6 点之间

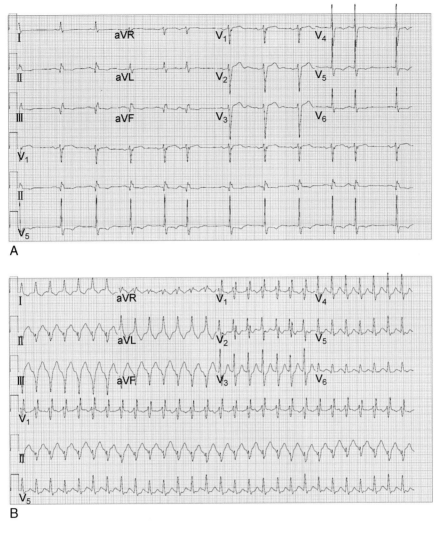

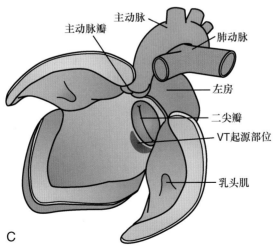

图 12.18　下壁心肌梗死患者的室性心动过速（VT）伴右束支传导阻滞形态，电轴指向左上。（**A**）基线心电图：由于陈旧性下壁心肌梗死导致下壁导联出现 Q 波。（**B**）QRS 波的正向同向性提示 VT 起源于基底部，电轴指向左上提示 VT 折返环位于左室后下方。（**C**）VT 位于左室下方，心肌瘢痕和二尖瓣环 6 点之间的峡部。图 12.17 患者的 VT 起源于同一部位，但表现为左束支传导阻滞形态伴电轴上偏

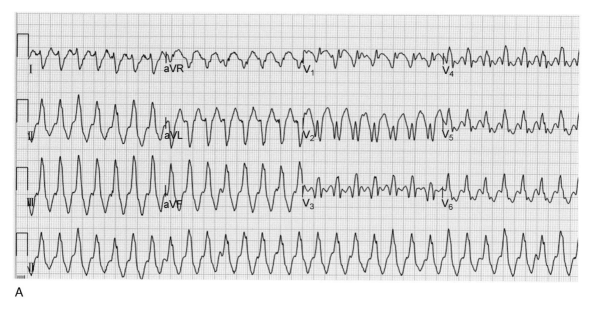

A

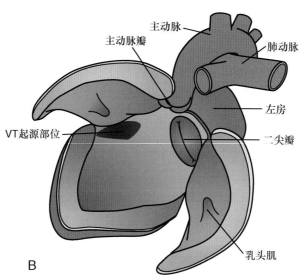

B

图 **12.19** 室性心动过速（VT）伴左束支传导阻滞形态，电轴指向右下。（**A**）R 波从 V_3 导联开始移行，下壁导联 QRS 波呈正向同向性，提示 VT 起源于左室中前部。aVR 和 aVL 导联中负向 QRS 波提示 VT 起源于间隔部。（**B**）VT 起源于前间隔

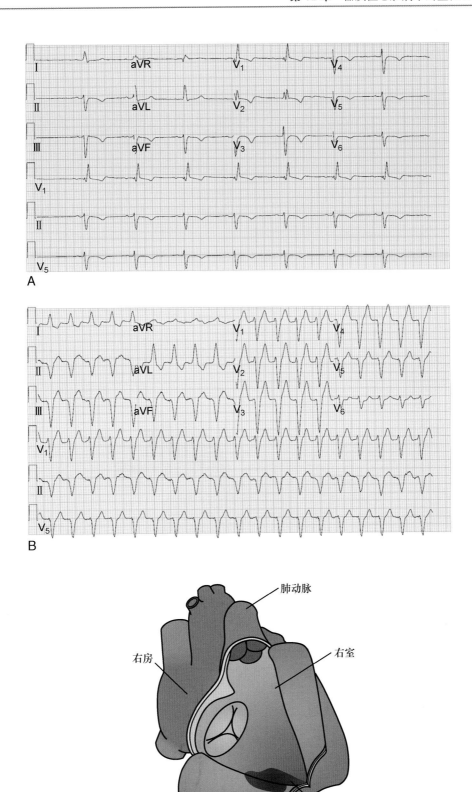

图 12.20　陈旧性下壁心肌梗死、冠状动脉旁路移植术后患者的室性心动过速（VT）伴左束支传导阻滞形态，电轴指向左上。（**A**）基线心电图示 R 波递增不良，无异常 Q 波。（**B**）该 VT 与左室心尖部起源的 VT 形态一致，但标测提示 VT 位于右室近间隔部，在心尖和基底部之间（**C**），并成功消融

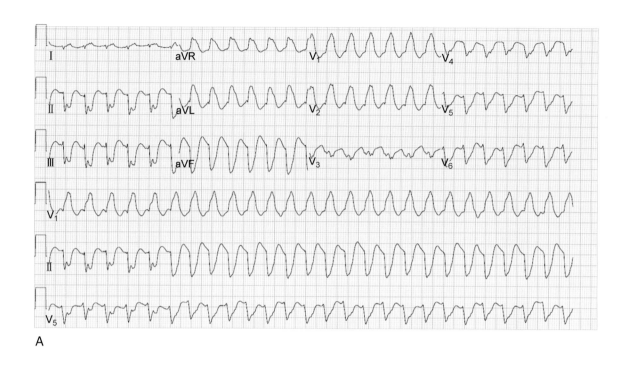

A

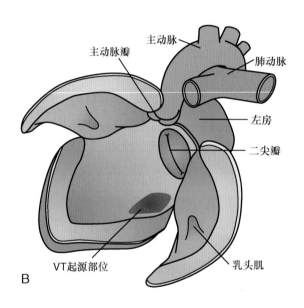

B

图 **12.21** 室性心动过速（VT）伴右束支传导阻滞形态，电轴指向右上。（**A**）VT 在 V₁ ～ V₂ 导联上有明显的 R 波，胸前导联 R 波反转较早且电轴指向右上。（**B**）标测 VT 起源于左室中下壁

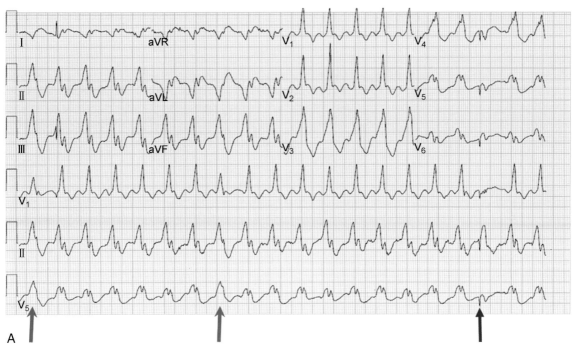

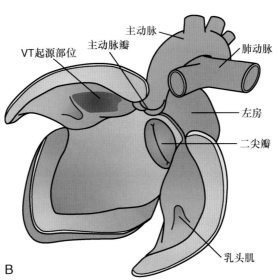

图 12.22　起源于左室前外侧基底部的室性心动过速（VT）伴右束支传导阻滞形态，电轴下偏。（**A**）该图与图 12.17 是同一患者，但 VT 不同。胸前导联呈正向同向性，提示 VT 起源于基底部，Ⅰ、aVL 导联 QRS 波为负向，提示起源于外侧壁，而电轴下偏提示起源于左室前壁。（**B**）标测提示 VT 起源于左室前外侧基底部。第 1 跳和第 8 跳心搏是室性融合波（红色箭头所指），倒数第 3 跳是 VT 和心室起搏的融合波（由于感知不良，蓝色箭头所指）

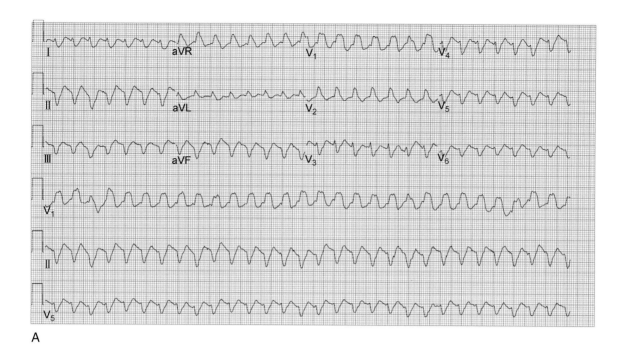

A

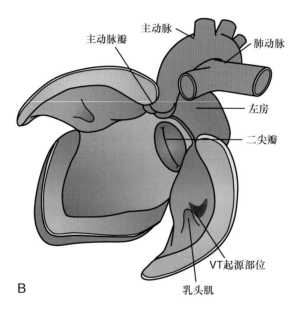

B

图 12.23　室性心动过速（VT）伴右束支传导阻滞，电轴指向右上。（A）VT 电轴指向右上，V₃ 导联提示 R 波反转较早，提示 VT 起源于左室中部。（B）标测提示 VT 起源于左室中下部

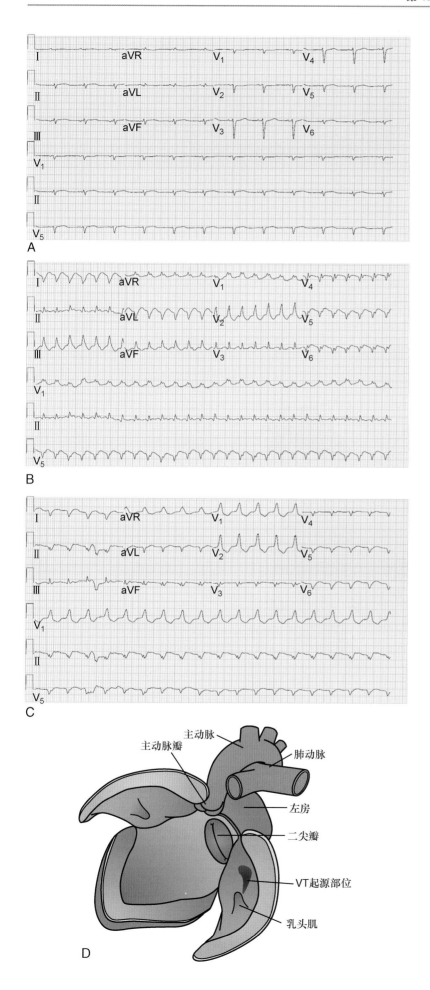

图 12.24　室性心动过速（VT）伴右束支传导阻滞，电轴指向右下。（**A**）严重三支病变患者的基础心电图，该患者近期因回旋支闭塞导致心肌梗死，心电图呈现低电压是因为肥胖。（**B**）VT 形态为右束支传导阻滞，电轴指向右下。胸前 $V_5 \sim V_6$ 导联可见 R 波反转，考虑 VT 起源于左室前外侧中部。（**C**）在同一患者中，由于左室 VT 折返环的出口部位不同，在胺碘酮治疗后出现另一种形态的 VT。该 VT 起源于回旋支供血的左室中部下侧壁（Ⅱ 和 aVF 导联为 QS 波、V_3 导联可见 R 波反转）。（**D**）VT 的起源部位

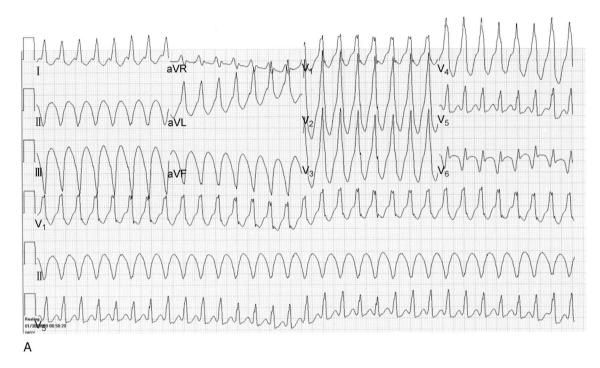

A

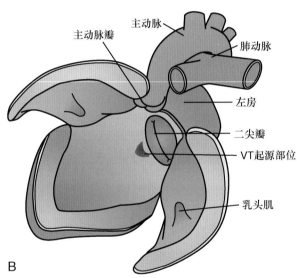

B

图 12.25　形态呈右束支传导阻滞、电轴指向左上的室性心动过速（VT）。（A）下壁心肌梗死患者的 VT 形态呈右束支传导阻滞，胸前导联表现为正向同向性（V₆ 导联除外），提示基底起源。下壁导联的 QS 波形提示下壁起源。I 、aVL 和 aVR 导联 QRS 波直立，提示 VT 起源更靠近室间隔。（B）标测提示 VT 起源于二尖瓣后间隔处

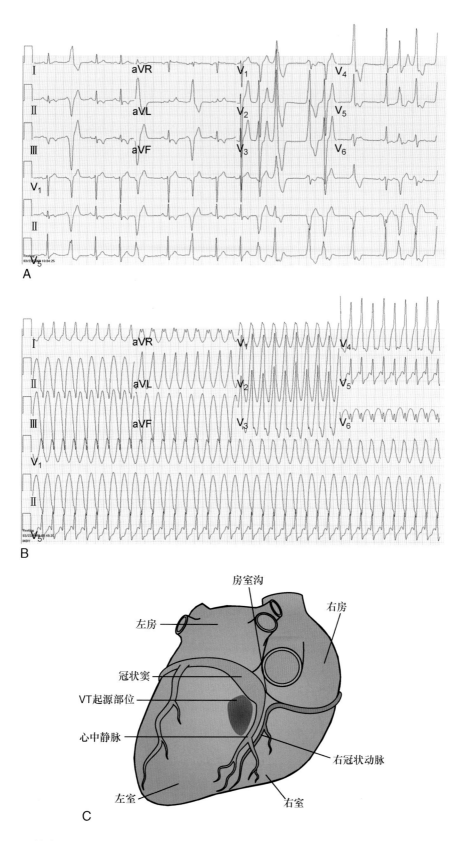

图 12.26　心肌梗死后心外膜室性心动过速（VT）。（**A**）基础心电图显示窦性心律伴频发室性早搏和连续 3 跳非持续性 VT。（**B**）持续性单形性室速伴右束支传导阻滞形态，电轴指向左上。V$_1$ ～ V$_4$ 导联上升支顿挫，提示可能起源于心外膜。标测提示 VT 起源于左室靠近室间隔下基底的心外膜处（**C**）

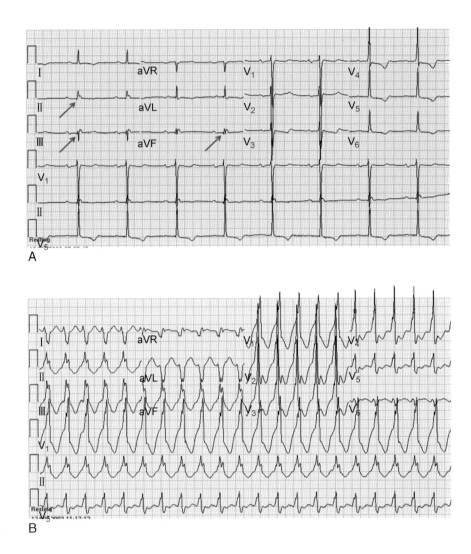

A

B

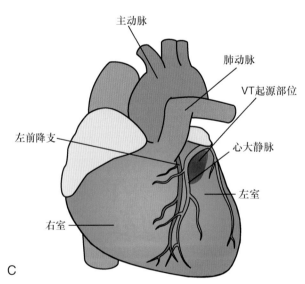

C

图 12.27　冠心病合并心外膜室性心动过速（VT）。（A）具有陈旧性前壁、下壁心肌梗死病史男性患者的基础心电图：下壁导联可见碎裂 QRS 波（箭头）。（B）没有任何抗心律失常治疗的 VT 表现为右束支传导阻滞、电轴指向右下，胸前导联 QRS 波同向性（V₆导联除外）提示 VT 起源于左室基底部。aVR 导联为 QS 形，aVL 导联为 rS 形（负向为主），提示 VT 起源更接近室间隔。胸前导联可见类本位曲折延迟提示室速起源于心外膜。标测提示 VT 起源于心外膜的左室前基底部（C）

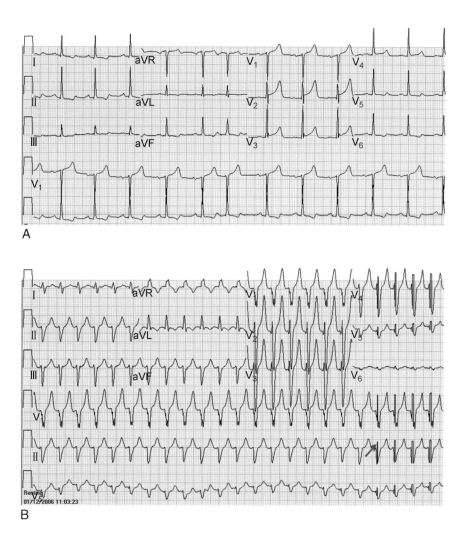

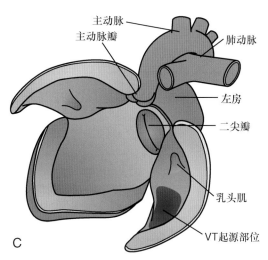

图 12.28 （A）窦性心律可见 $V_2 \sim V_4$ 导联早复极表现。心电图示 $V_2 \sim V_3$ 导联 J 点抬高伴早复极。（B）该患者出现室性心动过速（VT），胺碘酮无效，电复律成功。VT QRS 波较窄（120 ms）、电轴指向右上（基本除外室上性心动过速），左室起源可能性最大。最后四跳心搏有埋藏式心脏复律除颤器（ICD）抗心动过速起搏（箭头）的起搏信号。标测提示 VT 起源于左室心尖部低位（C）

图 **12.29** 冠心病合并局灶性室性心动过速（VT）。（**A-C**）急性心肌梗死后 24 h 内频繁出现室性早搏、非持续性和持续性 VT，三张心电图均提示频发性单形性室性心律失常。（**D**）标测提示 VT 起源于左室前基底部

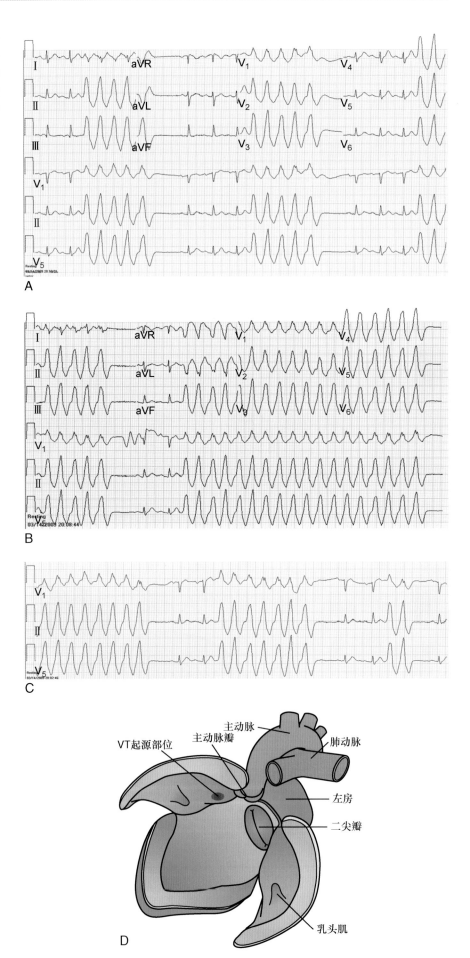

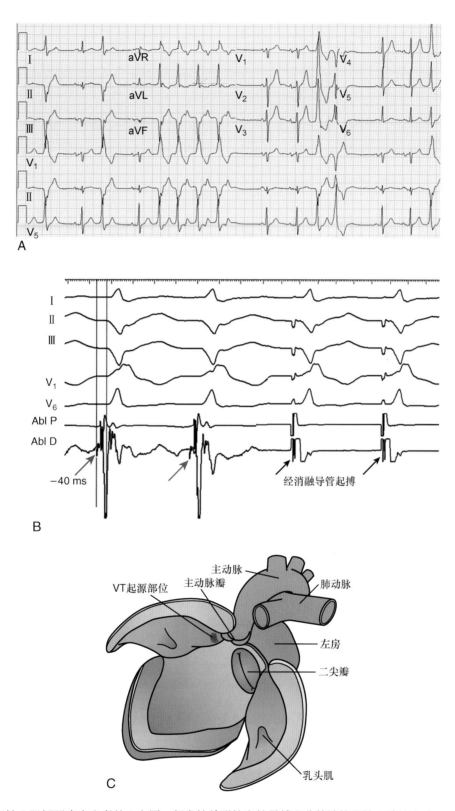

图 12.30　（**A**）陈旧性心肌梗死病史患者的心电图：频发性单形性室性早搏和非持续性室性心动过速（VT）。（**B**）激动顺序标测提示消融导管（Abl D）的电位（红色箭头）比体表 QRS 波提前 40 ms；该部位起搏标测提示（黑色箭头）全部 12 导联（该图仅显示 Ⅰ、Ⅱ、Ⅲ、V₁ 和 V₆ 导联）中的 QRS 波形态与 VT 相同。（**C**）标测提示 VT 起源于二尖瓣环前侧。Abl D，消融导管远端；Abl P，消融导管近端

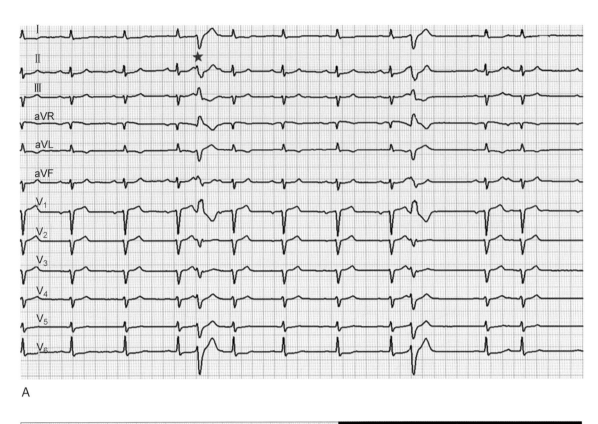

A

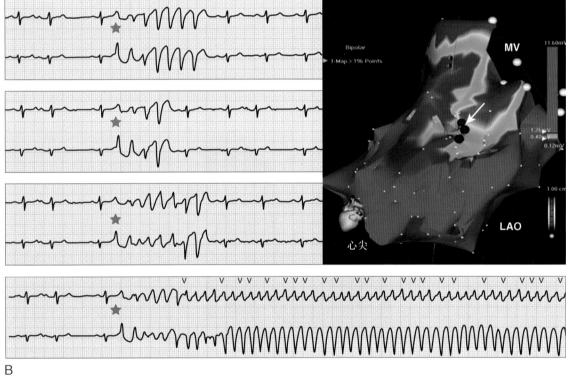

B

图 12.31 （**A**）男性急性心肌梗死患者心电图：R on T（前一个 QRS 波群的 T 波上出现另一个 QRS 波）诱发的频发性非持续性和持续性多形性室性心动过速。心电图显示常见的右束支传导阻滞型单形性室性早搏（PVC），其形态示电轴指向下（蓝色星号）。（**B**）心电图所示为单个 PVC（蓝色星号）诱发的非持续性和持续性多形性室性心动过速以及心室颤动。电解剖标测（插图）提示 PVC 为二尖瓣环后外侧局灶起源（白色箭头），图中的红色区域代表心肌瘢痕，绿色和蓝色区域代表瘢痕边界区，紫色区域代表健康的心肌。PVC 消融后心律失常消失。LAO，左前斜位；MV，二尖瓣

表 12.4　束支折返性室速类型

	逆传	前传	图示	室速形态
A	左束支	右束支	希氏束　右束支　左束支	左束支传导阻滞
B	左前或左后分支	对侧分支	左束支　左前分支　左后分支	右束支传导阻滞
C	右束支	左束支	右束支　左束支	右束支传导阻滞

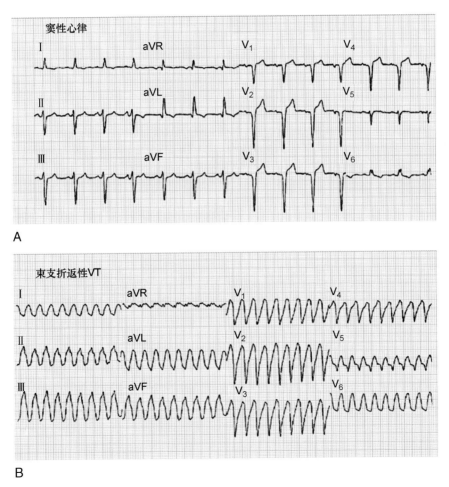

图 12.32　束支折返性室性心动过速（VT）的心电图。（**A**）正常窦性心律心电图可见室内传导延迟，类似于左束支传导阻滞。（**B**）束支折返性 VT，注意 VT 心电图表现为典型的完全性左束支传导阻滞（Issa ZF，Miller JM，Zipes DP，eds. Clinical Arrhythmology and Electrophysiology. 3rd ed. Philadelphia，PA：Saunders；2019：897-906.）

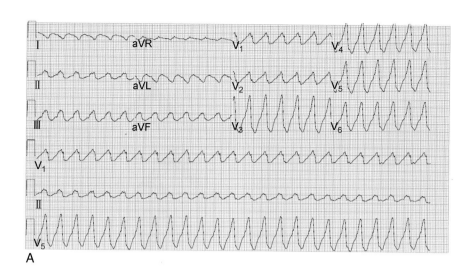

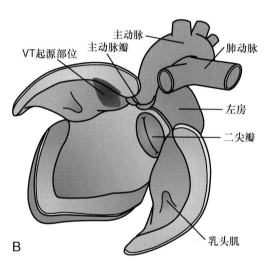

图 12.33　非缺血性心肌病合并室性心动过速（VT）。VT 形态为右束支传导阻滞，电轴指向右下，胸前导联均为正向，提示左室基底部起源（A）。下壁导联 QRS 波直立，Ⅰ 和 aVL 导联负向，提示 VT 折返环位于前外侧。标测提示 VT 起源于二尖瓣前外侧区域（B）

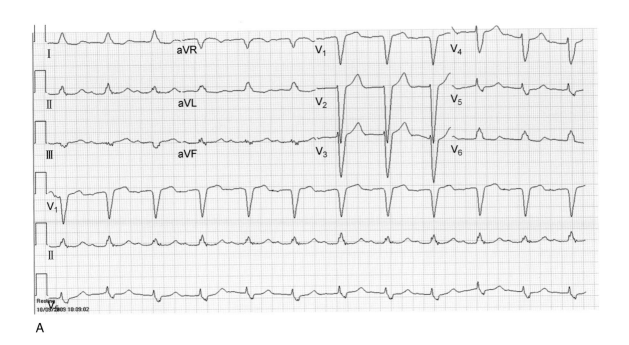

A

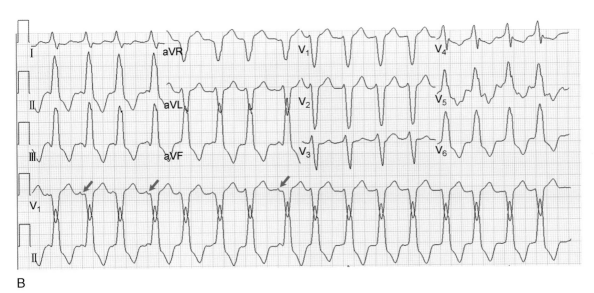

B

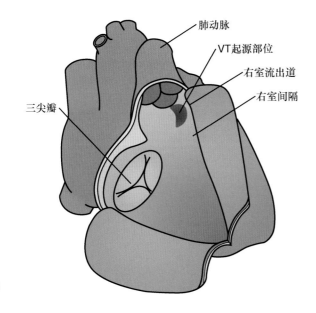

C

图 12.34　非缺血性心肌病患者的心电图（ECG）。（A）ECG
示窦性心律伴左束支传导阻滞，心率 70 次 / 分、一度房室传
导阻滞。（B）ECG 示室性心动过速（VT）和房性心动过速
同时存在伴有房室分离，VT 为左束支传导阻滞型，电轴指向
左下（100 次 / 分），房性心动过速频率为 106 次 / 分，ICD
程控的腔内图证实上述表现。II 导联 P 波直立（箭头），提示
它不是 VT 的逆行 P 波。（C）标测提示 VT 起源于右室流出
道（RVOT）

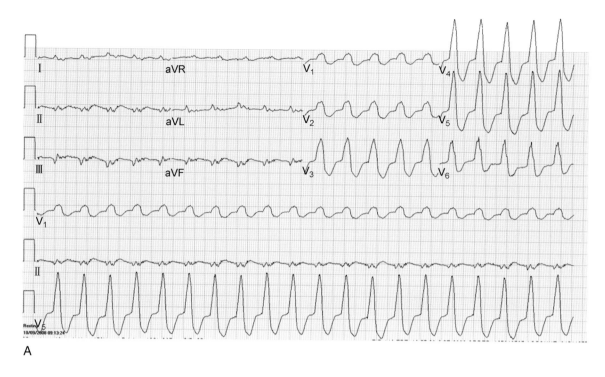

A

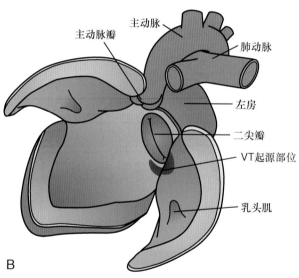

B

图 12.35　（A）非缺血性心肌病合并非典型右束支传导阻滞形态的心内膜室性心动过速（VT）。与心外膜 VT 相比，VT 在下壁导联中为 Q 波，而在 I 导联中无 Q 波。最大偏转指数（MDI）的计算方法如下：任何胸前导联 QRS 波起始到最大曲折的时间除以总 QRS 波时程。与其他起源部位相比，最大偏转指数＞ 0.55 高度提示远离主动脉窦的心外膜起源，敏感度为 100%，特异度为 98.7%[8]。（B）标测提示 VT 折返环在左室下壁基底部

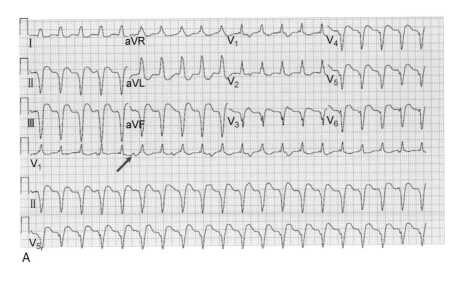

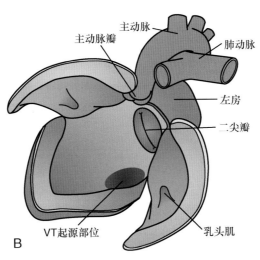

图 12.36 非缺血性心肌病合并右束支传导阻滞、电轴指向左上的室性心动过速（VT）。VT 在下壁导联中为 QS 波，在 V_2 导联后 R 波突然消失。V_1 导联可见房室分离（红色箭头显示 P 波）（**A**）。标测提示 VT 起源于左室中段间隔下部（**B**）

心外膜起源可能性
（基于间期标准）

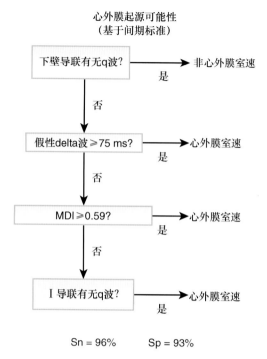

Sn = 96%　　　Sp = 93%

图 12.37　非缺血性心肌病心外膜（EPI）室性心动过速（VT）的四步诊断标准。前三步特异度较高，最后一步准确度较高。该标准的总体敏感度（Sn）和特异度（Sp）分别为 96% 和 93%[5]。MDI，最大偏转指数

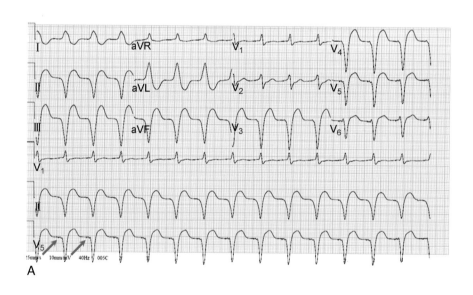

图 12.38　非缺血性心肌病合并心外膜室性心动过速（VT）心电图。（**A**）基础心电图显示心房起搏节律。箭头所指为 P 波。（**B**）图为伴右束支传导阻滞型、电轴指向右下的 VT。VT 的除极时间较长，最大偏转指数 > 0.6。最大偏转指数定义为从最早的心室激动到每个胸前导联最大振幅偏转峰值的间隔（以 QRS 波起始时间最短的导联到 QRS 峰值时间）除以 QRS 波持续时间。V3 导联的除极时长或假性 delta 波（定义为任何胸前导联从最早的心室激动到最早的快速偏转开始的间隔）为 120 ms，同时 I 导联存在 Q 波，而下壁导联不存在 Q 波，与心外膜室速相符合。（**C**）同一患者的第二次 VT 也符合心外膜 VT 的标准。（**D**）标测提示这些心外膜 VT 起源于左室侧壁基底部

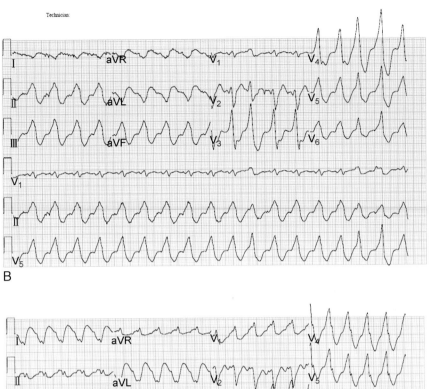

B

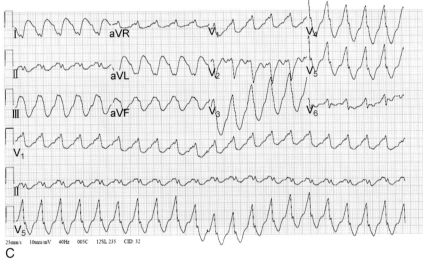

C

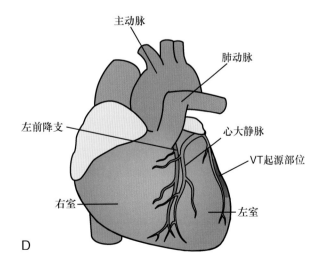

D

图 12.38 （续）

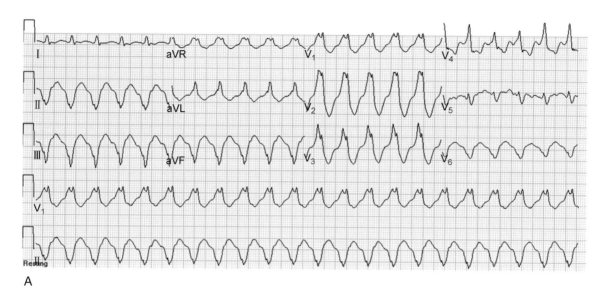

A

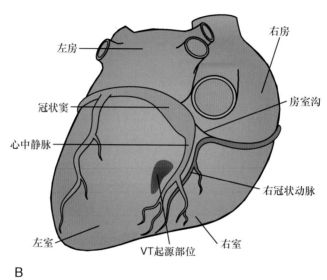

B

图 12.39 非缺血性心肌病患者的心外膜室性心动过速（VT）心电图。（**A**）图为右束支传导阻滞型、电轴指向左上的 VT。VT 上升支较宽且伴有顿挫，最大偏转指数＞ 0.6。V_1 ～ V_4 导联 QRS 波上升支可见顿挫，下壁导联 QRS 波下降支可见顿挫。与心外膜室速相符合。（**B**）标测提示 VT 折返环位于左室中下部近室间隔处

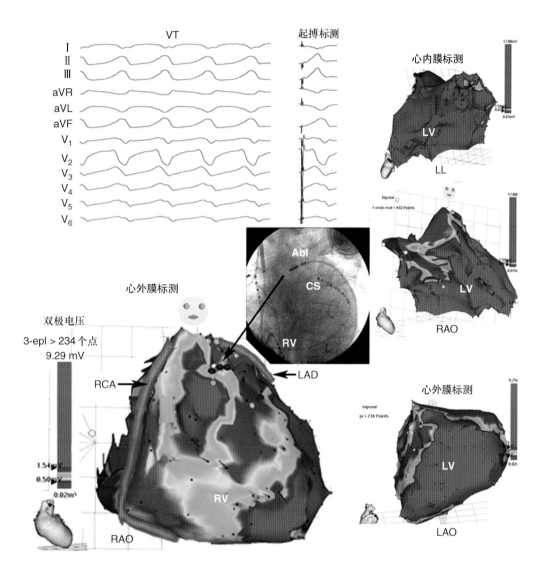

图 12.40　使用电解剖标测系统对扩张型心肌病合并持续性单形性室性心动过速（VT）患者进行心内膜和心外膜双极电压标测。心内膜标测提示左室（LV）基底部存在少量瘢痕区，而心外膜标测显示 LV 基底部和右室（RV）存在大面积瘢痕。心动过速发作时血流动力学不稳定，起搏标测提示 VT 出口位于左前降支（LAD）近段内侧，此处消融成功。LAD 和右冠状动脉（RCA）可通过冠状动脉造影在三维标测图中显示出来。左前斜透视图（LAO）中可见导管位置。Abl，消融导管；CS，冠状静脉窦；LL，左侧视图；RAO，右前斜视图。图中紫色代表正常心内膜电压，而红色代表心肌瘢痕。蓝色、绿色和黄色依次表示在健康心肌（紫色）和瘢痕（红色）之间的相对不健康的心肌

表 12.5 致心律失常型右室发育不良 / 心肌病窦性心律和室性心动过速的心电图

心律		心电图异常	诊断标准
窦性心律	除极异常	V₁～V₃ 导联中的 epsilon 波（箭头）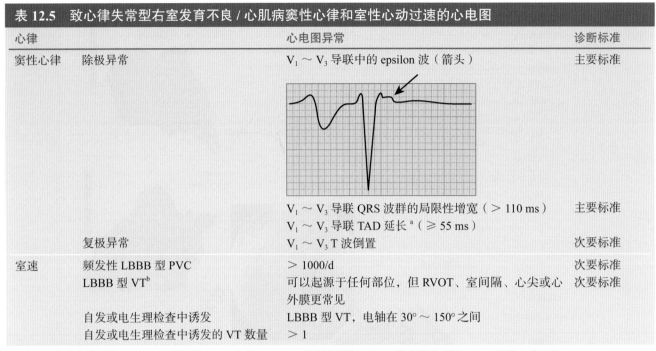	主要标准
		V₁～V₃ 导联 QRS 波群的局限性增宽（＞110 ms）	主要标准
		V₁～V₃ 导联 TAD 延长 ᵃ（≥55 ms）	
	复极异常	V₁～V₃ T 波倒置	次要标准
室速	频发性 LBBB 型 PVC	＞1000/d	次要标准
	LBBB 型 VTᵇ	可以起源于任何部位，但 RVOT、室间隔、心尖或心外膜更常见	次要标准
	自发或电生理检查中诱发	LBBB 型 VT，电轴在 30°～150° 之间	
	自发或电生理检查中诱发的 VT 数量	＞1	

LBBB，左束支传导阻滞；PVC，室性早搏；RV，右室；RVOT，右室流出道；TAD，终末激动时限；VT，室性心动过速
ᵃ TAD 在 V₁～V₃ 导联中最长，是指从 S 波的最低点到全部除极完成的时限，因此不仅包括 S 波上升支，还包括延迟碎裂电位和 epsilon 波
ᵇ 可能发生绕三尖瓣折返的 RBBB 型 VT

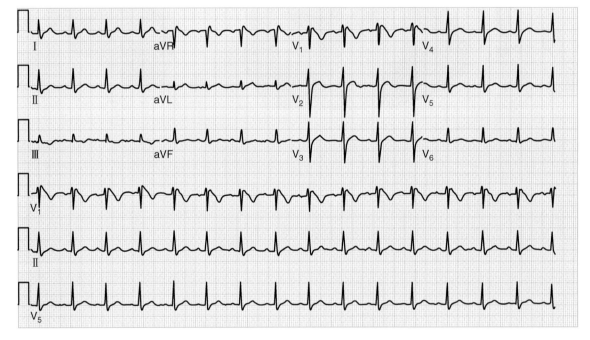

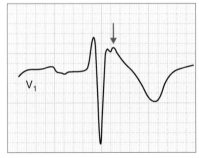

图 12.41 致心律失常型右室心肌病患者的基础心电图：V₁ 导联 J 点后 ST 段出现切迹（箭头所示的 epsilon 波）

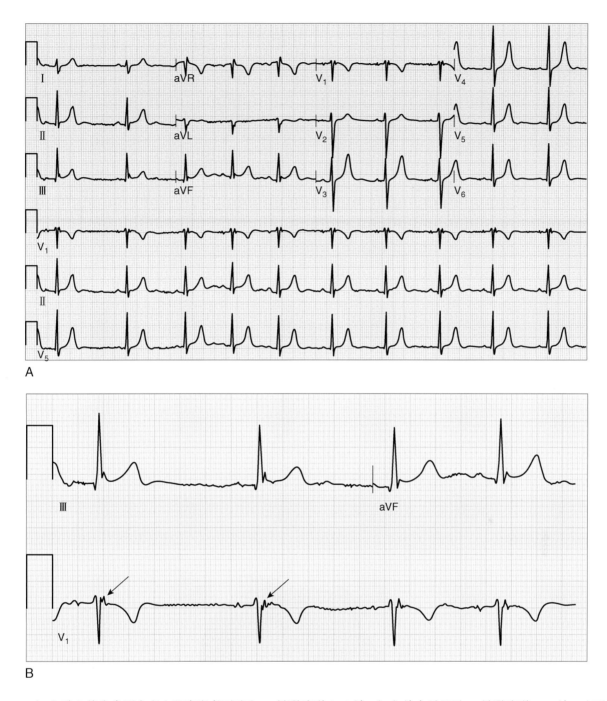

A

B

图 12.42　（**A**）致心律失常型右室心肌病患者下壁和 V_1 导联碎裂 QRS 波。（**B**）放大后显示 V_1 导联碎裂 QRS 波，也可能是 epsilon 波（箭头）

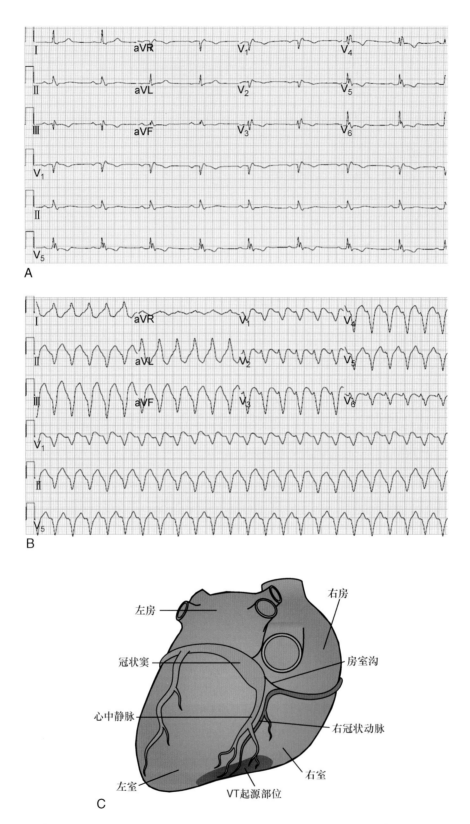

图 12.43 （**A**）致心律失常型右室心肌病患者的基础心电图上 V₁ ～ V₃ 导联显示不完全性右束支传导阻滞伴 T 波倒置。（**B**）同一患者的室性心动过速（VT），电轴指向左上，伴左束支传导阻滞。（**C**）折返环位于靠近右室心尖的下侧壁，该部位不是冠心病或非缺血性心肌病中 VT 的常见部位

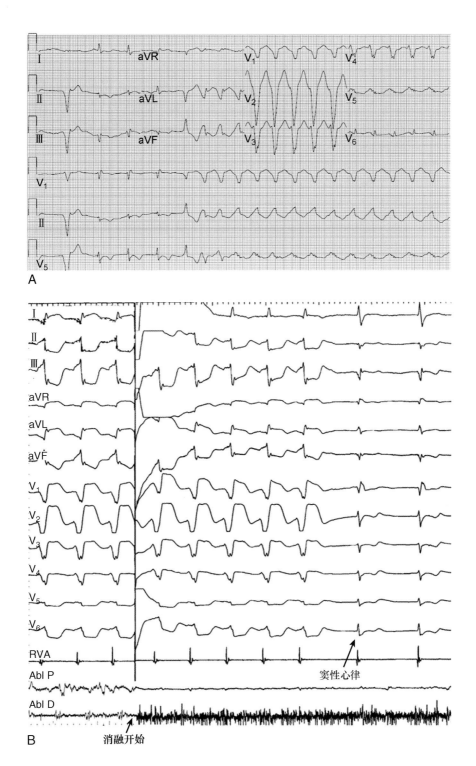

图 12.44　致心律失常型右室心肌病患者的持续性室性心动过速（VT）。（A）心电图提示右束支传导阻滞，$V_1 \sim V_3$ 导联 T 波倒置。单发室性早搏诱发了自发性 VT。VT 形态为左束支传导阻滞，下壁导联除极缓慢，提示心外膜起源。同时进行心内膜和心外膜联合标测。（B）图示该 VT 在右室流出道（RVOT）心外膜成功消融（箭头）。（C）透视影像显示导管放置在 RVOT 和 ICD 区域的消融成功部位。电解剖电压标测显示三尖瓣环、RVOT 和右室下壁有瘢痕。Abl P，消融导管近端；Abl D，消融导管远端；LAD，左前降支；RCA，右冠状动脉（Issa ZF，Miller JM，Zipes DP，eds. Clinical Arrhythmology and Electrophysiology. Philadelphia，PA：Saunders；2019：942-967.）

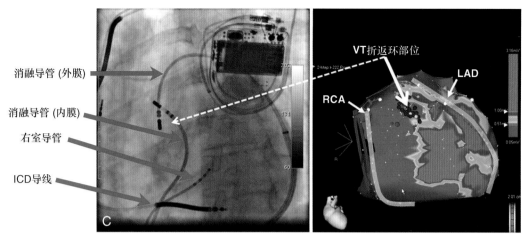

消融导管 (外膜)

消融导管 (内膜)

右室导管

ICD导线

VT折返环部位

LAD

RCA

图 **12.44** （续）

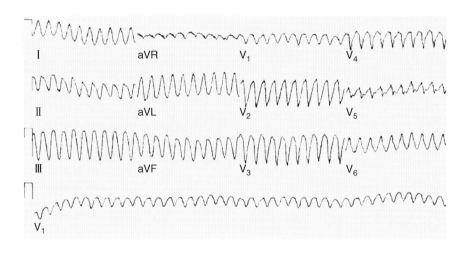

图 **12.45** 法洛四联症患者外科术后室性心动过速的体表心电图。该室速呈左束支传导阻滞，电轴指向左上，这是由于绕右室切口顺钟向大折返所致（Issa ZF，Miller JM，Zipes DP，eds. Clinical Arrhythmology and Electrophysiology. 3rd edition，Philadelphia，PA：Saunders；2019.）

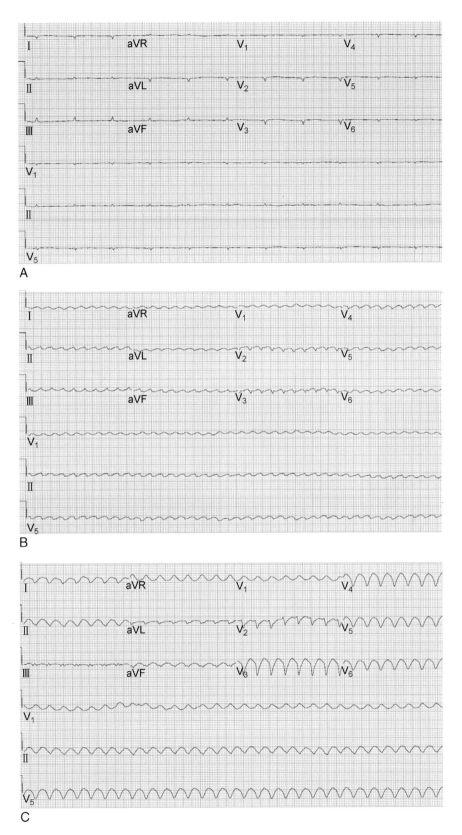

图 12.46　一位使用左心室辅助装置（LVAD）HeartMate 的患者有三种不同形态的复发性持续性室性心动过速（VT）。（A）基础心电图示窦性心律，严重心肌病变导致的广泛低电压。（B）患者有快心室率 VT 伴右束支传导阻滞，电轴指向右上。（C）同一患者的第二种 VT 形态为右束支传导阻滞型，电轴指向右上，与第一种可能是相同的 VT，但由于抗心律失常药物治疗后，心率有所下降。（D）心电图显示左束支传导阻滞型的第三种室速形态；抗心动过速起搏终止 VT，但在一次窦性心律后再次发作。箭头所示为抗心动过速起搏。（E）电压标测图显示 LVAD 间隔面的瘢痕。后前位 X 线片显示 LVAD 套管在左室心尖部的位置

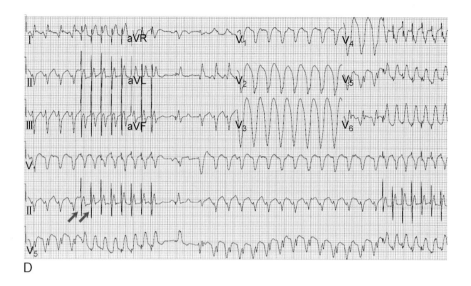

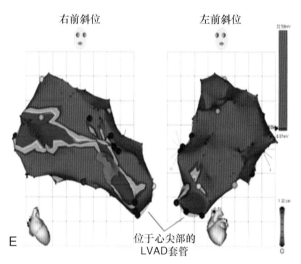

右前斜位　　　左前斜位

位于心尖部的
LVAD套管

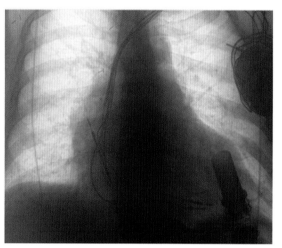

E

图 12.46 （续）

参考文献

1. Guandalini GS, Liang JJ, Marchlinski FE. Ventricular tachycardia ablation: past, present, and future perspectives. *JACC Clin Electrophysiol.* 2019;5: 1363−1383.

2. Shivkumar K. Catheter ablation of ventricular arrhythmias. *N Engl J Med.* 2019;380:1555−1564.

3. Das MK, Scott LR, Miller JM. Focal mechanism of ventricular tachycardia in coronary artery disease. *Heart Rhythm.* 2010;7:305−311.

4. Blanck Z, Sra J, Akhtar M. Incessant interfascicular reentrant ventricular tachycardia as a result of catheter ablation of the right bundle branch: case report and review of the literature. *J Cardiovasc Electrophysiol.* 2009;20: 1279−1283.

5. Vallés E, Bazan V, Marchlinski FE. ECG criteria to identify epicardial ventricular tachycardia in nonischemic cardiomyopathy. *Circ Arrhythm Electrophysiol.* 2010;3(1):63−71.

6. Gandjbakhch E, Redheuil A, Pousset F, Charron P, Frank R. Clinical diagnosis, imaging, and genetics of arrhythmogenic right ventricular cardiomyopathy/dysplasia: JACC state-of-the-art review. *J Am Coll Cardiol.* 2018;72:784−804.

7. Dandamudi G, Ghumman WS, Das MK, Miller JM. Endocardial catheter ablation of ventricular tachycardia in patients with ventricular assist devices. *Heart Rhythm.* 2007;4:1165−1169.

8. Daniels DV, Lu YY, Morton JB, et al. Idiopathic epicardial left ventricular tachycardia originating remote from the sinus of Valsalva: electrophysiological characteristics, catheter ablation, and identification from the 12-lead electrocardiogram. *Circulation.* 2006;113:1659−1666.

13

无器质性心脏病的多形性室性心动过速和心室颤动

刘振兰　王静　译　乔宇　审校

多形性室性心动过速（ventricular tachycardia，VT，室速）和心室颤动（ventricular fibrillation，VF，室颤）常见于器质性心脏病患者，但也可能发生在心脏结构正常但合并原发性电不稳定的患者中。多形性 VT 的心室率＞100 次 / 分，且 QRS 波的电轴和（或）形态频繁变化。这些心律失常大多数是遗传性的，可由一种或多种室性早搏（PVC）诱发。QT 间期延长背景下发生的多形性 VT 称为尖端扭转型室性心动过速（torsades de pointes，TdP）（表 13.1）[1]。这种多形性 VT 形态不一，可表现为 QRS 波电轴呈进行性、正弦性、周期性改变，QRS 波峰围绕等电位线"扭转"，因此命名为尖端扭转型室性心动过速或"尖端扭转"。尖端扭转型 VT 的心室率通常为 160 ～ 250 次 / 分，QRS 波电轴每 5 ～ 20 个心动周期旋转 180°。尖端扭转型 VT 常由短而长的 R-R 间期开始，特点为重复、短暂，可自发终止（图 13.1）。然而，这种 VT 可快速连续发作，也可蜕化为室颤和心搏骤停。

遗传和获得性长 QT 综合征和尖端扭转型室性心动过速

QT 间期是从 QRS 波起始到 T 波结束的时间，代表心室除极及复极的持续时间。在正常生理状态下，复极时间随心率减慢而延长、随心率增快而缩短。校正的 QT 间期以 60 次 / 分的心率将 QT 间期标准化。目前有很多公式可以校正 QT 间期，但没有一个是完美的。Bazett 公式将 QT 间期（单位：ms）除以 RR 间期（单位：s）的平方根 [$QTc = QT (ms) / \sqrt{RR(s)}$] 来校正 QT 间期（QTc）。正常 QTc 间期男性小于 460 ms，女性小于 470 ms。

Fridericia 的校正公式为 $QT/\sqrt[3]{RR}$，Framingham 的校正公式为 $QT + 0.154(1 - RR)$。长 QT 综合征（LQTS）可以是获得性或遗传性的，获得性比遗传性更常见。LQTS 与多形性 VT 相关，伴有 QT 间期延长的多形性 VT 称为尖端扭转型室性心动过速（torsades de pointes，TdP）。TdP 患者可能表现为由自限性 TdP 引起的晕厥（图 13.2），或者可能因 TdP 和室颤而导致心脏性猝死（sudden cardiac death，SCD）。先天性 LQTS 是指编码心脏 K^+、Na^+、Ca^+ 离子通道和膜锚定蛋白的基因突变所引起的一组遗传性疾病。

自 1975 年以来已发现了 LQTS 的两类遗传变异表型：常染色体显性遗传的 Romano-Ward 综合征和常染色体隐性遗传的 Jervell-Lange-Nielsen 综合征，后者与感音神经性耳聋有关（图 13.3 和图 13.4），在一个 *KVLQT1* 基因纯合突变个体家族中发现 Romano-Ward 综合征也可存在隐性遗传。目前，已经发现了 12 种 LQTS（表 13.2）[7]。高达 11% 的 LQTS 基因突变患者 QTc 正常，需要进行基因检测来诊断这些病例（图 13.5）。常染色体显性遗传是 LQTS 最常见的遗传方式，75% 的 LQTS 病例是由以下三个基因突变引起的：35% 为 *KCNQ*（LQTS1）、30% 为 *KCNH2*（LQTS2）、10% 为 *SCN5A*（LQTS3）。LQTS 患者的 TdP 发作可由情绪或身体压力诱发。目前观察到的基因型−表型相关性包括 LQTS1 中游泳或运动引起的 TdP、LQTS2 中听觉触发或产后诱发的 TdP 以及 LQT3 中与睡眠或休息相关的 TdP。LQTS4 至 LQTS12 中还包括 Andersen-Tawil 综合征（LQTS7）和 Timothy 综合征（LQTS8），但并不常见。LQTS3 可出现窦性心动过缓和窦性停搏。此外，2：1 房室传导阻滞也可出现在 LQT1、LQT3 和 Andersen-Tawil 综合征中。

表 13.1　正常结构心脏中的室性心动过速和心室颤动

遗传性	疾病	注释
遗传性疾病	先天性长 QT 综合征	获得性（更常见）
	先天性短 QT 综合征	室性或房性心律失常的危险因素
	Brugada 综合征	Brugada 样心电图改变
	儿茶酚胺敏感性多形性室速	运动诱发，对 β 受体阻滞剂敏感
非遗传性（？）	特发性室颤	1/3 的患者出现早期复极表现
	长间歇依赖的 TdP	发生在心动过缓或心脏传导阻滞的情况下
	短联律间期 TdP	对维拉帕米敏感
	获得性长 QT 综合征	？离子通道多态性

TdP，尖端扭转型室性心动过速

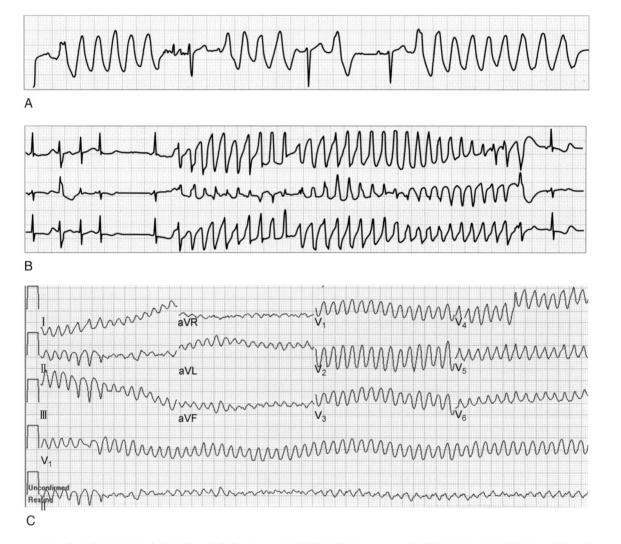

图 13.1　心脏正常患者中危及生命的室性心律失常。（**A**）由短联律间期（360 ms）的单形性室性早搏引发的多形性室性心动过速。（**B**）QT 间期延长的多形性室性心动过速（尖端扭转型室性心动过速）。（**C**）心室颤动

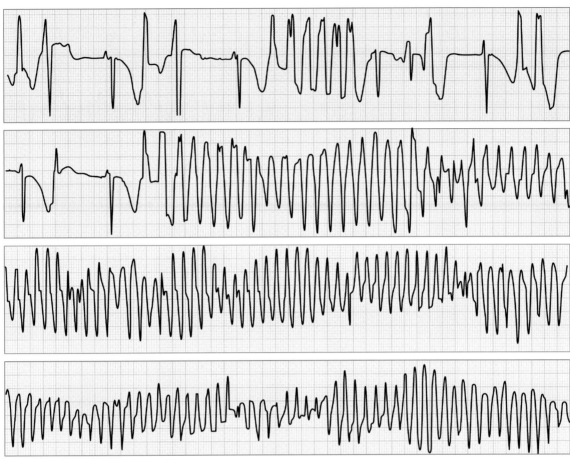

图 13.2　非持续性和持续性尖端扭转型室性心动过速。窦性心律伴 QT 间期延长、频发 "R on T" 室性早搏而引发 6 跳多形性室性心动过速，随后是持续的尖端扭转型室性心动过速

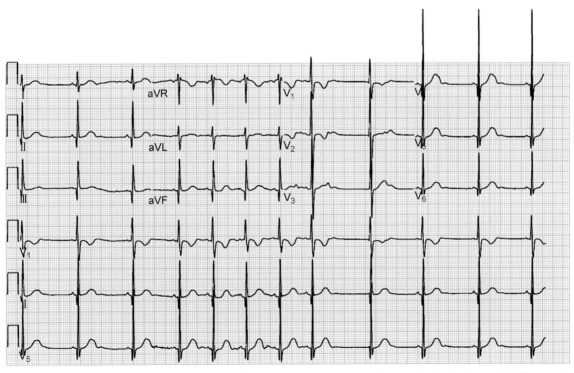

图 13.3　长 QT 综合征伴耳聋（Jervell-Lange-Nielsen 综合征）。一名患长 QT 综合征、耳聋和晕厥的 2 岁男孩心电图，可见 5 跳房性心动过速。基线时的 QTc 为 431 ms，在 100 次 / 分的房性心动过速时 QTc 为 520 ms

图 13.4 一名 5 岁 Jervell-Lange-Nielsen 综合征患者晕厥发作期间的心电监护记录。在尖端扭转型室速发作前出现 T 波电交替；扭转之前没有长间歇（From Pernot C. Le syndrome cardio-auditif de Jervell et Lange-Nielsen. Aspects electrocardiographiques. Proc Assoc Europ Paediatr Cardiol. 1972；8：28-36.）

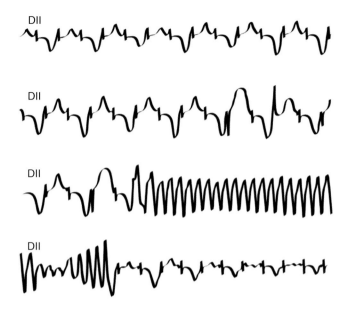

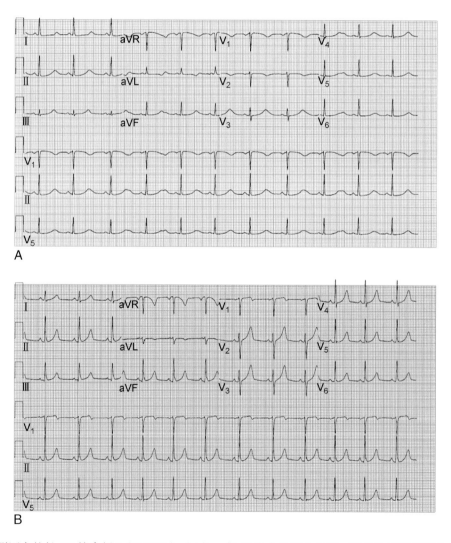

图 13.5 经基因检测证实的长 QT 综合征 1（LQTS1）。（**A**）一名 48 岁女性的心电图，有多次晕厥前兆和晕厥史，QT/QTc 间期为 626/656 ms，T 波宽而平坦，在 LQTS1 中很常见。（**B**）一名 34 岁 LQTS1 女性的心电图，QT/QTc 间期为 416/461 ms。在她的两个女儿被诊断出患有 LQTS1 后，她接受了基因检测

表 13.2　与遗传性心律失常综合征相关的基因突变

通道功能障碍[2-3]	突变基因	离子流	蛋白质/别名	功能增强突变[2]				功能缺失突变[2]			
				基因位点	临床症状	遗传方式[2]	降低 VT/VF 风险的药物	基因位点	临床症状	遗传性[2]	降低 VT/VF 风险的药物
Na$^+$通道	SCN5A	I_{Na}	$Na_v1.5$	3p21	LQTS 3	AD	美西律、氟卡尼、雷诺嗪	3p21	Brugada 综合征 1 / 病态窦房结综合征 1	AD / AD/AR	
	GPD1L	? I_{Na}						3p24	Brugada 综合征 2	AD	
	HCN4	I_f^a		11q23.3				15q24-q25	病态窦房结综合征 2	AD	
	SCN4B	I_{Na}	$Na_v\beta4$	11q23.3	LQTS 10[4]	AD					
	SCN1B	I_{Na}	$Na_v\beta1$	19q13.1	Brugada 综合征 5 伴传导缺陷[3]						
	SNAT1	I_{Na}	Alpha-1-syntrophin 蛋白	20q11.2	LQTS 12	AD					
K$^+$通道/锚定蛋白	KCNQ1	I_{Ks}	KvLQT1	11p15	SQTS 2	AD		11p15	LQTS 1 / J-NL 综合征 1	AD / AR	β 受体阻滞剂
	KCNH2	I_{Kr}	hERG	7q35	SQTS 1	AD	奎尼丁、丙吡胺	7q35	LQTS 2	AD	β 受体阻滞剂、口服 K$^+$
	ANK2	多种	锚蛋白 B					4q25	LQTS 4	AD	
	KCNE1	I_{Ks}	Mink					21q22	LQTS 5 / J-LN 综合征 2	AD / AR	
	KCNE2	I_{Kr}	MiRP1					21q22	LQTS 6	AD	
	KCNE3	I_{to}	MiRP2	11q13-q14	Brugada 综合征 6	? AD					
	KCNJ2	I_{K1}	IK1	17q23.1-24.2	SQTS 3	AD		17q23	LQTS 7	AD	氟卡尼
		I_{Ks}	A-激酶锚定蛋白					AKAP-9	LQTS 11	AD	
	KCNJ5	$I_{K,Ach}$	Kir3.4					11q24	LQTS 13	AD	
钙通道/锚定蛋白	RYR2（？未锚定到 K 通道）	I_{Ca}	雷诺定受体	1q42-43	CPVT 1	AD	β 受体阻滞剂、维拉帕米、氟卡尼[5]				
	CASQ2	I_{Ca}	钙半胱氨酸	1p13-21	CPVT 2	AR	β 受体阻滞剂、维拉帕米				

续表

通道功能障碍[2-3]	突变基因	离子流	蛋白质/别名	功能增强突变[2]				功能缺失突变[2]			
				基因位点	临床症状	遗传方式	降低VT/VF风险的药物	基因位点	临床症状	遗传性	降低VT/VF风险的药物
	CACNA1C	I_{Ca}	$Ca_v1.2$					12p13.3	短QT综合征4（Brugada综合征3）	AD	奎尼丁
	CACNB2b	I_{Ca}	$Ca_v\beta_{2b}$					10p12.33	短QT综合征5（Brugada综合征4）	AD	
	$Ca_v1.2$	I_{Ca}	$Ca_v1.2$（β_{2b}亚基）	6q8A	Timothy综合征（LQT8）	AD	维拉帕米、雷诺嗪				
	Ca_v3	I_{Ca}	Caveolin（β_{2b}亚基）	3p25	LQTS 9[6]	AD					
	CALM1	I_{CaL}	钙调素1	14q24-q31	长QT综合征14	散发					
	CALM2	I_{CaL}	钙调素2	2p21	长QT综合征15	散发					
	CALM1	I_{CaL}	钙调素3	19q13	长QT综合征16	散发					
?								19q13	进行性家族性心脏传导阻滞 II	AD	
?								1q32.2-32.3	进行性家族性心脏传导阻滞 II	AD	

AD，常染色体显性遗传；AR，常染色体隐性遗传；CPVT，儿茶酚胺敏感性多形性室性心动过速；GPD1L，甘油-3-磷酸脱氢酶1样基因（? 离子通道调节剂）；J-LN，Jervell-Lange-Nielsen；LQTS，长QT综合征；SQTS，短QT综合征；VF，心室颤动；VT，室性心动过速。

a 不是单纯Na电流

Adapted with permission from Giudicessi JR，Wilde AAM，Ackerman MJ. The genetic architecture of long QT syndrome：a critical reappraisal. Trends Cardiovasc Med. 2018；28（7）：453-464.

LQTS 患者在 TdP 之前可出现 T 波电交替。QTc > 500 ms、LQTS3 基因型、Jervell-Lange-Nielsen 综合征、伴有并指的 LQTS、男性以及有晕厥或晕厥前期病史的患者是 SCD 的高危人群，而有 SCD 家族史不是 LQTS 患者出现 SCD 的重要危险因素。

　　LQTS 的临床诊断可以使用评分标准（表 13.3），分数 < 1 分与 LQTS 的相关性低，1 ~ 3 分与 LQTS 的相关性中等，≥ 3.5 分与 LQTS 的相关性高。

　　目前已发现 LQTS 患者心脏复极的基因特异性心电图（ECG）表现。LQT1 患者常表现为平滑、宽基底的 T 波（图 13.5），而 LQT2 患者通常为低振幅、伴有切迹的 T 波（图 13.6 和图 13.7）。情绪压力和听觉刺激可增加交感神经张力，导致心率增快并一过性延长动作电位时程，此后随着 I_{Ks} 的缓慢增强，动作电位时程逐渐恢复正常，而在 I_{Kr} 较弱的患者中，动作电位时程的延长会增加跨壁复极离散度，从而触发 TdP。心动过缓会减弱 I_{Kr}、延迟复极并增加跨壁离散度。因此，LQT2 患者中儿茶酚胺水平的骤增和心动过缓均可引发心律失常。LQT3 患者心电图表现更为独特，特征是 JT 段延长（T 波延迟；图 13.8 至图 13.11）。然而，T 波形态在各型 LQTS 中特异性较差，甚至在家系内部也可能有所不同（图

13.12 和图 13.13）。心电图分析识别遗传基因型的特异性在 LQTS1 和 LQTS2 中分别高达 85% 和 83%，但对 LQT3（43%）特异性差。LQTS4 常伴有明显的窦房结功能障碍、窦性心动过缓或交界性逸搏心律以及心房颤动，体力活动或情绪紧张常诱发猝死事件。图 13.14 所示为 LQTS5。

长 QT 综合征 7（Andersen-Tawil 综合征）

　　Andersen-Tawil 综合征是由 *KCNJ2* 基因突变引起的（图 13.15）。它是一种常染色体显性遗传或散发性疾病，表现为特征性周期性麻痹和畸形。心电图表现包括 QTc 间期轻度延长而 QTU 间期（Q 波开始到 U 波结束之间的时间）显著延长、T 波下降支延长、宽 TU 间期和高振幅、宽大的 U 波。与 LQTS7 相关的心律失常包括频发室性早搏、双向性室性心动过速和多形性室性心动过速[13]（图 13.16）。

长 QT 综合征 8（Timothy 综合征）

　　LQTS8（图 13.17 至图 13.19）表现为并指伴复极异常，是由 *Cav1.2* 基因错义突变导致 L 型 Ca^+ 电流增强而引起的。这是一种多系统疾病（包括心脏和心脏外的异常）。该病的首发症状往往是胎儿心

表 13.3　长 QT 综合征的诊断标准[8]			
标准			分值
心电图表现[a]	QTc 间期[b]	> 480 ms	3
		460 ~ 479 ms	2
		< 460 ms	1
	尖端扭转型室速		2
	T 波电交替		1
	3 个导联上出现 T 波切迹		1
	相对于同年龄的心率减慢[c]		0.5
临床病史	晕厥（应激状态下）[d]		2
	晕厥（非应激状态下）[d]		1
	先天性耳聋		0.5
家族史	A. 明确的 LQTS 家族史		1
	B. 30 岁以下直系亲属中不明原因的 SCD[e]		0.5

LQTS，长 QT 综合征；SCD，心脏性猝死。

[a] 在没有影响这些心电图特征的药物或疾病的情况下

[b] QTc 以 Bazett 公式计算，$QTc = QT/\sqrt{RR}$

[c] 静息心率低于本年龄组 2 个百分点

[d] 互斥

[e] 同一家庭成员不能同时计入 A 和 B

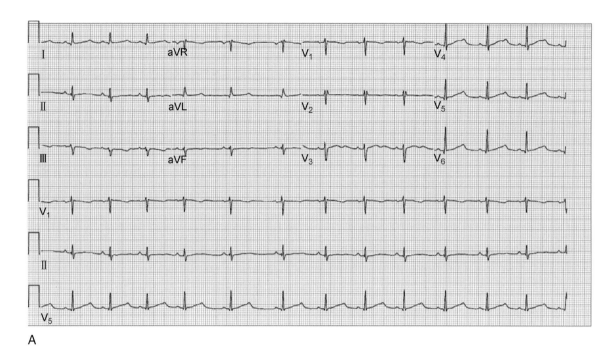

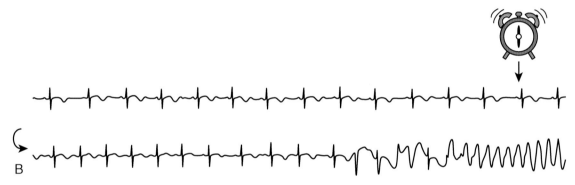

图 13.6　游泳和听觉刺激诱发的尖端扭转型室性心动过速的长 QT 综合征 2（LQTS2）。（**A**）一名患有 LQTS2 和猝死家族史的 11 岁男孩的心电图，他在游泳期间因室性心动过速而接受了 ICD 的恰当电击治疗。心电图显示 QT/QTc 间期为 472/531 ms。T 波宽钝、低幅伴切迹，正是 LQTS2 的典型表现。（**B**）长 QT 综合征的听觉刺激：清晨闹钟突然的响声将患者的 RR 间期从 1060 ms 缩短到 680 ms，并触发 LQTS2 患者的尖端扭转型室速[9]。（Reproduced with permission from Morita H，Wu J，Zipes DP. The QT syndromes：long and short. Lancet. 2008；372：750-756.）

动过缓或出生后的心动过缓。由于心室不应期较长，心电图通常表现为 QT 间期显著延长（＞ 550 ms）和 2：1 房室传导阻滞（图 13.17）[2]。62% 的患者在 12 导联心电图上可见 T 波电交替。大约 80% 的患者可能发生室速 / 室颤（图 13.18 和图 13.19）。该病的死亡率为 58%，平均死亡年龄为 2.5 岁。

图 13.20 和图 13.21 所示分别为 LQTS9 和 LQTS12 伴非缺血性扩张型心肌病的心电图。

长 QT 综合征和其他相关的心脏异常

LQTS 可能与其他心脏异常有关，如 Brugada 综合征、肥厚型心肌病（图 13.22）和心室预激（图 13.23）。

获得性长 QT 综合征

获得性 LQTS 常与电解质紊乱（低钾血症、低镁血症）或使用延长 QT 间期的药物有关。服用抗心律失常药物的患者在低钾血症、低镁血症或两者兼有的情况下发生 TdP 的风险最高。颅内（蛛网膜下腔和脑实质内）出血和缺血性卒中可能出现显著的 ST-T 改变和 QT 间期延长。卒中患者发生 TdP 通常与低钾血症有关。获得性 LQTS 中的碎裂 QRS 波

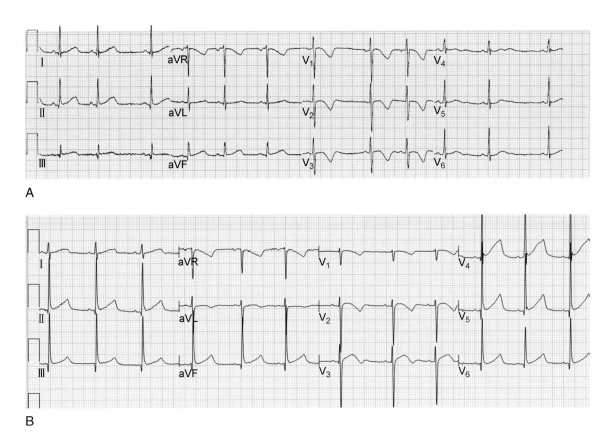

图 13.7　长 QT 综合征 2（LQTS2）。（**A** 和 **B**）一对兄弟的心电图，经基因检测证实为症状性 LQTS2。患者和其他未患 LQTS2 的兄弟姐妹都患有癫痫。LQTS 中癫痫的发病率为 39%，而 LQTS1 和 LQTS3 与癫痫无关

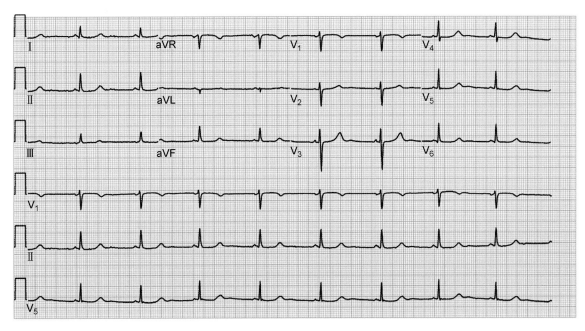

图 13.8　长 QT 综合征 3（LQT3）。一名 14 岁男孩的心电图，QT/QTc 间期为 633/483 ms，因心脏性猝死而就诊。心电图中的长 JT 段符合 LQT3 的表现

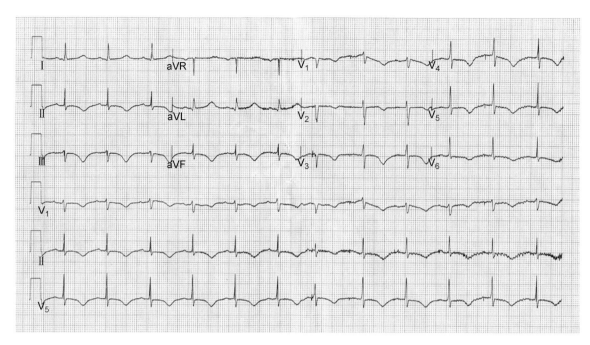

图 13.9 长 QT 综合征 3。一名患有 LQT3 的 37 岁女性的心电图，因使用了可卡因和美沙酮而出现室速和室颤风暴。QT/QTc 为 600/667 ms。氟卡尼成功治疗了室速风暴

是心律失常事件的预测指标（图 13.24）[3]。

电解质紊乱

低钾血症。低钾血症的心电图改变与血清钾水平不一定平行。低钾血症的心电图表现包括 T 波、U 波低平或倒置（在胸前 V_4 ～ V_6 导联中更为突出）、ST 段压低和 QT 间期延长（图 13.25）。突出的 U 波可以出现在 T 波的末端，伴随 TU 波的较小融合（图 13.26）。P 波可以变大变宽，PR 间期可轻微延长。严重低钾血症时，心电图可表现为 QRS 间期持续延长、ST 段明显压低、T 波倒置。单独的低钾血症或伴随 QT 间期延长的药物治疗可引发 TdP（图 13.27）。

低钙血症。低钙血症导致 QT 间期延长。这是由于膜复极开始延迟导致 JT 段（从 J 波结束到 T 波开始的间隔）延长而引起的，而 T 波（与复极时间相关）开始和持续时间保持不变。QT 间期延长更常见于合并低钾血症（图 13.28）或高钾血症（图 13.29）时。

低镁血症。血镁浓度低于 0.7 mmol/L 可诊断为低镁血症。因为大多数镁存在于细胞内，所以在机体缺乏镁时，血浆镁离子浓度仍可能为正常。在低镁血症中，40% 的病例还会合并低钙血症，60% 的病例还会合并低钾血症。

药物诱导

药物诱导的 LQTS 主要是阻断了 I_{Kr} 电流（由 *hERG* 基因编码的 K^+ 通道产生的离子流）。常见药物为 Ⅰ 类和 Ⅲ 类抗心律失常药。某些抗精神病药物（氯丙嗪、氟哌啶醇）、抗组胺药（特非那定、阿司咪唑）、抗生素（阿奇霉素、克拉霉素、左氧氟沙星、红霉素）、人类免疫缺陷病毒病的蛋白酶抑制剂、胃肠道药物（西沙必利、多潘立酮）和阿片类激动剂（美沙酮）也会导致 QT 间期延长。下述网站列出了导致 QT 间期延长的药物：https://www.crediblemeds.org。

抗心律失常药物诱导的长 QT 综合征。Ⅰ A 类和 Ⅲ 类药物能够阻断 K^+ 通道，延长心室复极，导致 QT 间期延长并增加 TdP 的易感性。奎尼丁引起的 TdP 发生率为 0.6% ～ 1.5%，大多数病例发生在开始用药的 48 h 内（图 13.30）。合并低钾血症或显著心动过缓会增加 TdP 风险。

索他洛尔引起的 TdP 发生率约为 2%（图 13.31），多非利特为 0.9% ～ 3.5%（图 13.32），伊布利特为 2% ～ 3%，胺碘酮低于 1%（图 13.33）。β 受体阻滞剂、钙通道阻滞剂、Ⅰ C 类药物以及 Ⅲ 类抗心律失常药物可导致窦房结和房室结功能障碍。美沙酮可导致 QT 间期延长和 TdP（图 13.34）。值得注意的是，食用葡萄柚汁也会导致 QT 间期延长[4]。

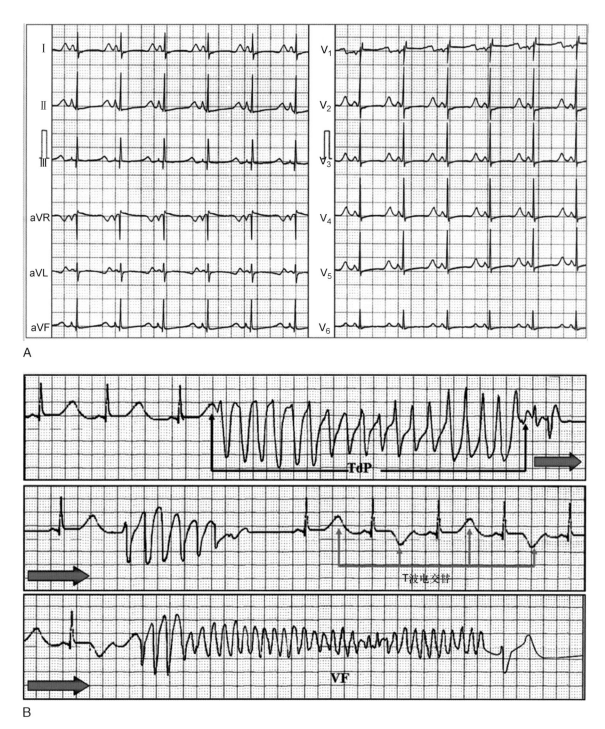

图 13.10　长 QT 综合征 3（LQTS3）。LQTS3 患者的心电图表现出了典型的 JT 段延长[10]。水平箭头显示心电图（ECG）的延续。（**A**）LQTS3 新生婴儿的心电图。明显的 ST 段延长和 T 波延迟。（**B**）心电图显示 QTc 为 670 ms，并且在 T 波电交替后出现一过性尖端扭转型室性心动过速（TdP）。T 波电交替是 LQT 的一个诊断特征，反映了复极过程中电不稳定性的增强。（From Perez-Riera AR，Barbosa-Barros R，Daminello Raimundo R，da Costa de Rezende Barbosa MP，Esposito Sorpreso IC，de Abreu LC. The congenital long QT syndrome type 3：an update. Indian Pacing Electrophysiol J. 2018；18：25-35.）。VF，心室颤动。箭头表示心电图连续

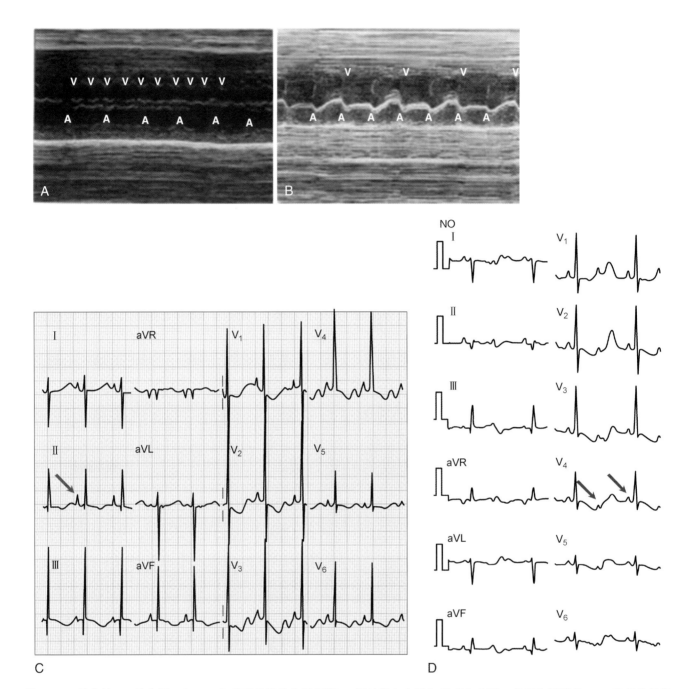

图 13.11　具有长 QT 综合征 3（LQT3）表型的胎儿在妊娠第 26 周时的心电图和超声心动图，表现为频繁的 2∶1 房室传导阻滞和非持续性室性心动过速[11]。患者具有 hERG 通道蛋白突变和 SCN5A 基因 N 端变异的复合效应，与自发或利多卡因诱发的室速有关。（A）M 型胎儿超声心动图，同时记录左室（V）和左房（A）。室速的诊断依据是快速心室率伴室房分离。（B）停用利多卡因后心动过速停止，心电图显示心房率 130 次 / 分伴 2∶1 下传。（C）出生不久后的心电图。走纸速度为 25 mm/s；1 mV = 10 mm。红色箭头所指为 P 波。窦性心率 104 次 / 分的校正 QT 间期为 600 ms，T 波增宽。（D）同一天，当窦性心率加速至 140 次 / 分时，由于 QT 间期过长，出现 2∶1 房室传导阻滞。箭头所指为 P 波

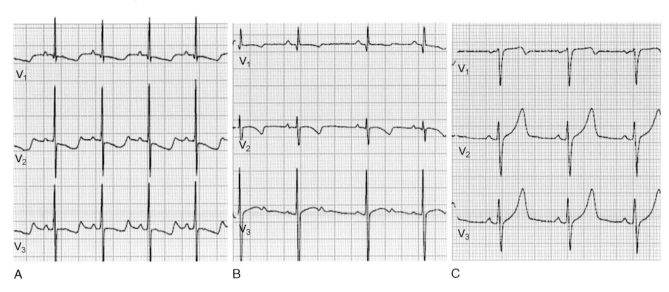

A B C

图 13.12 长 QT 综合征 1 的不同 T 波形态。(**A-C**) 基因监测诊断的长 QT 综合征 1 患者的心电图。(**A** 和 **B**) 两个姐妹的心电图。(**C**) 母亲的心电图 (图 13.5B 中的患者)。图 A、B、C 分别显示了双向、伴切迹和高尖的 T 波

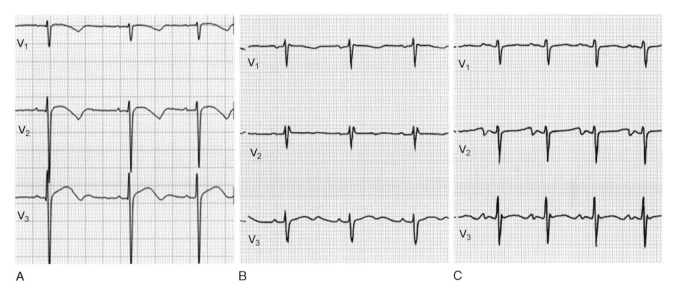

A B C

图 13.13 长 QT 综合征 2 不同的 T 波形态。(**A-C**) 是 3 名不同长 QT 综合征 2 患者的心电图

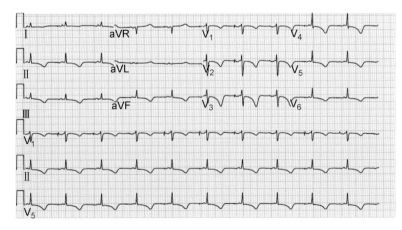

图 13.14 长 QT 综合征 5。43 岁女性,心电图示 QT/QTc 延长 (536/536 ms),该患者有猝死家族史 (姐姐和女儿),且因心动过缓植入了双腔起搏器

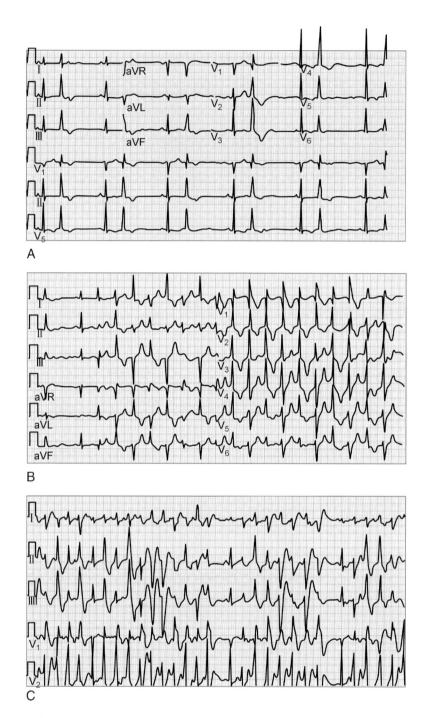

图 13.15 Andersen-Tawil 综合征患者的心电图。（**A**）静息时标准 12 导联心电图示窦性心律伴右束支传导阻滞型室早二联律。（**B**）静息时标准 12 导联心电图示双向性室性心动过速。均为无症状性心律失常[12]。（**C**）在运动试验期间记录的 6 导联心电图，注意多形性室性心动过速的短暂发作（Reproduced with permission from Schoonderwoerd BA，Wiesfeld AC，Wilde AA，et al. A family with Andersen-Tawil syndrome and dilated cardiomyopathy. Heart Rhythm. 2006；3（11）：1346-1350.）

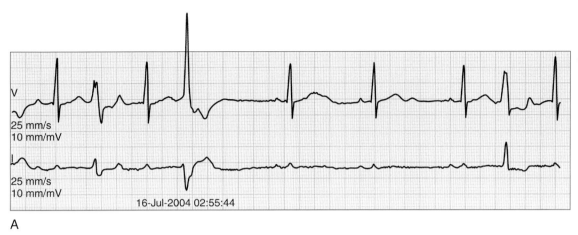

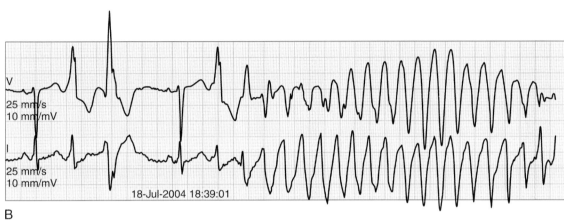

图 13.16　心电监测示：（**A**）很少见的连续 3 个窦性搏动。注意 T 波下降支延长、QTU 间期延长伴显著 U 波。（**B**）尖端扭转型室性心动过速。患者在此期间出现头晕，其血钾水平为 4.0 mmol/L^[12]（Reproduced with permission from Schoonderwoerd BA，Wiesfeld AC，Wilde AA，et al. A family with Andersen-Tawil syndrome and dilated cardiomyopathy. Heart Rhythm. 2006；3（11）：1346-1350.）

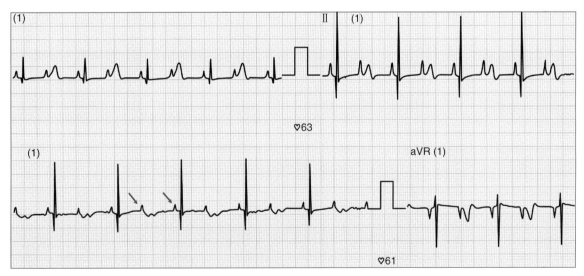

图 13.17　Timothy 综合征。由于心室不应期较长，心电图表现为窦性心律（60 次 / 分）伴 2 ∶ 1 房室传导阻滞，QT 间期为 570 ms^[14-15]。红色箭头所示为 P 波（Reproduced with permission from Lo-A-Njoe SM，Wilde AA，van Erven L，Blom NA. Syndactyly and long QT syndrome（CaV1.2 missense mutation G406R）is associated with hypertrophic cardiomyopathy. Heart Rhythm. 2005；2（12）：1365-1368.）

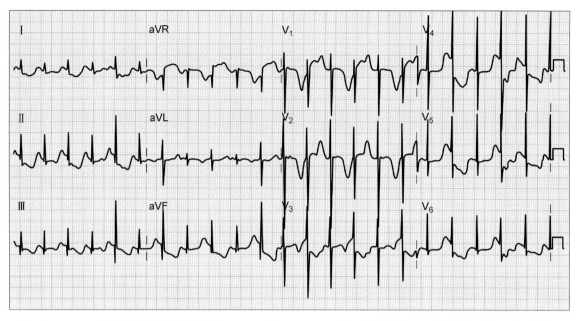

图 13.18 另一名 Timothy 综合征患者的心电图显示 QT/QTc 为 420/650 ms 伴 T 波电交替。V₂ 导联倒置的 T 波延伸到下一个 QRS 波群起始 [15]（Reproduced with permission from Lo-A-Njoe SM，Wilde AA，van Erven L，Blom NA. Syndactyly and long QT syndrome（CaV1.2 missense mutation G406R）is associated with hypertrophic cardiomyopathy. Heart Rhythm. 2005；2（12）：1365-1368.）

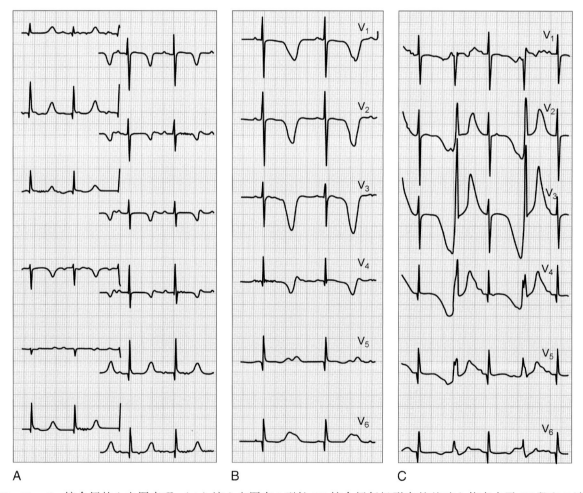

图 13.19 Timothy 综合征的心电图表现。（**A**）该心电图在 3 型长 QT 综合征复极形态的基础上伴有水平 ST 段和 T 波低平。（**B**）胸前导联显示巨大负向 T 波。（**C**）显著 T 波电交替伴心室复极显著延长，每隔一个心搏就会出现室内传导延迟（Zipes DP，Jalife J. Cardiac Electrophysiology：From Cell to Bedside. 7th ed. Philadelphia，PA：Saunders；2017.）

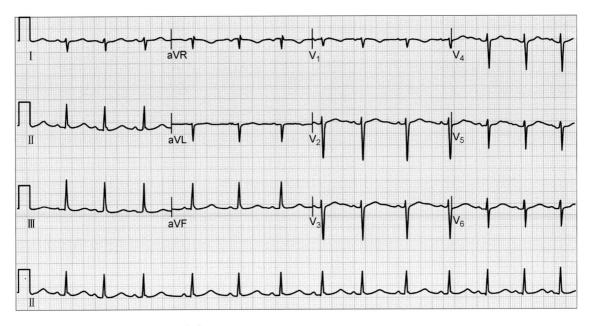

图 13.20　长 QT 综合征 9 患者的心电图[16]（Reproduced with permission from Vatta M，Ackerman MJ，Ye B，et al. Mutant caveolin-3 induces persistent late sodium current and is associated with long-QT syndrome. Circulation. 2006；114（20）：2104-2112. ）

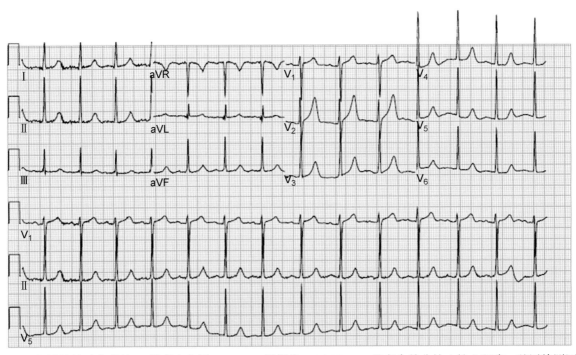

图 13.21　22 岁男性晕厥患者的 12 导联心电图：QT/QTc 间期为 420/493 ms。患者合并非缺血性心肌病。基因检测证实为长 QT 综合征 12（由于编码 Syntrophin α 的 SNTA1 基因突变）

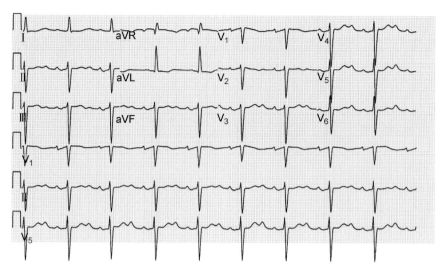

图 13.22　肥厚型心肌病合并长 QT 综合征伴显著 U 波，患者以晕厥和尖端扭转型室性心动过速就诊，进一步检查发现合并左室向心性肥厚伴左室流出道梗阻

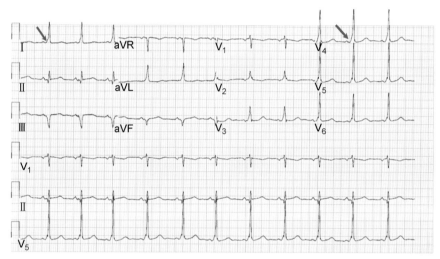

图 13.23　一名 45 岁男性患者因痛风急性发作入院，偶然发现心电图表现为心室预激，QT/QTc 为 512/552 ms。红色箭头表示 delta 波。患者未服用任何延长 QT 间期的药物，在住院期间出现尖端扭转型室性心动过速，并通过直流电复律成功复苏

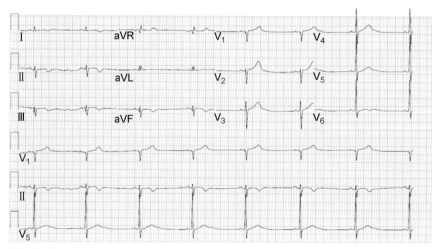

图 13.24　长 QT 综合征伴碎裂 QRS 波。心电图显示 aVL、Ⅲ 和 aVF 导联碎裂 QRS 波。获得性长 QT 综合征中，碎裂 QRS 波增加尖端扭转型室速风险，该患者出现过心搏骤停

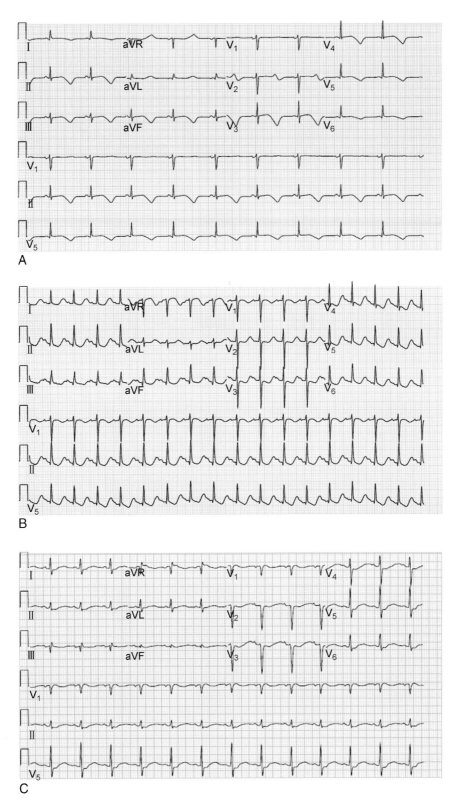

图 13.25 （**A**）低钾血症（K^+ 2.8 mmol/L）患者的心电图，QTc/QT 间期为 662/645 ms。患者患有尖端扭转型室速（未显示）。（**B**）一名患有腺癌广泛转移的 45 岁患者，在 K^+ 为 1.9 mmol/L 和 Mg^{2+} 为 1.7 mmol/L 的情况下出现长 QT 综合征。注意 QT 间期难以测量，因为它延伸到下一个 P 波。（**C**）一名 58 岁男性因使用利尿剂引起的严重低钾血症而出现尖端扭转型室速（未显示），QT/QTC 间期为 494/556 ms

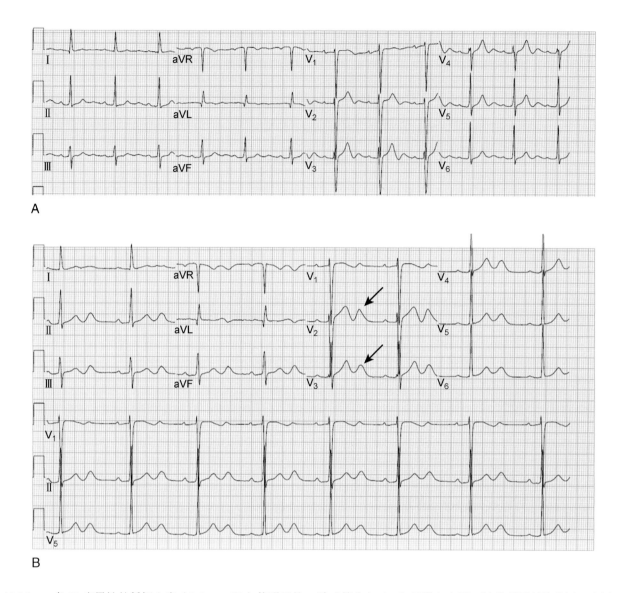

A

B

图 13.26　一名 80 岁男性的低钾血症（2.6 mmol/L）伴明显的 U 波（箭头）。（A）基线心电图，随着利尿剂的使用心电图开始发生改变。（B）QT/QTc 间期为 457/400 ms，而 QTU 间期为 760 ms

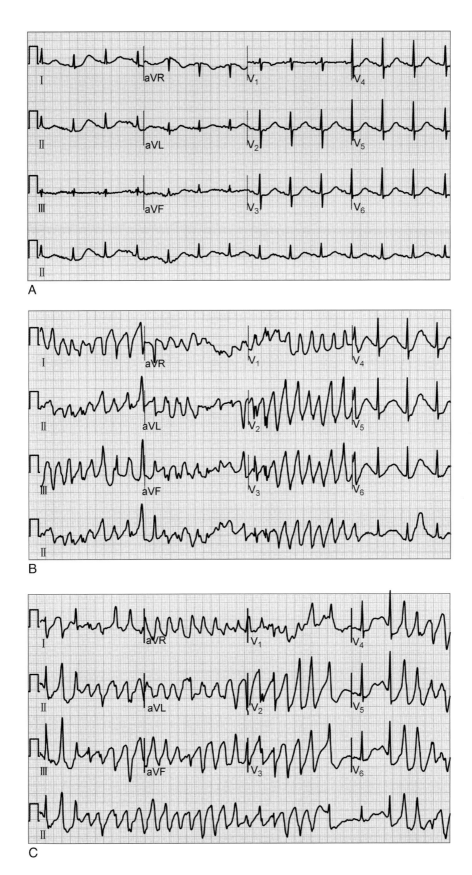

图 13.27　糖尿病酮症酸中毒患者与低钾血症（2.5 mmol/L）相关的尖端扭转型室速。（**A**）基线 QT/QTc 间期为 560/666 ms。（**B** 和 **C**）心电图示短阵的快速尖端扭转型室速。快速纠正电解质紊乱可改变这一心电图表现

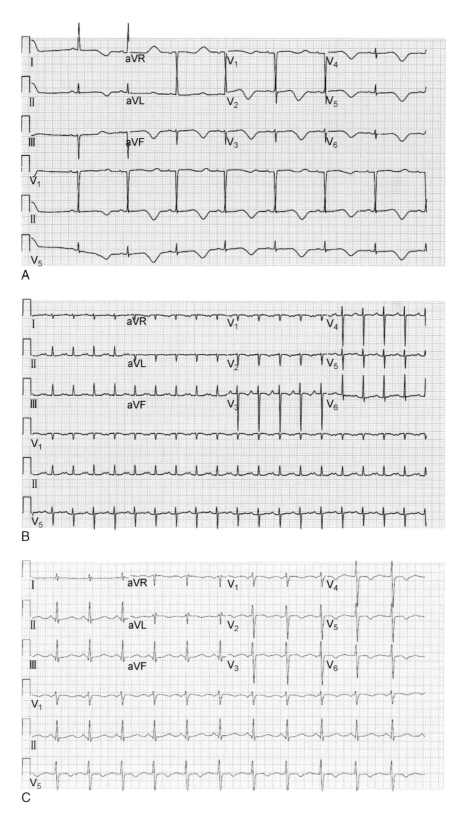

A

B

C

图 13.28 低钾血症和低钙血症。心电图（ECG）表现与血清电解质水平不平行。（A）一名男性肾衰竭患者血液透析时的心电图，K$^+$水平为 3.0 mmol/L，Ca^{2+}水平为 1.98 mmol/L。QT/QTc 间期为 730/648 ms。纠正电解质紊乱后，QTc 间期正常。（B）K$^+$水平为 3.0 mmol/L 和 Ca^{2+}水平为 1.98 mmol/L 的患者的心电图。QT/QTc 间期为 446/614 ms。（C）低钾血症（K$^+$2.2 mmol/L）合并低钙血症（Ca^{2+}1.85 mmol/L）的心电图

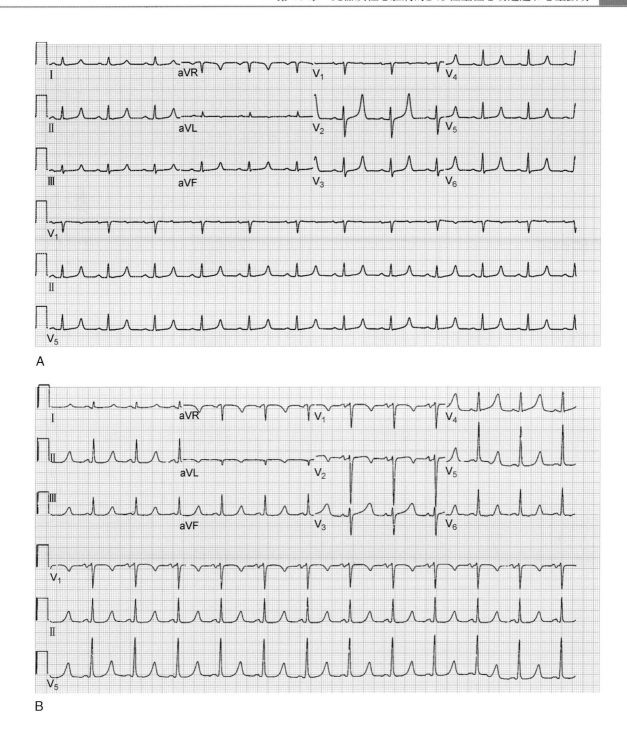

图 13.29 低钙血症合并高钾血症导致长 QT 间期（更常见于慢性肾衰竭患者）。JT 段延长、胸前导联 T 波高尖。（**A**）低钙（Ca^{2+} 1.65 mmol/L）和高钾（K^+ 5.9 mmol/L）时的心电图。QT/QTC 间期为 344/516 ms。（**B**）低钙（Ca^{2+} 1.75 mmol/L）和高钾（K^+ 6.9 mmol/L）时 QT 间期延长，QT/QTC 间期为 480/534 ms

脑血管意外

脑血管意外的心电图表现包括侧壁导联短暂的 ST-T 改变。典型表现是平坦或略微负向的 T 波、水平或下斜型 ST 段，有时可伴轻度 ST 段压低（图 13.35）。少数患者呈一过性 QT 间期延长和一过性 U 波。心电图特征确实与计算机断层成像显示的血管病变或临床表现相关。

短 QT 综合征

短 QT 综合征（SQTS）与心脏电压门控 K⁺通道基因 *KCNH2*（SQTS1）、*KCNQ1*（SQTS2）和 *KCNJ2*（SQTS3）的功能增强突变、L 型 Ca^{2+} 通道基因 *CACNA1C*（SQTS4）、*CACNB2b*（SQTS5）、*CACNB2AD1*（SQTS6）和 Na⁺通道 *SCN5A*（SQTS7）

功能缺失突变有关。某些 SQTS4 和 SQTS5 表现为 Brugada 样心电图改变伴 $V_1 \sim V_3$ 导联 ST 段抬高，上述表现可缩短心室复极。SQTS 与室速 / 室颤和心脏性猝死以及房颤的风险相关。诊断遗传性 SQTS，除了短 QTc（< 370 ms）外，还需要以下心电图表现：

1. ST 段广泛性缺失，QRS 波直接连接 T 波（图 13.36 和图 13.37）。

2. T 波高尖且基部狭窄，尤其是在胸前导联，该变化类似于高钾血症中的 T 波改变。

3. U 波常突出，并与 T 波相隔一个等电位 TU 段。

4. QT 间期随心率变化的依赖性最小，即使心率缓慢，QT 间期也不延长。

5. 与因其他原因偶然出现短 QTc 的患者相比，T 波波峰至 T 波结束的间期相对延长（81 ms±21 ms *vs.* 67 ms±13 ms，P < 0.001），表明跨壁复极离散度增加[5]。

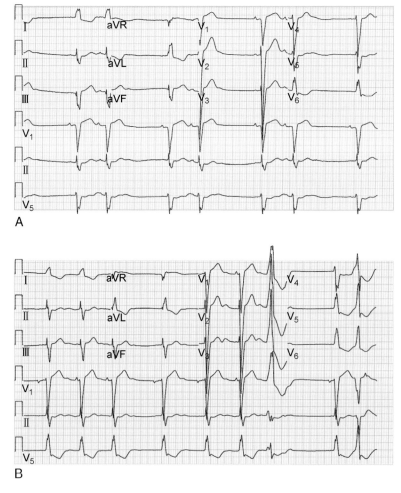

图 13.30 奎尼丁诱导的尖端扭转型室速（TdP）。冠心病患者正在接受奎尼丁治疗房颤。（**A**）基线心电图示窦性心律，二度 I 型窦房传导阻滞，左束支传导阻滞和电轴左偏。QT/QTc 间期为 588/508 ms。（**B**）在出现图（**C**）中的节律之前，心电图和心电监测中可见窦性和房性节律伴频发室早。QT/QTc 间期为 535/506 ms。（**C**）患者在睡眠期间出现自限性 TdP，持续了 2.5 min

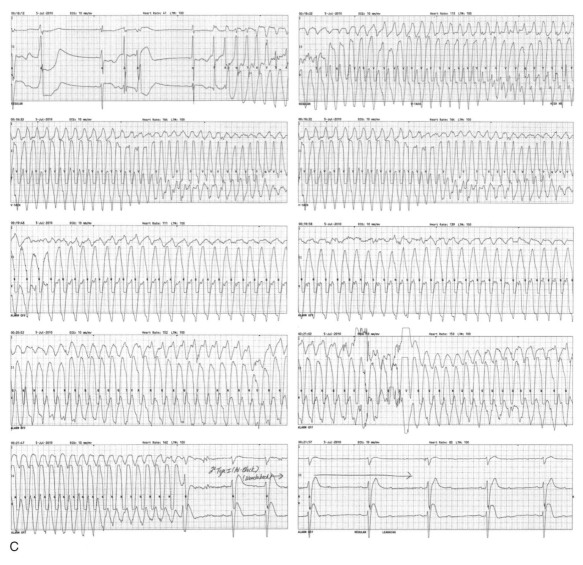

C

图 13.30 （续）

获得性 SQTS 的原因包括高钾血症、高钙血症（图 13.38）、酸中毒、发热、心动过速、神经张力的改变、药物［如地高辛、美西律、睾酮、拟交感药物、卢非酰胺（一种抗惊厥药物）］，因此，SQTS 的诊断主要基于临床表现、心电图特征和基因检测（表 13.4）。

Brugada 综合征

Brugada 综合征的特点是右胸（V₁ ~ V₃）导联 ST 段抬高；不完全或完全性右束支传导阻滞，易发生多形性室速；而心脏性猝死（SCD）多在休息或睡眠时发生。男性发病率更高，呈常染色体显性遗传，平均发病年龄为 40 岁，相关基因的表达与年龄相关，并具有可变性。仅有 15% ~ 30% 的 Brugada 综合征家族为 *SCN5A* 基因突变。其他与 Brugada 综合征有关的钠和钙通道突变包括 *SCN1B*、*CACNA1C*、*CACNB2* 以及甘油 -3- 磷酸脱氢酶 1 样蛋白相关 *GDP1L* 基因突变。据估计，在所有导致心脏性猝死的原因中，Brugada 综合征占 4%，在心脏结构正常的患者中高达 20%[6]。成人心电图中记录到 Brugada 样改变的患病率在 0.05% 和 0.6% 之间。这种心电图在有症状及无症状患者中均存在。

在右胸前导联中，Brugada 有三种复极表现（表 13.5）。0 型 Brugada 综合征的特征是 J 波振幅或 ST 段抬高 ≥ 2 mm（0.2 mV），T 波消失或呈轻微负向（振幅 < 1 mm），期间没有或仅存在很短的等电位线。1 型 Brugada 综合征样表现包括穹隆样 ST 段抬

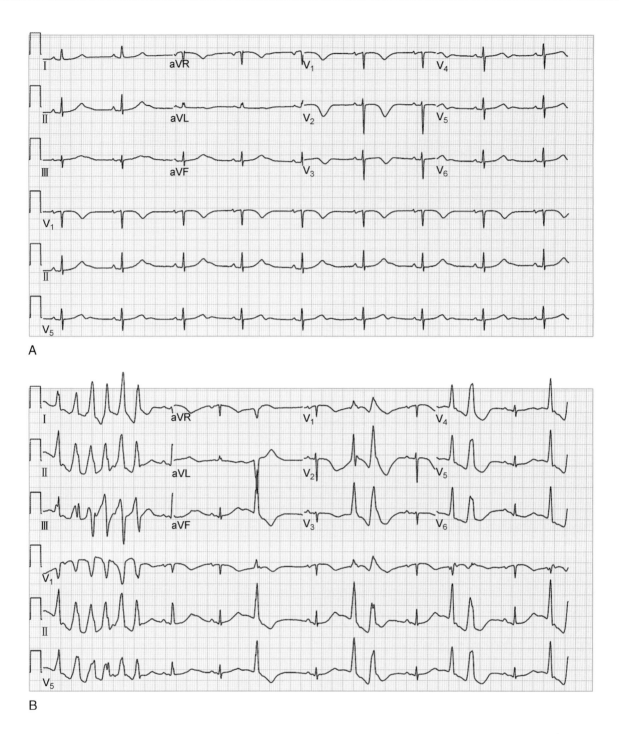

A

B

图 13.31 索他洛尔治疗诱发的尖端扭转型室速。（**A**）心电图示开始索他洛尔治疗后 QT 间期延长。患者后来出现短阵尖端扭转型室速、单发和成对室早（**B**）。停用索他洛尔并静脉补镁后心律失常得以纠正

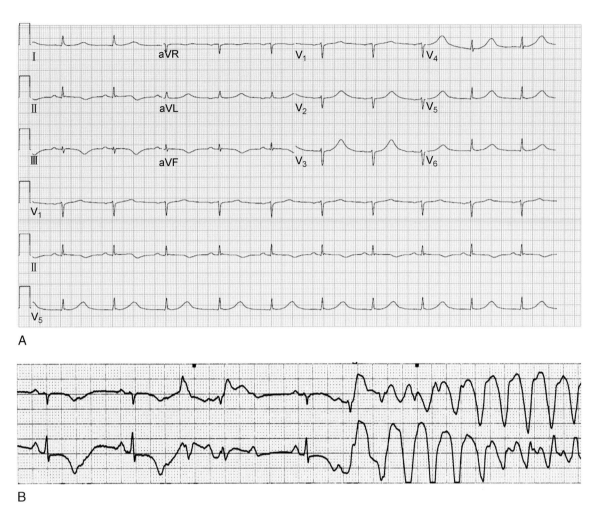

图 13.32　多非利特诱发 QT 间期延长。（A）急性下壁心肌梗死患者出现室颤和心搏骤停。心搏骤停后应用胺碘酮治疗。QT/QTc 间期为 566/569 ms。胺碘酮治疗期间，即使 QT 间期显著延长，TdP 发生风险也低于 1%。（B）多非利特（500 mg 2 次/日，持续 3 个月）治疗后患者出现 TdP 并需体外直流电复律

高≥ 2 mm、完全或不完全性右束支传导阻滞伴 T 波倒置。Brugada 综合征确诊需要满足在≥ 1 个右胸前导联（$V_1 \sim V_3$）中存在 1 型 Brugada 样表现（可用钠通道阻滞剂激发），并伴有以下情况之一：VF 发作证据、多形性 VT、45 岁以下的 SCD 家族史、家庭成员心电图出现穹隆样 ST 段抬高、程序性电刺激诱发 VT、晕厥或夜间临终样呼吸（图 13.39）。Brugada 综合征的其他心电图表现包括 QT 间期延长、房室传导阻滞（H-V 间期延长）和房性心律失常（包括房颤）。Brugada 综合征房颤的发生率为 20%。Brugada 综合征的心电图表现可能会随时发生变化，当心电图无典型表现时，可以通过钠通道阻滞剂（图 13.40）和迷走神经刺激来激发。即使同一

患者的心电图表现每天都在发生变化，有时可能完全正常。心电图表现不断变化会增加心脏事件的风险[18]。很多生理和环境因素都会影响 Brugada 综合征患者的临床表现。刺激迷走神经或拮抗交感神经的药物可诱发典型 Brugada 样心电图表现（图 13.41 和图 13.42）。

发热、暴饮暴食、使用可卡因、过量饮酒和过量服用三环类抗抑郁药可能诱发 VT/VF 事件。自发 1 型心电图患者出现首次心律失常事件（VT/VF）的时间比药物激发出 1 型心电图表现者更短。值得注意的是，儿茶酚胺类药物（如异丙肾上腺素）大多情况下对 Brugada 综合征伴 VT 无效，而迷走神经刺激可能会加重其表现。长期奎尼丁治疗有助于减少

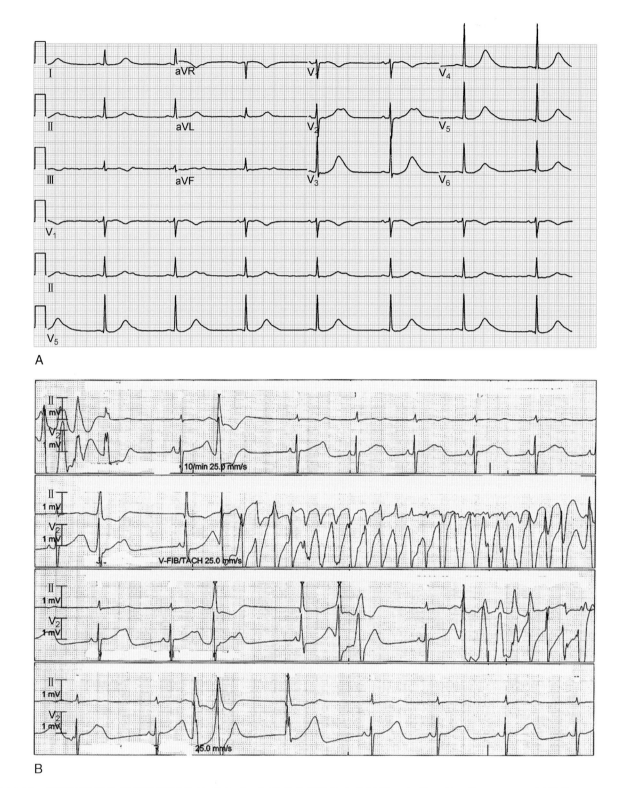

A

B

图 13.33 胺碘酮诱发尖端扭转型室速（TdP）。（**A**）患者出现窦性心动过缓，心率 43 次 / 分，QT/QTc 间期为 672/568 ms。（**B**）心律图示频发室性早搏（PVC）、二联律并发作两次 TdP。两次 TdP 发作均被短–长–短周期触发

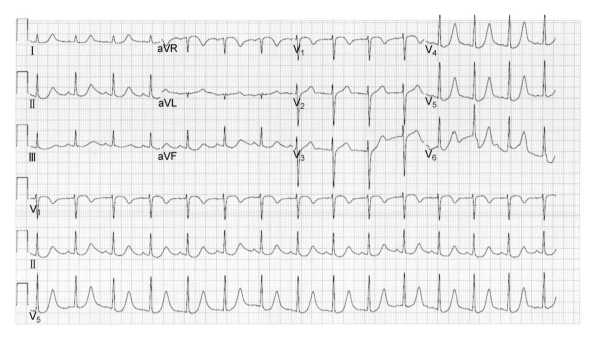

图 13.34　美沙酮诱发的长 QT 综合征（QT/QTc = 400/511 ms）。患者接受美沙酮治疗时出现 TdP（图未显示）

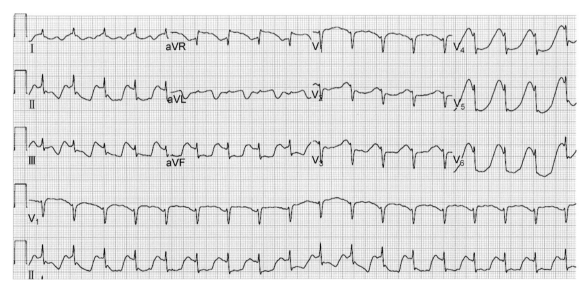

图 13.35　蛛网膜下腔出血后出现长 QT 综合征。心电图示广泛导联 ST 段压低和 QT 间期延长

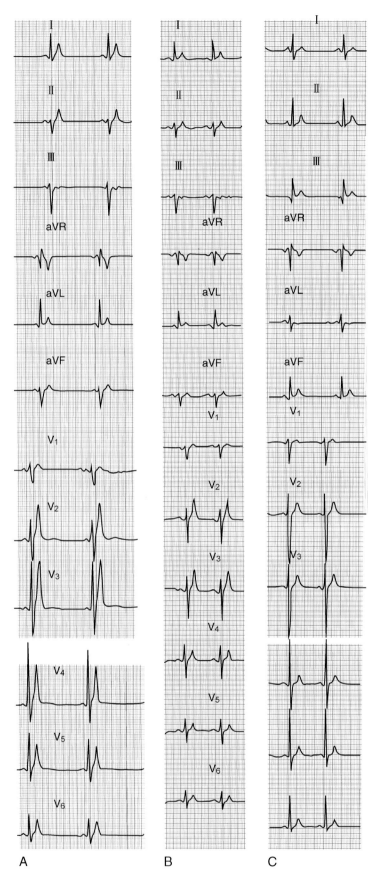

图 13.36 短 QT 综合征。患者 12 导联心电图示窦性心律，心率 52 次 / 分，电轴左偏，QTc 280 ms，纸速 25 mm/s（Gaita F，Giustetto C，Bianchi F，et al. Short QT syndrome：a familial cause of sudden death. Circulation. 2003；108：965-970.）

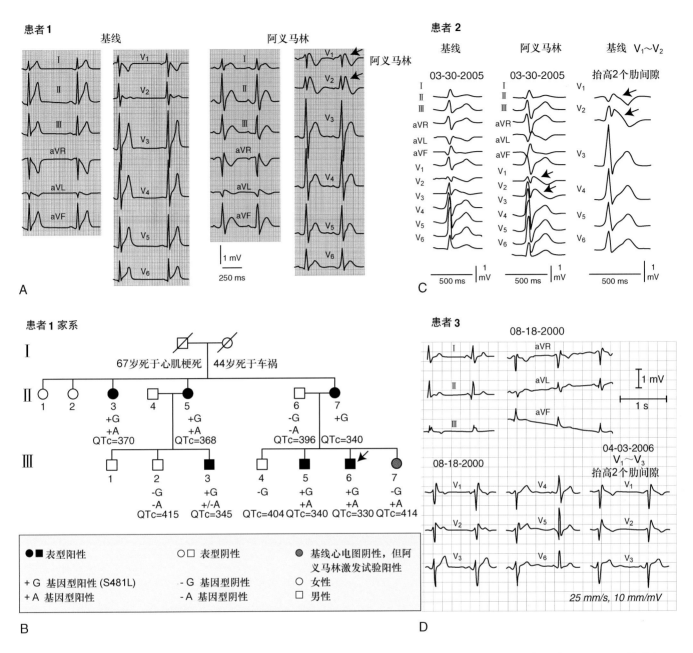

图 13.37 4 型短 QT 综合征患者服用阿义马林治疗前后的 12 导联心电图（V₁ 和 V₂ 导联上移 2 个肋间隙），V₁ ～ V₂ 导联表现为 Brugada 样 ST-T 改变。箭头示阿义马林治疗期间显著 ST-T 改变（Reproduced with permission from Antzelevitch C，Pollevick GD，Cordeiro JM，et al. Loss-of-function mutations in the cardiac calcium channel underlie a new clinical entity characterized by ST-segment elevation，short QT intervals，and sudden cardiac death. Circulation. 2007；115（4）：442-449.）

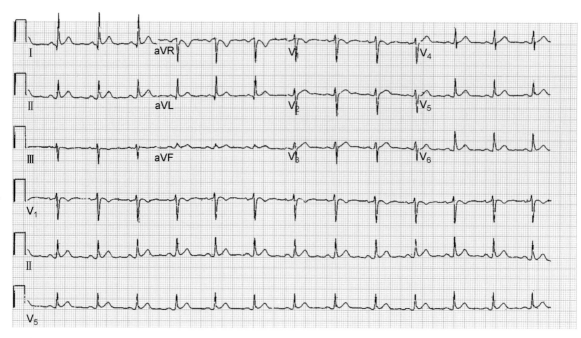

图 13.38 高钙血症心电图（血钙：2.9 mmol/L）患者由于心肌复极时间缩短导致 JT 段消失、短 QT 间期。QT/QTc 间期为 320/368 ms

表 13.4 短 QT 综合征的诊断标准	
参数	分值
QT_C（ms）	
＜ 370	1
＜ 350	2
＜ 330	3
J 点 -T 波尖峰间期＜ 120 ms	1
临床表现[a]	
心搏骤停史	2
多形性室速 / 室颤证据	2
无法解释的晕厥	1
心房颤动	1
家族史[a]	
一级亲属或二级亲属诊断为高概率 SQTS	2
一级亲属或二级亲属发生尸检阴性的猝死	1
婴儿猝死综合征	1
基因型[a]	
基因型监测阳性	2
已知致病基因意义未明的突变	1

SQTS，短 QT 综合征。

[a] 为获得此附加分值，心电图部分最低必须获得 1 分。高概率 SQTS：≥ 4 分，中等概率 SQTS：3 分，低概率 SQTS：≤ 2 分。心电图：必须在没有已知可缩短 QT 间期的情况下记录。J 点 -T 波尖峰间期必须在最大 T 波振幅的胸前导联测量。临床表现：事件必须发生在无明确病因（包括器质性心脏病）的情况下。心搏骤停确证的多形性室速或原因不明的晕厥当中只有一项可获得分值。家族史：此部分只能获得一次分值

表 13.5　Brugada 综合征的心电图表现 [18]

心电图改变类型	V₁ ~ V₃ 导联 ST 段变化	ST 段形态	ECG
0 型	J 波或 ST 段抬高 ≥ 2 mm 伴 T 波浅倒置（< 1 mm），期间等电位线消失或很短	穹隆样	
1 型	J 波或 ST 段抬高 ≥ 2 mm 伴 T 波倒置，期间等电位线消失或很短	穹隆样	
2 型	J 波振幅 ≥ 2 mm，ST 段起始显著抬高、随后缓慢下降且最低点仍高于基线 ≥ 1 mm，伴 T 波直立或双向，呈马鞍样 ST 段抬高	马鞍样	
3 型	J 波幅度 ≥ 2 mm 但右胸导联 ST 段抬高 < 1 mm	穹隆样或马鞍样	

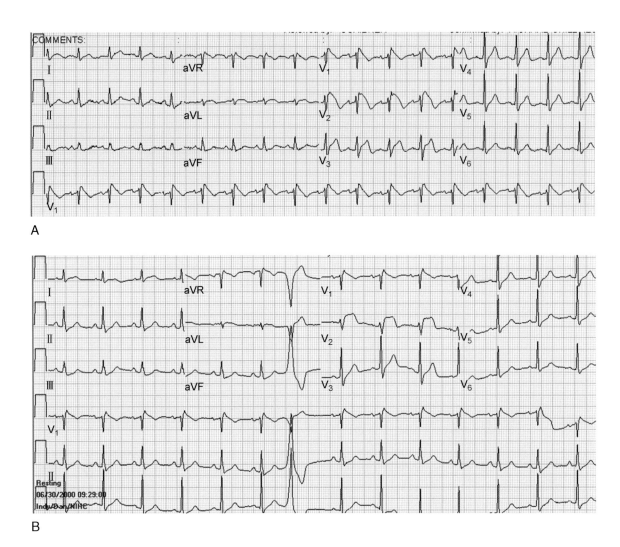

图13.39 一位心搏骤停的Brugada综合征患者的心电图。（**A**）心电图示 V_1 ~ V_2 导联J点抬高2 mm伴下斜型ST-T改变。（**B**）起源于右室流出道的单发室早。大多数室速是由右室流出道的类似室早触发的

Brugada综合征的心律失常事件。Brugada综合征的高危心电图表现包括：自发1型Brugada波、Ⅰ导联深S波、aVR导联明显R波，以及碎裂QRS波。

心电图的Brugada样表现也可见于非典型右束支传导阻滞、早复极、左室肥厚、急性心包炎、急性心肌缺血、冠状动脉疾病、肺栓塞、变异型心绞痛、主动脉夹层、各种中枢和自主神经系统疾患、杜氏肌营养不良、高钾血症（图13.43）、高钙血症、致心律失常型右室发育不良/心肌病、漏斗胸、低体温、使用可卡因、三环类抗抑郁药过量和右室流出道的机械压迫（如纵隔肿瘤）。直流电复律后偶可出现一过性Brugada样心电图表现，可持续数小时。

儿茶酚胺敏感性多形性室性心动过速

儿茶酚胺敏感性多形性VT（CPVT）是一种高度恶性的致心律失常疾病，其特征是心脏结构正常的患者中运动或情绪诱发的多形性VT。CPVT与心脏 *RyR2* 或 *CASQ2* 的突变相关，分别为常染色体显性遗传和隐性遗传。静息心电图通常无显著改变，某些患者可表现为窦性心动过缓和明显的U波。通常，CPVT在运动试验或动态心电图监测期间（运动期间）会出现频发性单形性或多形性PVC。随着运动持续，会出现双向性VT、多形性VT以及室上性心律失常（在近3/4的患者中）。在运动试验期间心

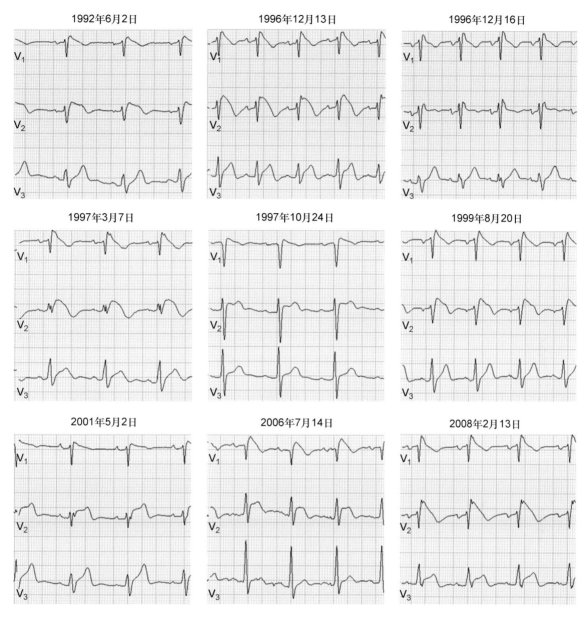

图 13.40　与图 13.39 同一名发作过室颤及心脏停搏的 Brugada 综合征患者的系列心电图。心电图示 18 年来 ST-T 消长变化。最初心电图来自 1992 年。1996 年患者出现室颤并植入 ICD。2001 年有对多形性室速 / 室颤的有效 ICD 放电。患者 2010 年 2 月最后随访后再无 ICD 放电事件

率持续在 110 ～ 130 次 / 分时，往往会出现室性心律失常。双向性 VT 是 CPVT 的特征性心律失常，其特征是 QRS 波电轴逐跳旋转 180° 并交替变化（图 13.44）。Baher 等[8] 将简化的希-浦系统和兔心室的二维解剖模型相结合，该系统中，心率增快时会出现延迟后除极诱发的室性二联律，而希-浦系统中每个部位的心率阈值均不同。当心率增快并超过第一个部位的二联律阈值时，则会出现室早二联律，后者导致心率增快并超过第二个部位的二联律阈值。

由此可见，第一个部位起源的室早触发了第二个部位起源的室早，而第二个部位起源的室早则再次触发第一个部位起源的室早，并如此往复。因而两个部位的二联律产生双向性 VT，而上述现象发生在 3 个或更多的部位则会产生多形性 VT。

仅有 35% 的患者会出现双向性 VT，其余患者为多形性 VT 或 VF（图 13.45 至图 13.47）。当运动停止时，心律失常逐渐消失。U 波在 CPVT 中非常常见，但并不是 CPVT 的诊断标准。当诱发 VT 时，

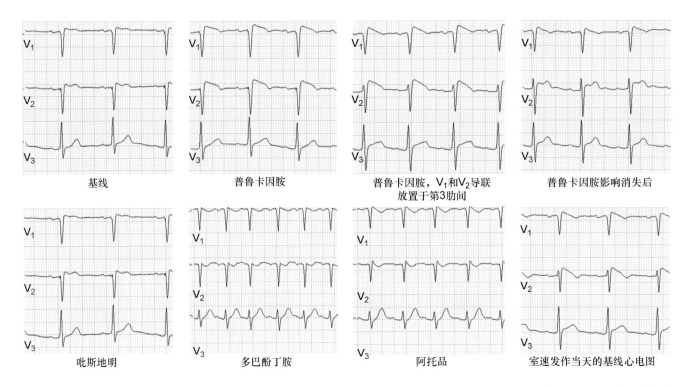

图 13.41　一位 1 型 Brugada 患者心电图 Brugada 波自动消失。后续药物试验证明 ST-T 从 3 型变化至典型的 1 型，输注普鲁卡因胺后 V$_1$ 和 V$_2$ 导联 ST 段下斜型抬高大于 2 mm，而输注多巴酚丁胺和阿托品后 ST 段变化较小

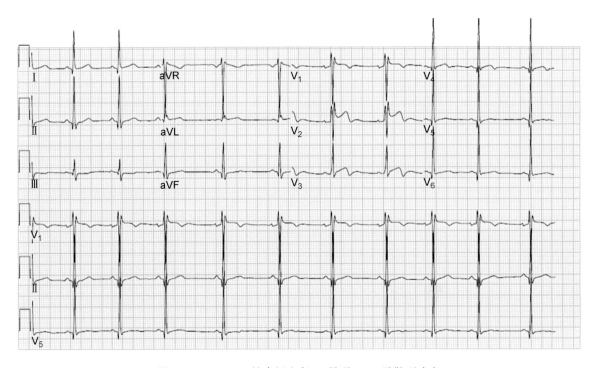

图 13.42　Brugada 综合征患者 V$_2$ 导联 ST-T 马鞍型改变

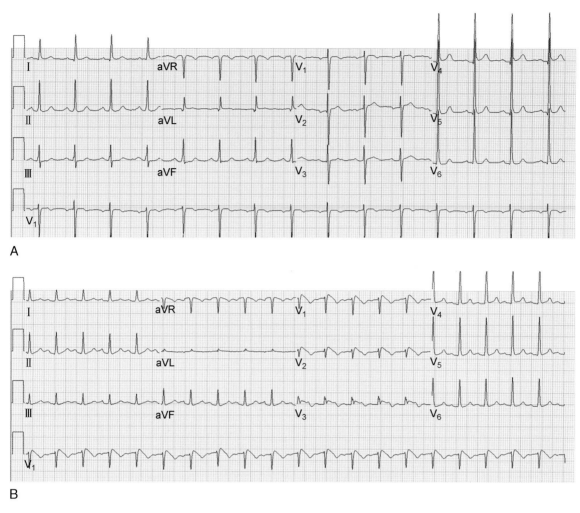

图 **13.43**　高钾血症患者 Brugada 样心电图。（**A**）血钾水平 4.1 mmol/L 的无器质性心脏病 62 岁男性患者的基线心电图。（**B**）脓毒症和肾衰竭继发酸中毒、高钾血症（血钾 6.5 mmol/L）时患者出现 Brugada 样心电图

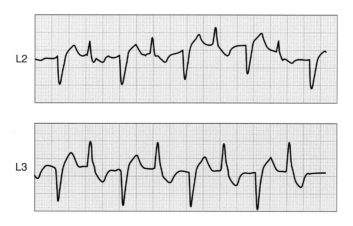

图 **13.44**　一位 11 岁儿茶酚胺敏感性多形性室速患者心律条带图示双向性室速

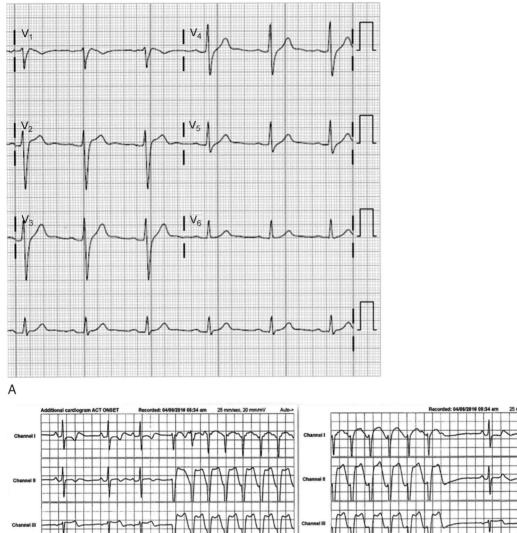

A

B

C

图 13.45 一位 24 岁男性患者初感心悸后晕厥。其初始心电图无特异表现（A），动态心电图示非持续性室速（B）。仔细回顾患者先前心电图示 1 型 Brugada 样心电图改变（C）。因此患者植入皮下 ICD。然而 1 个月期间患者经历多次 ICD 电风暴。有些电击无法成功转复。（D）患者对胺碘酮和利多卡因不敏感。随后静脉推注异丙肾上腺素有效。患者经电生理检查及心外膜和心内膜的电解剖标测（F），在右室基底和右室流出道可见心外膜缓慢传导 / 瘢痕（蓝色和绿色点）并可诱导出室速 / 室颤，且成功消融（褐红色点）。红色区域代表瘢痕，紫色区域代表健康心肌，绿色区域代表瘢痕边缘地带。消融后心电图示 V₁ ～ V₃ 导联 ST-T 恢复正常（G）。3 年来患者未再发心律失常。AblD，消融导管远端；AblP，消融导管近端；CS，冠状窦；HISP，希氏束近端；HISM，希氏束中段；HISD，希氏束远端；LAD，左前降支；LV，左心室；RCA，右冠状动脉；RV，右心室；RVA，右室心尖部；RVOT，右室流出道

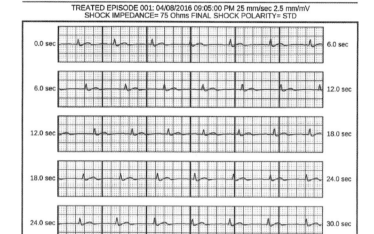

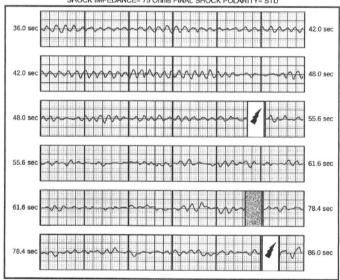

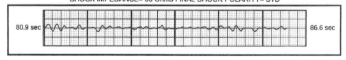

D

图 13.45 （续）

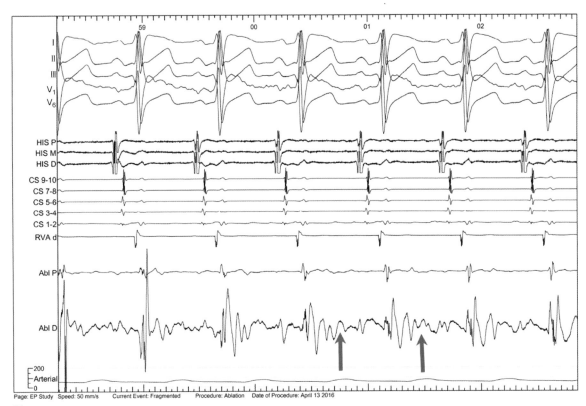

E

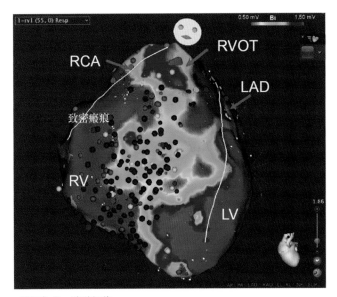

紫红色点：消融部位
蓝色点：晚电位部位
绿色点：延迟激动部位

F

图 13.45 （续）

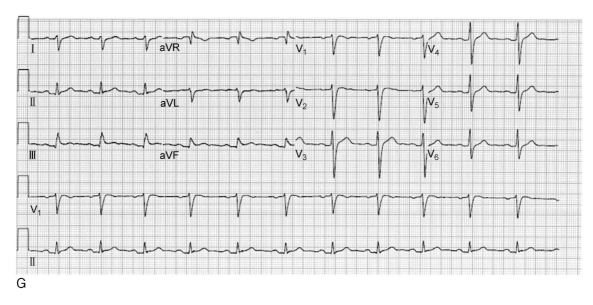

图 13.45 （续）

可以看到运动恢复阶段的 U 波电交替（U 波逐跳变化）。双向性 VT 也见于其他疾病（表 13.6）。CPVT（情绪或运动诱发的 VT）表型也可能发生在其他情况下（框 13.1）。

特发性心室颤动

特发性 VF 在 SCD 患者中约占 8%。有 31% 的特发性 VF 患者存在早复极表现（定义为下壁导联或侧壁导联 QRS-ST 交界抬高 ≥ 0.1 mV 伴 QRS 波顿挫或切迹），而该现象在普通人群中只有 5%（$P < 0.001$）[19]（图 13.51）。在其他患者中，心电图通常无除极异常（窦性心律，P-R 间期和 QRS 波时程正常）或复极异常表现（无 ST-T 改变或 QT 间期延长）。VF 通常由单发 PVC 诱发，而该 PVC 往往起源于浦肯野纤维网，因此，消融罪犯 PVC 前的浦肯野电位可以治愈或减少 VF 的复发。当然，PVC 也可以起源于心室的任何其他部位。在一项纳入 38 例特发性 VF 患者的研究中，平均联律间期为 291 ms±39 ms[17]，右室流出道起源 PVC 的联律间期比左室浦肯野纤维起源者更长（355 ms±23 ms vs. 276 ms±22 ms，$P = 0.001$）。此外，希-浦系统起源的单形性 PVC 也可在冠心病患者中触发 VT/VF 事件（图 13.52）。

短联律间期 TdP

Leenhardt 等在 14 例有 SCD 或 SCD 家族史的患者中报道了短联律间期的 TdP。它定义为诱发多形性 VT 的 PVC 为短联律间期（245 ms±28 ms）[18]。但在这些患者中，QT 间期是正常的，因此该报道对 TdP 的定义仍有待商榷，这些病例也可能是特发性 VF 的一种类型。维拉帕米对 VT/VF 发作部分有效，但维拉帕米不能预防 SCD（图 13.53）。

早复极异常：早复极通常是一种良性的心电图表现，极少有 VF 和 SCD 的风险[20]。早复极的诊断标准如下：

1. 在无法解释的 VF/多形性 VT 中复苏的患者中出现：≥ 2 个 QRS 波末端存在 J 点抬高 ≥ 1 mm，或在相邻的下壁和（或）侧壁导联中存在 R 波下降支顿挫伴或不伴 ST 段抬高。

2. ≥ 2 个连续导联的 QRS 波终末切迹或 J 波（Jp）峰值 ≥ 0.1 mV，不包括 V$_1$ ～ V$_3$ 导联。

3. QRS 波时限（在不存在切迹或顿挫的导联中测量）< 120 ms（图 13.54 和图 13.55）。

长间歇依赖的尖端扭转型室速

在伴或不伴器质性心脏病的患者中很少出现心动过缓依赖性 TdP。通常，该类型的 TdP 是在房室

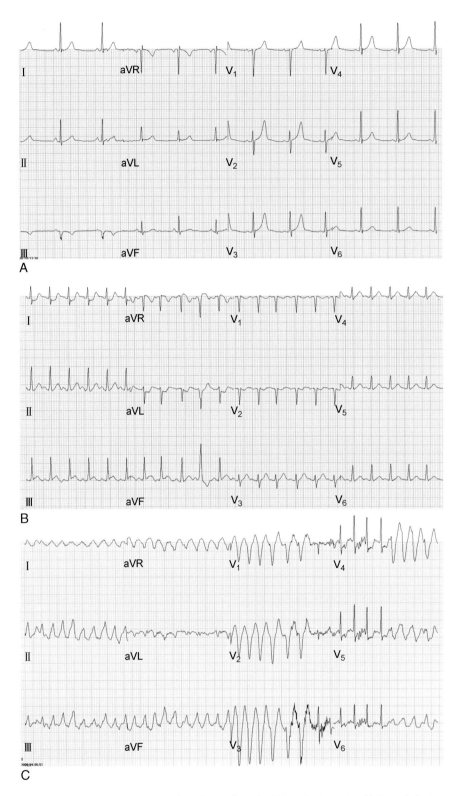

图 13.46　一位 64 岁男性晕厥患者心电图（**A**）。运动试验显示快速多形性室速（**B-D**），休息后消失（**E**）。最后诊断为儿茶酚胺敏感性多形性室速

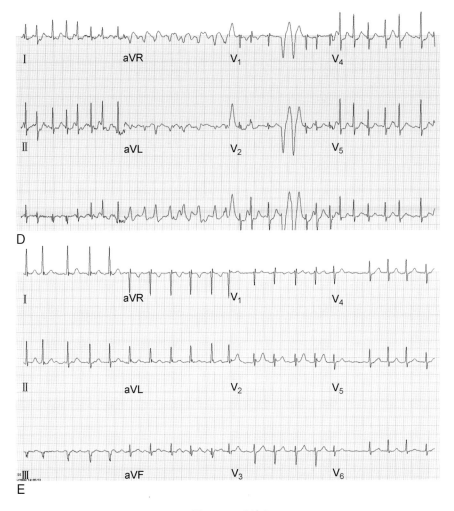

图 13.46 （续）

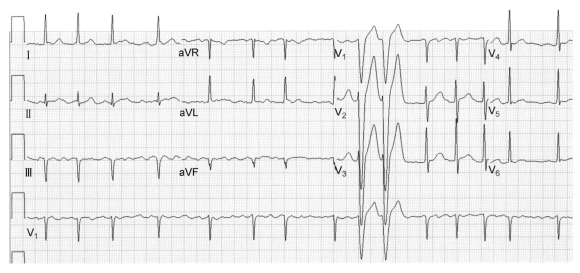

图 13.47　图 13.46 患者出现心动过缓并最终发展为阵发性房颤。儿茶酚胺敏感性多形性室速患者常见房性心律失常如房速和房颤

表 13.6　儿茶酚胺敏感性多形性室性心动过速

类型	染色体定位	基因	遗传方式	表型
CPVT1	1q42-43	*RYR2*	AD	CPVT，IVF
CPVT2	1p23-21	*CASQ2*	AR	CPVT
CPVT3	7p14-22	未知	AR	QT 间期延长
CPVT4	14q32.11	*CALM1*	AD	CPVT
CPVT5	6q22.31	*Triadin*	AR	CPVT，长 QT 综合征
CPVT 相关表型				
LQTS4	4q25-26	*ANK2*	AD	IVF，QT 间期延长（非典型），运动诱发的双向性 VT
ATS	17q23.1-q24.2	*KCNJ2*	AD	U 波，双向性 VT，周期性麻痹，面部畸形
CPVT/DCM	1q42-43	*RYR2*	AD	运动诱发的 VT，窦房结功能障碍，DCM

AD，常染色体显性遗传；AR，常染色体隐性遗传；ATS，Andersen-Tawil 综合征；CALM1，钙调节蛋白 1；CPVT，儿茶酚胺敏感性多形性室速；DCM，扩张型心肌病；IVF，特发性室颤；VT，室速。

Adapted with permission from Sumitomo N. Current topics in catecholaminergic polymorphic ventricular tachycardia. J Arrhythm. 2016 Oct；32（5）：344-351.

框 13.1　双向性室速的原因

CPVT	（图 13.45 至图 13.47）
LQTS4	（图 13.48）
Andersen-Tawil 综合征	（图 13.48）
急性冠状动脉缺血	（图 13.49）
地高辛中毒	（图 13.50）

CPVT，儿茶酚胺敏感性多形性室速；LQTS4，长 QT 综合征 4

传导阻滞或显著心动过缓时出现 R on T 现象所诱发的（图 13.56），非按需临时心室起搏时也可能诱发上述情况（图 13.57）。通过起搏或儿茶酚胺类药物增加心室率通常可以治愈该类型心律失常。

非同步起搏诱发的多形性室速

R on T 现象有可能诱发恶性室性心律失常，通常，PVC 落在前一跳 T 波的易损期会导致 VT/VF 的发作，非同步心室起搏时可能出现该现象，此外，在同步性起搏但合并感知不良时也会出现（图 13.57）。

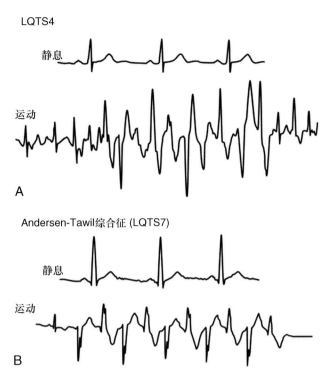

图 13.48　长 QT 综合征（LQTS）患者运动诱发双向性室速。（**A**）心电图记录 LQTS 4 患者（*ANK2* 突变）运动负荷试验显示双向性室速。（**B**）LQTS 7（*KCNJ2* 突变）患者静息心电图同样表现为双向性室速

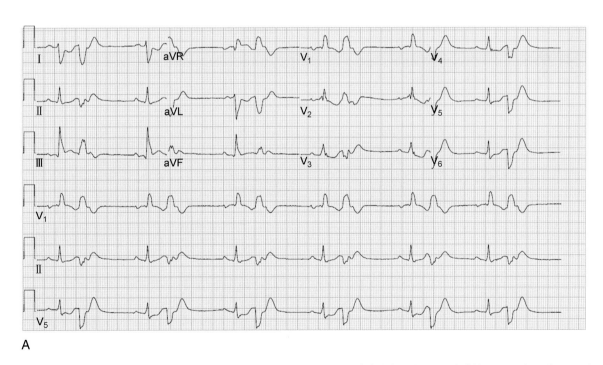

图 13.49　有基础冠状动脉病变的双向性室速。双向性室速少见于冠状动脉病变如急性冠状动脉缺血。（**A**）基线心电图示频发室性早搏呈二联律。（**B**）非持续性双向性室速

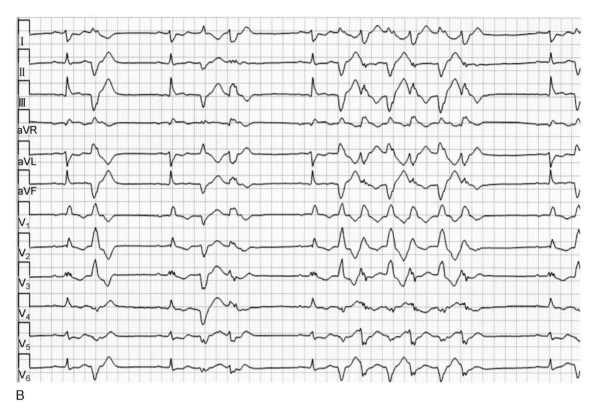

B

图 13.49 （续）

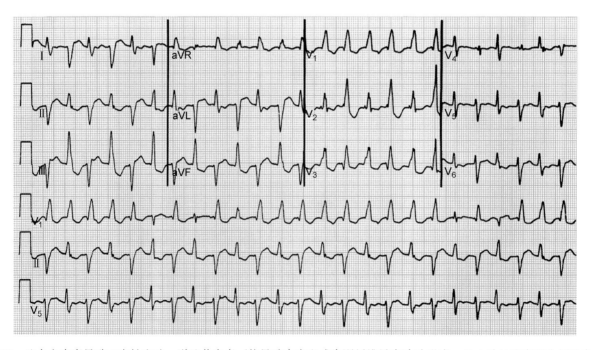

图 13.50　地高辛中毒导致双向性室速。洋地黄中毒可能导致束支和浦肯野纤维异常冲动形成。此心动过速表现为相对窄 QRS 波（120 ～ 140 ms）和右束支传导阻滞形态 QRS 波。由于左前分支与左后分支交替起源，导致双向性室速、额面电轴交替

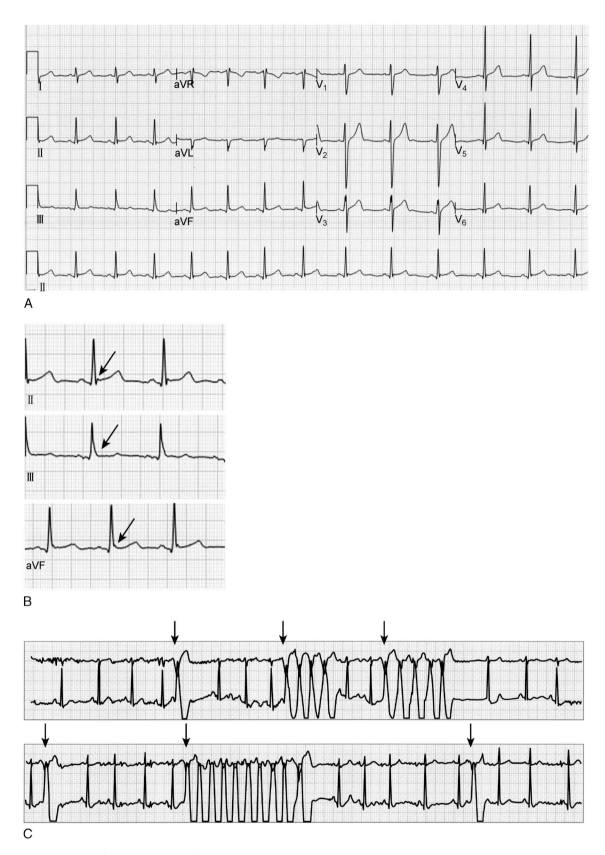

图 13.51　特发性室性心动过速。（**A**）无器质性心脏病的 17 岁患者心电图示下壁导联 J 点抬高（**B** 图箭头）。（**C**）心电监护示单形性室早（箭头示）触发快速非持续性多形性室速

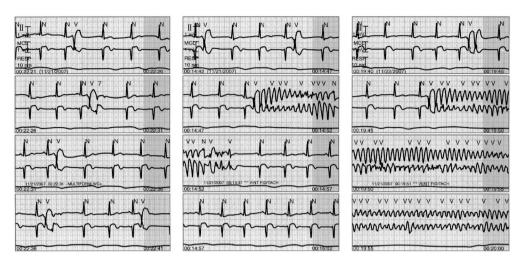

图 13.52 缺血性心肌病患者频发单形性室性早搏触发多形性室速和室颤。针对室早局灶的导管消融消除了室速／室颤发作

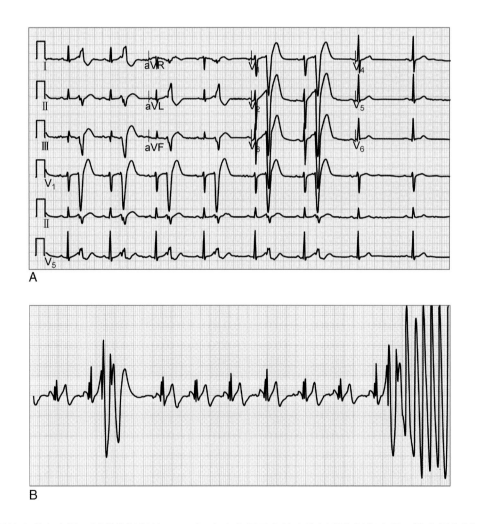

图 13.53 45岁男性患者心电图：短联律间期的TdP。（A）心电图示窦性心律短联律间期室早，该室早起源于右室近心尖部。（B）患者中断维拉帕米治疗后经历多次ICD放电治疗

早复极的经典定义:ST段抬高

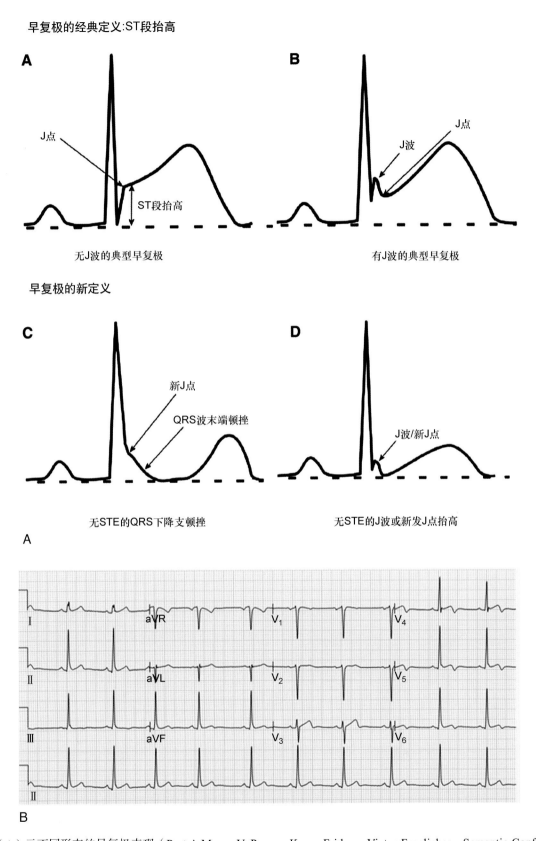

图 13.54（**A**）示不同形态的早复极表现（Part A Marco V. Perez，Karen Friday，Victor Froelicher，Semantic Confusion：The Case of Early Repolarization and the J Point，*The American Journal of Medicine*，125（9），2012，843-844.）（**B**）侧壁导联 J 点抬高伴 T 波低平提示高危早复极表现。（**C**）胸前侧壁导联 J 点显著抬高（6 mm）患者出现多形性室性心动过速。STE，ST 段抬高

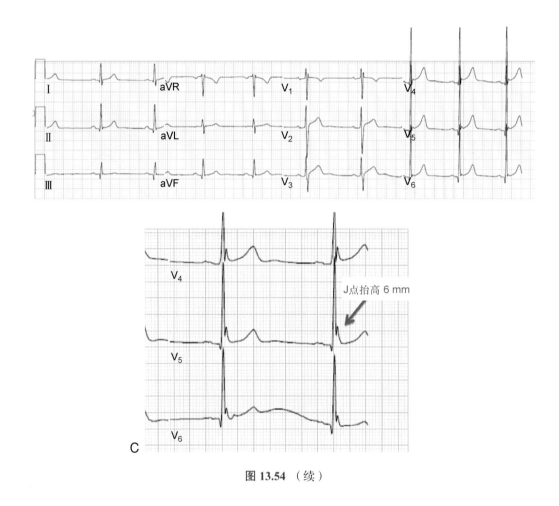

图 13.54 （续）

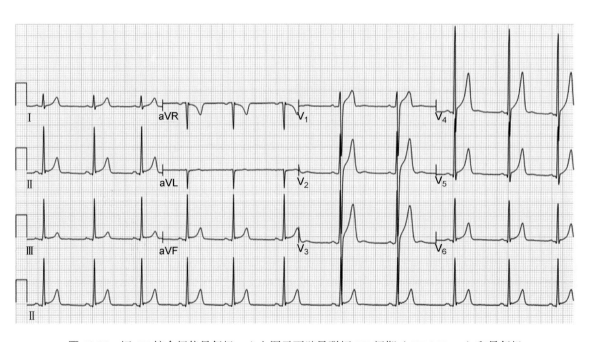

图 13.55　短 QT 综合征伴早复极。心电图示下壁导联短 QT 间期（QTc360 ms）和早复极

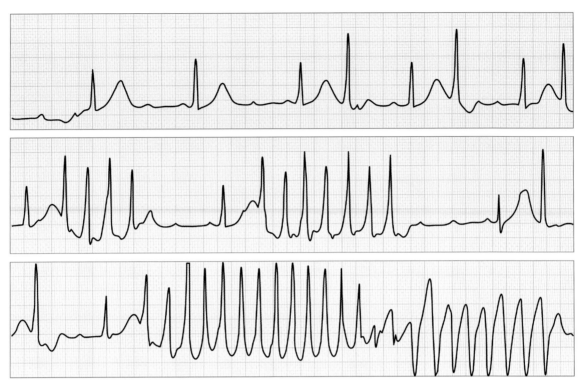

图 13.56　长间歇依赖的尖端扭转型室速。心电监护示高度房室传导阻滞和心动过缓依赖性短阵 TdP

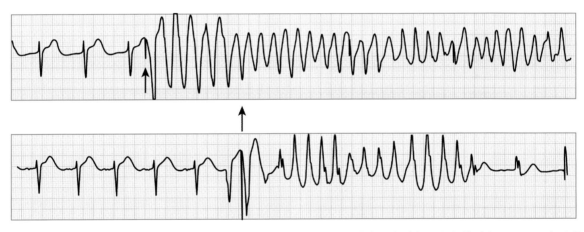

图 13.57　R on T 现象。患者在心脏手术中启用心外膜临时起搏。非同步起搏伴间断感知不良起搏诱发 R on T 现象（箭头）导致非持续性和持续性多形性室速和室颤。持续性室速 / 室颤需体外除颤。箭头示起搏刺激

参考文献

1. Singh M, Morin DP, Link MS. Sudden cardiac death in long QT syndrome (LQTS), Brugada syndrome, and catecholaminergic polymorphic ventricular tachycardia (CPVT). *Prog Cardiovasc Dis.* 2019;62:227−234.

2. Walsh MA, Turner C, Timothy KW, et al. A multicentre study of patients with Timothy syndrome. *Europace.* 2018;20:377−385.

3. El-Sherif N, Turitto G, Boutjdir M. Acquired long QT syndrome and electrophysiology of torsade de pointes. *Arrhythm Electrophysiol Rev.* 2019;8:122−130.

4. Chorin E, Hochstadt A, Granot Y, et al. Grapefruit juice prolongs the QT interval of healthy volunteers and patients with long QT syndrome. *Heart Rhythm.* 2019;16:1141−1148.

5. Campuzano O, Sarquella-Brugada G, Cesar S, Arbelo E, Brugada J, Brugada R. Recent advances in short QT syndrome. *Front Cardiovasc Med.* 2018;5:149.

6. Coppola G, Corrado E, Curnis A, et al. Update on Brugada syndrome 2019. *Curr Probl Cardiol.* 2019;100454.

7. Al-Khatib SM, Stevenson WG, Ackerman MJ, et al. 2017 AHA/ACC/HRS guideline for management of patients with ventricular arrhythmias and the prevention of sudden cardiac death: executive summary: a report of the American College of Cardiology/American Heart Association Task Force on Clinical Practice Guidelines and the Heart Rhythm Society. *Heart Rhythm.* 2018;(15)e190−e252.

8. Baher AA, Uy M, Xie F, Garfinkel A, Qu Z, Weiss JN. Bidirectional ventricular tachycardia: ping pong in the His-Purkinje system. *Heart Rhythm.* 2011;8:599−605.

u J, Zipes DP. The QT syndromes: long and short. *Lancet.* :750−763.

ez-Riera AR, Barbosa-Barros R, Daminello Raimundo R, da Costa de Rezende Barbosa MP, Esposito Sorpreso IC, de Abreu LC. The congenital long QT syndrome type 3: an update. *Indian Pacing Electrophysiol J.* 2018;18:25−35.

11. Lin MT, Wu MH, Chang CC, et al. In utero onset of long QT syndrome with atrioventricular block and spontaneous or lidocaine-induced ventricular tachycardia: compound effects of hERG pore region mutation and SCN5A N-terminus variant. *Heart Rhythm.* 2008;5:1567−1574.

12. Schoonderwoerd BA, Wiesfeld AC, Wilde AA, et al. A family with Andersen-Tawil syndrome and dilated cardiomyopathy. *Heart Rhythm.* 2006;3:1346−1350.

13. Totomoch-Serra A, Marquez MF, Cervantes-Barragan DE. Clinical heterogeneity in Andersen-Tawil syndrome. *Neuromuscul Disord.* 2017;27:1074−1075.

14. Sherman J, Tester DJ, Ackerman MJ. Targeted mutational analysis of ankyrin-B in 541 consecutive, unrelated patients referred for long QT syndrome genetic testing and 200 healthy subjects. *Heart Rhythm.* 2005;2:1218−1223.

15. Lo ANSM, Wilde AA, van Erven L, Blom NA. Syndactyly and long QT syndrome (CaV1.2 missense mutation G406R) is associated with hypertrophic cardiomyopathy. *Heart Rhythm.* 2005;2:1365−1368.

16. Vatta M, Ackerman MJ, Ye B, et al. Mutant caveolin-3 induces persistent late sodium current and is associated with long-QT syndrome. *Circulation.* 2006;114:2104−2112.

17. Knecht S, Sacher F, Wright M, et al. Long-term follow-up of idiopathic ventricular fibrillation ablation: a multicenter study. *J Am Coll Cardiol.* 2009;54:522−528.

18. Leenhardt A, Glaser E, Burguera M, Nurnberg M, Maison-Blanche P, Coumel P. Short-coupled variant of torsade de pointes. A new electrocardiographic entity in the spectrum of idiopathic ventricular tachyarrhythmias. *Circulation.* 1994;89:206−215.

19. Haissaguerre M, Derval N, Sacher F, et al. Sudden cardiac arrest associated with early repolarization. *N Engl J Med.* 2008;358:2016−2023.

20. Bourier F, Denis A, Cheniti G, et al. Early repolarization syndrome: diagnostic and therapeutic approach. *Front Cardiovasc Med.* 2018;5:169.